大腸
pit pattern
診断

編著　工藤進英　昭和大学医学部教授・横浜市北部病院消化器センター長

医学書院

大腸 pit pattern 診断			
発　行	2005 年 6 月 1 日　第 1 版第 1 刷Ⓒ		
	2018 年 7 月 1 日　第 1 版第 4 刷		
編　著	工藤進英 く どうしんえい		
発行者	株式会社　医学書院		
	代表取締役　金原　俊		
	〒113-8719　東京都文京区本郷 1-28-23		
	電話　03-3817-5600（社内案内）		
印刷・製本	横山印刷		

本書の複製権・翻訳権・上映権・譲渡権・貸与権・公衆送信権（送信可能化権を含む）は株式会社医学書院が保有します．

ISBN978-4-260-10673-3

本書を無断で複製する行為（複写，スキャン，デジタルデータ化など）は，「私的使用のための複製」など著作権法上の限られた例外を除き禁じられています．大学，病院，診療所，企業などにおいて，業務上使用する目的（診療，研究活動を含む）で上記の行為を行うことは，その使用範囲が内部的であっても，私的使用には該当せず，違法です．また私的使用に該当する場合であっても，代行業者等の第三者に依頼して上記の行為を行うことは違法となります．

JCOPY　〈出版者著作権管理機構　委託出版物〉

本書の無断複製は著作権法上での例外を除き禁じられています．複製される場合は，そのつど事前に，出版者著作権管理機構（電話 03-3513-6969，FAX 03-3513-6979，info@jcopy.or.jp）の許諾を得てください．

執筆協力者一覧(五十音順)

今井　　靖(今井医院)
河内　　洋(東京医科歯科大学医学部附属病院病理部)
坂下　正典(坂下内科消化器科)
佐野　　寧(佐野病院消化器センター)
田村　　智(高知大学医学部光学医療診療部)
為我井芳郎(聖隷横浜病院内視鏡センター)
寺井　　毅(寺井クリニック)
林　　俊壱(林俊壱クリニック)
藤井　隆広(藤井隆広クリニック)
山野　泰穂(秋田赤十字病院消化器病センター)

大塚　和朗(昭和大学横浜市北部病院消化器センター)
大前　芳男(川崎幸病院消化器病センター)
大森　靖弘(神戸大学大学院医学系研究科病理学分野)
加賀まこと(昭和大学横浜市北部病院消化器センター)
樫田　博史(昭和大学横浜市北部病院消化器センター)
工藤　由比(昭和大学横浜市北部病院消化器センター)
倉橋　利徳(和歌山労災病院内視鏡センター)
小林　泰俊(昭和大学横浜市北部病院消化器センター)
笹島　圭太(国立国際医療センター消化器科)
竹内　　司(竹内内科医院)
日高　英二(昭和大学横浜市北部病院消化器センター)
山村　冬彦(昭和大学横浜市北部病院消化器センター)

推薦の序

　工藤教授と初めてお会いしたのは，彼がまだ新潟大学に居られたころである．日本消化器内視鏡学会の大腸癌の発育進展に関するシンポジウムで，sm癌の病理所見や臨床経過を中心とした解析結果から，de novo癌の存在を考えるべきであると強く訴えていた若き日の工藤青年の姿は，今でもこの目に強く焼き付いている．当時はポリープ癌化説が世界中を席巻しており，「ポリープ(腺腫)の先端部分が癌化し，浸潤増大する過程でstalk invasionを引き起こし，遂には阻血状態の進展とともに頭部が脱落することで2型の進行癌に至る」という，今日から見ればこじつけのような説明が本気で信じられていた時代である．彼をはじめポリープ癌化説に懐疑的な立場をとる研究者も少なくはなかったが，当時の標本から癌の発育を説明しようとすると，「最も多い早期癌(ポリープ癌)から最も多い進行癌(2型)に進展するはずである」という作業仮説はそれなりに説得力を有しており，de novo癌の存在を主張しても「直接的な証拠もなしに存在を想像するのは科学的態度とは言えない」の一言で片づけられていた．

　その後，氏は秋田赤十字病院に移られて間もなく，いわゆる「幻のIIc」を発見され，de novo癌の存在を世に知らしめたのであるが，それでも他の施設では一向に発見できなかったため，「秋田病」とか「工藤病」などと揶揄されたこともあった．しかし，氏はこの種の病変が決して例外的な存在ではないことを証明するために，精力的に研究を展開されるとともに，極めて多くのcolonoscopistを育て上げた．これらの愛弟子とも言える人々が，さらに，孫弟子，曾孫弟子を育てる中で，IIcの存在が洋の東西を問わず，決して例外的なものではないことが明らかにされたのである．この間に取り組まれた研究成果は極めて多岐にわたるが，大腸のpit patternの診断はその代表作と言える．20年以上も前の話で恐縮であるが，国立がんセンターでもファイバースコープの拡大内視鏡を導入し，大腸病変の拡大観察を試みたことがある．当時はvillous adenomaの美しさに見とれているだけで，今日のような大腸腫瘍の本質に踏み込むような仕事への展開はできなかった．過日，pit patternの診断に取り組まれることになった所以を伺ったことがあるが，氏は微細なIIc病変の特徴を把握するためには実体顕微鏡観察が不可欠と考え，これを系統的に行ったところ，pit patternの違いが病変の肉眼型や組織所見と関連することを知ったのだが，このままでは臨床診断にはなり得ない．そこで，嫌がるオリンパス光学を説得し(ファイバースコープの拡大内視鏡はほとんど売れなかった)，電子スコープによる拡大内視鏡の開発を手がけられたとのことであった．すなわち，pit patternの診断はIIcの診断に端を発し，IIc(de novo癌)の特徴像を把握することで，逆に大腸病変全般にわたる特徴像の把握へと展開されたと言えるのである．つまり，氏のIIc病変に注いだ情熱の結晶なのである．

　pit patternの違いは工藤分類としてまとめられたが，拡大観察では細かな所見が見えすぎることもあって，その後，諸家により様々なpatternが追加提唱され，臨床現場において若干の混乱も生じた．このため，氏は平成14年度より厚生労働省がん研究助成金による研究班(大腸腫瘍性病変における腺口構造の診断学的意義の解明に関する研究班＝工藤班)を組織され，国際的にも理解可能な共通認識に基づいた分類の整理統合に精力を注

がれた．その結果，特に論議の余地を残していたV型pitの取り扱いについて「箱根シンポジウム合意」を取りまとめられ，ここにpit pattern分類(普及版)の完成をみたのである．

　本書は，この合意を受けてpit pattern診断における最新の内容を世に問おうとしている．pit pattern診断の意義は，内視鏡所見と組織所見との一対一の対応を可能にする(＝生検の必要性を失わせる)ことで，医療経済的にも貢献し得る効率的な医療を展開することにある．この意味で，pit pattern診断は決して「趣味の世界」といった重箱の隅の話ではなく，今後のわが国の標準的医療として展開を図るべき重要な課題と言える．本書がその理解の先兵となるであろうことは想像に難くない．今日より明日の実り多き大腸内視鏡の実践を実現するためにも，本書を強く推薦する次第である．

　2005年4月

国立がんセンター東病院 院長
吉田　茂昭

序　説

　新潟大学外科に在籍していた若かりし折，私は polypectomy を日常的な診療として，数多く行っていた．そしてその過程で sm 癌を数多く集め，1984 年に sm 癌の治療指針を定めるべく「大腸 sm 癌の sm 浸潤の分析と治療方針― sm 浸潤度分類」を発表した（『胃と腸』, 19 巻, 1984 年）．20 年以上も前のことである．大腸内視鏡の創成期といってよい時期であった．私はこのあと，Ⅱc 病変の検討結果を報告し（『Gastroenterol Endosc』, 28 巻, 1986 年），翌 1987 年には『胃と腸』誌に症例報告を行った．

　秋田赤十字病院に赴任してからは，新潟時代の何倍もの大腸内視鏡検査を行うことになった．このことが数多くのⅡc 型早期癌の発見につながった．私と当時の若き同僚達は，Ⅱc 型早期癌や他の早期癌症例の pit pattern を検討し，"Ⅱc の pit pattern は，小型類円形Ⅲs pit である"ことを突き止めた．またこれらの仕事の中で，*de novo* cancer の初期微細構造を明らかにしていった．日常臨床の中で病変の拡大観察の夢が大きく膨らんだものだった．そして，飽くことのない学問的熱情が私の心を支配した．しかし，実際の日常臨床では相変わらず膨大な数の polypectomy を余儀なくされていた．

　われわれはこの時期，実体顕微鏡での表面微細構造の観察を行い，病理組織と対応した pit pattern 分類を作製した．特に，癌の指標であるⅤ型 pit こそがこの研究の中心点であった．われわれは，確実に癌の診断を行えるよう実体顕微鏡下にⅤ型 pit に対応する切り出しを行い，症例を重ね，pit pattern 分類の検証を積み重ねた．他方，クリスタルバイオレットを使用しながら，当時としては初歩的であったが拡大内視鏡への挑戦を行いつつあった．実体顕微鏡観察に基づく pit pattern 診断（それは拡大観察につながっていったが）の基本形が成立したのは 1990 年前後のことであったと思う（1993 年に出版した『早期大腸癌』でこの pit pattern 分類を体系的なかたちではじめて提唱した）．拡大内視鏡観察に基づくこの pit pattern 診断は，われわれの論文や大腸Ⅱc 研究会での discussion を通じ，少しずつわが国や外国に広まっていった．

　そして，1993 年，われわれはオリンパス社と共同し，ついに拡大電子スコープ CF-200Z を世に出すことができた．しかし，初期のものは太く，先端硬性部が長いということで，挿入の困難性を伴った．その当時，秋田赤十字病院に来ていた多くの若い研修医は，挿入のあまりの困難さに，そのほとんどは地元に帰っても拡大内視鏡を継続してやろうとはしなかった．これでは"pit pattern 診断学がなくなってしまう"という大きな危機感をそのとき私は感じ，そしてみなに号令をかけた．「お前達がやらなくて，世の中の誰が拡大をやるのだ！」と．彼らのその後の努力により，そして今日では，挿入技術も通常内視鏡のそれとほとんど変わらないように容易になったこともあり，拡大内視鏡は急速に一般化していった．厚生労働省の班研究『大腸腫瘍性病変における腺口構造の診断学的意義の解明に関する研究』班（工藤班）の発足もこの流れに拍車をかけた．厚生労働省（国）も"精度の高い内視鏡診断と高い質を保った pit pattern 診断の均霑化を図る"ことを目標としたことは幸いであった．

　大腸Ⅱc 研究会や上述した班研究では全国から持ち寄られた臨床・病理データに基づく活発な論議が数年にわたって繰り広げられた．pit pattern 診断はさらに広がっていった．

われわれが当初から主張した「内視鏡診断をより正確にした，組織診断に極めて近い診断の正確さ」が受け入れられるようになってきた．このような広がりを示す背景はただ1つ，pit pattern診断は治療方針の選択をより適切なものにするからである．患者に裨益・還元することへの期待があるからである．諸外国でもCF-160Zから始まり，最近では，さらに高画素のCF-260Zが発売され，診断精度の観点からも発展を遂げ始めた．

　このような喜ばしい事態が進行する一方，日常的にpit pattern診断が行われる中で，各地・各施設で診断用語や分類をめぐって微妙な食い違いが生じていった．このことは当然のことで，科学的見地から臨床を行おうとすれば不可避のことであり，その解決は機械的・画一的であってはならない．しかし，本質的に"治療に資する診断"という点で考えると，治療がばらばらにならないようにするのは臨床家にとっては死活のことである．何としても各施設間の診断基準がばらばらであるのは避けなければならない．IIc付置研究会や班会議で激しく真摯な議論が繰り返された．そして最後まで問題となったのは，V_I型pit pattern・V_N型pit patternの境界の問題についてであった．そこで2004年4月3～4日，箱根にて，V_I・V_Nの亜分類の明確化を目的とした箱根シンポジウムが開催され，「箱根シンポジウム合意」としてV型の亜分類の定義がなされた．この箱根合意の詳しい内容については本書第I章を参照していただきたい．

　1986年からスタートしたpit pattern診断の流れがここに来て，大きなうねりとなって世の中に広まっている．"正確な診断に基づく適切な治療"という診療の王道を示す言葉がある．大腸内視鏡診断学においては，pit pattern診断はまさに王道として進められなければならないものと思う．この診断学は近未来"endocytoscope"，"endomicroscope"として超拡大の世界に入ろうとしている．まさにこの時期，20年余の歴史の中の大腸内視鏡pit pattern診断学の1ページとして本書が世に出ることを嬉しく思う．今後pit pattern診断学は新たな展開を遂げていくだろう．本書は1つのステップではあるが，多くの方々に，pit pattern診断の現時点における最新の基礎と実際を学んでいただけたらと願いたい．また，その根底に流れる大腸腫瘍の発生，発育進展の真理を考えてもらいたい．

　大腸癌は最も多い悪性腫瘍の代表である．21世紀中葉には，本邦において癌死のトップとなるだろうとの予測もある．こうした中で無意味な過剰治療を避け，オーダーメイドの治療を促進するうえで大腸腫瘍診断学の向上が求められている．筆者は幸い大腸腫瘍のWHO分類，消化管の内視鏡分類としてのパリ分類のいずれにもたずさわることができ，pit pattern分類をこれら諸分類に明瞭に記載させるに至っている．この意味で世界の足掛りは作れたものと自負している．

　最後になったが，本書は「工藤進英　編・著」としており，昭和大学横浜市北部病院消化器センターのわれわれの手によって成立している．しかし，私にとって最も貴重な秋田時代の仲間―私の人生の友であり研究・臨床の同僚である！―の貢献が本書の骨格を成していることもここで明らかにしておきたいと思う．彼らには以下の箇所で助力を賜った．

　田村　智先生(高知大学光学医療診療部)：「pit patternの立体構築」，

　坂下正典先生(神戸赤十字病院消化器科)：「拡大内視鏡観察の方法」，

　寺井　毅先生(順天堂大学消化器内科)：「拡大内視鏡の操作および観察のトレーニング」「実体顕微鏡観察」，

　河内　洋先生(東京都立駒込病院病理科)：「pit patternと病理組織の対比」，

山野泰穂先生(秋田赤十字病院消化器病センター)：「側方発育型腫瘍(LST)のpit patternの特徴」，

　為我井芳郎先生(国立国際医療センター消化器科)：「sm癌からmp癌における形態の急激な変化」，

　今井　靖先生(今井医院・静岡)：「scratch signと逆噴射所見の典型像」，

　藤井隆広先生(藤井隆広クリニック・東京)：「深達度診断におけるInvasive pattern」，

　林　俊壱先生(林俊壱クリニック・新潟)：「SA pattern」，

　佐野　寧先生(国立がんセンター東病院内視鏡部)：「Narrow band imaging(NBI)systemを用いたpit pattern診断」

である．

　もちろん，その他ここに名前を挙げていない方々の貢献があったことも忘れていない．いずれにしても，20年も前から芽生え発展させてきた大腸の拡大内視鏡診断・pit pattern診断が，当時のわれわれの意図をはるかに越えて，世界的な広がりをみせている．改めてさらなる前進を期したい．

2005年4月

昭和大学横浜市北部病院消化器センター
工藤　進英

目次

推薦の序　v
序説　vii

第Ⅰ章　pit pattern 診断の歴史 — 1
 a．大腸拡大内視鏡の歴史　*1*
 b．大腸 pit pattern の歴史　*1*
 c．Ⅴ型 pit pattern の亜分類とその変遷　*2*

第Ⅱ章　pit pattern 分類の基本 — 5
 1．解剖学的立場からみた大腸の pit — pit とは何か …… *5*
  a．pit とは何か　*5*
  b．大腸正常粘膜における crypt　*5*
  c．基本的 pit pattern と組織像　*7*
 2．pit pattern の立体構築 …… *11*
  a．pit pattern と腺管構造　*11*
  b．pit pattern と対応する腺管の三次元構造　*11*
 3．pit pattern と通常内視鏡観察 …… *14*
  a．通常内視鏡観察下での pit pattern　*14*
 4．拡大内視鏡観察の方法 …… *18*
  a．通常内視鏡による pit pattern 観察　*18*
  b．拡大内視鏡機器の原理と観察の基本　*18*
  c．拡大内視鏡観察の実際　*19*
  d．拡大内視鏡観察時の具体的なポイントとコツ　*21*
 5．拡大内視鏡の操作および観察のトレーニング
  　　―初心者・中級者のためのコツと注意点 …… *24*
  a．初心者のためのトレーニング手順　*24*
 6．実体顕微鏡観察 …… *28*
  a．実体顕微鏡観察の実際　*28*
  b．実体顕微鏡観察時の注意点　*29*
 7．pit pattern における境界病変 …… *31*
  a．Ⅰ型とⅢs 型の鑑別　*31*
  b．Ⅱ型とⅢL 型の鑑別　*31*
  c．ⅢL 型とⅣ型の鑑別　*31*
  d．ⅢL 型，Ⅳ型とⅤI 型の鑑別　*32*
  e．ⅤI 型とⅤN 型の鑑別　*34*

8. pit pattern と病理組織の対比 ……………………………………………………… 37
   a. 観察方向の違い　37
   b. 各病理組織像と pit pattern　37
9. 大腸癌および腺腫の pit pattern と形態分類 ………………………………………… 44
   a. 大腸癌取扱い規約　44
   b. 簡便な発育形態分類について　45
   c. 大腸癌取扱い規約の問題点　49
   d. パリ会議とパリ分類について　49
   e. 大腸腫瘍の肉眼形態と pit pattern　51
10. 側方発育型腫瘍（LST）の pit pattern の特徴 ……………………………………… 62
    a. 歴史的背景　62
    b. LST の分類と病理学的特徴　62
    c. LST における pit pattern の特徴　63
    d. LST の pit pattern のまとめ　70
11. pit pattern 診断と癌の発育進展 …………………………………………………… 71
    a. 病理学的にみた大腸癌の発育進展　71
    b. 陥凹型の発育進展　71
    c. 小さい平坦型腫瘍（IIa，IIa＋dep）の発育進展　73
    d. 大きい平坦型腫瘍（LST）の発育進展　74
    e. 隆起型の発育進展　75
    f. 経過観察例からみた大腸ポリープの自然史　75
    g. 発育形態分類別 sm 浸潤度　76
    h. 早期大腸癌の発育進展様式—sm 浸潤度と pit pattern　76
    i. 陥凹型早期癌と小型進行癌からみた大腸癌の成り立ち　77
    j. pit pattern からみた発育進展　79
    k. 大腸癌の遺伝子異常　79
12. sm 癌から mp 癌における形態の急激な変化 ……………………………………… 80
    a. 逆追跡された sm 癌および 3 cm 以下の進行癌　80
    b. 陥凹型 sm 癌の陥凹辺縁の拡大内視鏡所見の意義　81
13. scratch sign と逆噴射所見の典型像 ……………………………………………… 86
    a. 箱根合意における V_N 型　86
    b. scratch sign と逆噴射所見　86
14. 深達度診断における Invasive pattern ……………………………………………… 90
    a. 拡大内視鏡による pit pattern 診断の臨床分類　90
    b. 実際の症例　91
15. SA pattern …………………………………………………………………………… 93
    a. pit pattern が示すもの　93
    b. SA pattern が示すもの　94

第Ⅲ章　pit pattern 診断と治療 ——————————————— **97**

1. pit pattern 診断に基づく腫瘍・非腫瘍の鑑別 ………………………………97
   a. 腫瘍・非腫瘍の鑑別　*97*
   b. 非腫瘍性病変　*97*
   c. 腫瘍性病変・非腫瘍性病変の鑑別　*102*
   d. 過形成性ポリープと serrated adenoma　*102*
   e. カルチノイド腫瘍，非上皮性腫瘍　*108*
2. pit pattern 診断に基づく深達度診断 ……………………………………*112*
   a. 診断ステップと pit pattern 診断の導入　*112*
   b. 肉眼形態別にみた担癌率と sm 癌率　*112*
   c. sm 浸潤度分類　*112*
   d. 絶対値分類のあやしさ　*115*
   e. 拡大内視鏡の深達度診断能　*117*
3. pit pattern 診断に基づく治療指針 …………………………………………*125*
   a. 治療方針決定にあたっての診断基本 — 3 つの組み合わせ　*125*
   b. 肉眼形態別の治療方針　*125*
   c. EMR，ESD と pit pattern 分類 — LST を中心に　*135*
4. pit pattern 診断に基づいた治療の実際 ……………………………………*139*
   a. EMR　*139*
   b. ESD　*146*

第Ⅳ章　炎症性腸疾患と pit pattern ——————————————— **153**

1. 潰瘍性大腸炎と pit pattern ………………………………………………*153*
2. colitic cancer と pit pattern ……………………………………………*157*

第Ⅴ章　pit pattern 診断の将来展望 ——————————————— **161**

1. Narrow band imaging (NBI) system を用いた pit pattern 診断 …………*161*
   a. Narrow band imaging (NBI) system　*161*
   b. 波長による光の深達度の違い　*163*
   c. NBI を用いた pit pattern 観察　*165*
2. LCM ………………………………………………………………………*166*
   a. レーザー共焦点顕微鏡を用いた仮想病理　*166*
   b. プローブ型 LCM のプロトタイプ（口径 3.4 mm）　*168*
   c. 共焦点レーザー内視鏡（Optiscan 社）　*169*
3. Endo-Cytoscopy system …………………………………………………*170*
   a. Endo-Cytoscopy の歴史　*170*
   b. Endo-Cytoscopy の原理　*170*
   c. Endo-Cytoscopy の画像　*170*
4. pit pattern 診断の将来 ……………………………………………………*175*

あとがき　*177*
文献　*179*
索引　*185*

コラム

診断学の王道　*13*
通常内視鏡による pit pattern―木を見てまた森を見る　*17*
拡大内視鏡は一眼レフと一緒だ　*27*
V$_N$ 型と粘液の違い　*36*
なぜ人は「大切なこと」を見過ごすのか　*59*
本邦と欧米における大腸癌定義・serrated adenoma の診断の違い　*108*
形態診断とは物の形の見方である　*111*
over polypectomy は終焉した　*126*
認知のパターン　*141*

pit pattern 診断の歴史

a. 大腸拡大内視鏡の歴史

　消化器における「拡大」内視鏡の開発は，町田製作所やオリンパス社により，ファイバースコープの発達とともに 1960 年代後半に始まったが，最初の倍率は 5〜20 倍程度であった．大腸専用の拡大内視鏡は，1975 年の多田ら[1]による CF-MB-M(10 倍)に始まり，1977 年小林ら[2]の FCS-ML(30 倍)，1979 年多田ら[3]の CF-HM(35 倍)が報告された．一方，1980 年代前半に 170〜200 倍の倍率を有する「超」拡大内視鏡が試作され，大腸に関しても CF-UHM[4](170 倍)があるが，普及しなかった．これらの拡大内視鏡はルーチン検査には不向きであり，かつ大腸のポリープや腺腫の観察用であり，あまり有用性を認められることがなかった．その後しばらくの間拡大内視鏡は発売中止となり開発はほとんどストップしたといってよい．

　やがて内視鏡はファイバースコープから電子スコープの時代を迎え，CF-V10IZ(16〜31 倍)も開発された．平坦，陥凹型の発見に伴い，日常臨床において色調の違いで発見される IIc 型早期癌の鑑別診断が重要になり，おのずと拡大内視鏡による pit pattern 診断が必要となってきた．そして，1993 年に発売されたオリンパス社のズーム式拡大電子スコープ CF-200Z はわれわれとの共同開発であるが，通常のスコープとほぼ同等の性能に加えて，上部のノブを操作することにより 100 倍までの拡大像が瞬時に得られるようになり，実用性が急速に高まった[5]．これによって表面微細構造の診断学が，特に大腸疾患において広く発達，普及するようになった．しかし CF-200Z では先端硬性部の長さ，径の太さや硬度などの点で操作性，挿入性にまだ問題があった．同時期にフジノン社の高画素電子スコープも登場し，固定焦点ながら，近接によりかなりの倍率で観察可能な機種も発売された[6,7]．1999 年に登場したオリンパス社の CF-240Z は，CF-200Z の操作性，挿入性が大幅に改善され，また細径の PCF-240Z も発売され，拡大内視鏡をルーチン検査に用いることにほとんど抵抗感がなくなった．そして，2002 年 CF-260Z が発売されるに至って，さらに高解像度の拡大画像が得られるようになり，硬度可変機能も搭載された．

b. 大腸 pit pattern の歴史

　拡大観察は，当初は切除後の固定標本に対して実体顕微鏡で行われた．1960 年の Rubin ら[8]の報告は小腸病変に関するものであった．Bank ら[9]は正常直腸粘膜の生検標本を実体顕微鏡で観察し，"pit"という表現を用いた．小坂[10]は大腸の切除材料で 5 mm 以下の病変に対して実体顕微鏡観察を行い，微小隆起性病変の表面構造を，腺口形態と配列形式から，単純型，乳頭型，管状型，溝紋型の 4 型に分類した．

　生体内での大腸粘膜微細構造観察の試みは 1965 年の丹羽ら[11]の報告が最初と思われるが，本格的には 1970 年代後半，大腸専用拡大内視鏡の開発とともに発展した．多田ら[12]

表Ⅰ-1 歴史からみた pit pattern 分類の比較

pit 形態	小坂 1975	多田 1978	五十嵐 1981	工藤 1990
円 形	単純型	円形型	Type Ⅰ	Ⅰ型
乳頭～ 星芒形	乳頭型			Ⅱ型
小型類円形				ⅢS型
大型類円形 ～管状形	管状型	管状型	Type Ⅱ	ⅢL型
脳回転様	溝紋型	溝紋型	Type Ⅲ～Ⅳ	Ⅳ型
不整～ 無構造		不整型	Type Ⅴ	Ⅴ型

は，実体顕微鏡所見をもとに，拡大内視鏡で観察された大腸隆起性病変の表面性状について，小坂の4分類に，混合型と不整・無構造型を加えた6型に分類し（のちに乳頭型，混合型を除いた4型となった），早期癌の大部分が不整型であったとしている．五十嵐ら[13]は，隆起性病変の表面微細構造を，Type Ⅰ（類円型），Type Ⅱ（管状型），Type Ⅲ（溝紋型），Type Ⅳ（脳回），Type Ⅴ（不整形型）の5型に分類し，Type Ⅴは無構造で，癌巣に一致すると述べている．初期の研究はいずれも隆起型の腫瘍性病変のみが検討対象であり，表面型に関する報告はみられなかった．

西沢[14]，江藤ら[15]は大腸切除標本および行政解剖屍体の検討により"pit pattern"を7型に分類した．彼ら[16]は実体顕微鏡観察でⅡb，Ⅱa微小表面型早期癌の所見を報告し，これらの微小癌の pit pattern は腺口の消失，無構造であると指摘した．われわれは[17] 小坂，多田らの分類を基礎に陥凹型 de novo 癌の pit pattern であるⅢS型を入れ5型に分類し，Ⅲ型は，大きさ（正常腺管との比）によりⅢL型とⅢS型に区別し，新しい pit pattern とした．1990年代拡大電子スコープの登場とともに，われわれの分類が生体内でも使用できるようになり，陥凹型の診断の重要性も高まり一気に普及した[18~20]．歴史的な pit pattern 分類の対比を表Ⅰ-1に示す．さらに拡大内視鏡による pit pattern 分類の応用は international に普及し世界共通の分類になってきた．

c．Ⅴ型 pit pattern の亜分類とその変遷

Ⅴ型は不整，無構造所見の総称として捉え癌の指標として考えてきたが，われわれは，pit pattern の中で明らかな大小不同，配列の乱れ，非対称な pit（back to back，gland in gland など）の不整を示すものを amorphism ないし amorphous sign（+）と名づけ[18]，内視鏡あるいは実体顕微鏡下の癌の所見として重要であることを報告してきた．また amorphous sign を認めないⅢL型 pit pattern を呈する小さい病変には癌はほとんどなく経過観察可能であることを強調してきた．無構造なⅤ型 pit pattern の病変には sm 癌が多いが，amorphous sign（+）の病変の大半は m 癌ないし高異型度腺腫も含まれ，ともに癌の診断に有用であった．そこでⅤ型を癌の pit pattern とし，ⅤA型：amorphism，ⅤN

表 I-2　V型 pit pattern 亜分類の変遷

	不整	無構造
工藤 [21]	V_A	V_N
鶴田 [22]	V_I	V_A
2001 の合意 [24]	V_I	V_N

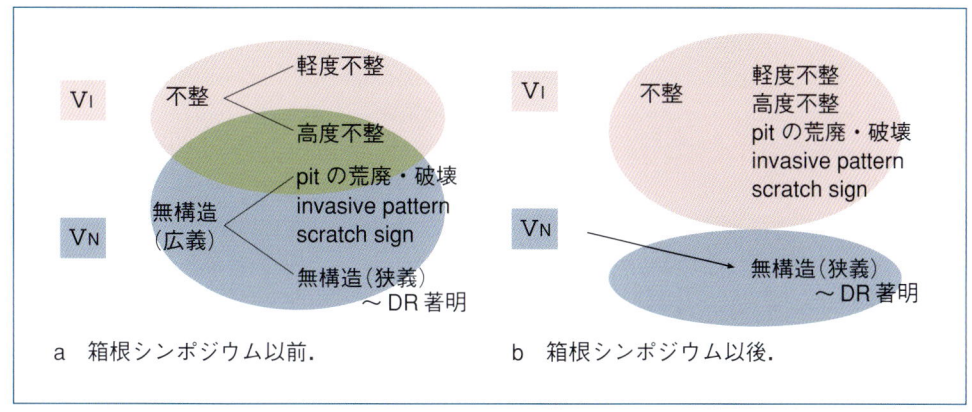

図 I-1　V型亜分類の変遷

型：non-structure に亜分類した [21]．

　鶴田ら [22] は，V型を V_I 型：不整形，不揃いの pit pattern（irregular）と V_A 型：pit の数が減少し，無構造または無構造に近い pit pattern（amorphous）に亜分類し，藤井ら [23] は一時期，V_I 型，V_N 型に亜分類した．これらの亜分類は，同じものを異なる名称で呼称していたり，逆に同じ名称で異なるものを表現していたりし，非常に紛らわしく混乱を招いたため，2001 年，雑誌『早期大腸癌』の誌上座談会 [24] で V型 pit pattern の亜分類は，不整，無構造所見をそれぞれ V_I 型，V_N 型とすることで用語が統一された（表 I-2）．

　藤井らは一方で，1999 年ころより pit pattern 分類の単純化を提唱し，2001 年より，V_I 型の一部と V型以外の pit pattern をまとめて non-invasive pattern（Non-inv），V_I 型の一部と V_N 型を invasive pattern（Inv）とする臨床分類を提案した [25]．しかし，invasive という表現は病理学的なものである点と，私見をいわせてもらうならば，彼らのいう invasive pattern は，隆起型の m 癌にも数多く存在し，sm 癌の明確な指標にはなり得ない可能性がある点で適切かどうか検討されるであろうと思われる．

　2002 年，厚生労働省の「大腸腫瘍性病変における腺口構造の診断学的意義の解明に関する研究」班（工藤班）が設置された．目的は，pit pattern の特徴的な変化を実証的に解明するとともに，その診断学的な意義を明らかにし，国際的にも通用する汎用的な分類を定めることであった．班会議での討論やアンケート調査などを通じて，V_I 型，V_N 型亜分類の定義や境界に関して，施設間で微妙に食い違っていることが浮き彫りにされた．また完全な無構造でなくとも，pit の荒廃が強くわずかでも無構造領域を有する病変には sm 深部浸潤癌が多いことがわかっており，そういったものをわれわれを含め一部の施設では V_N 型としてきた（図 I-1a）．しかし V_N 型 = non-structure；無構造という用語のニュア

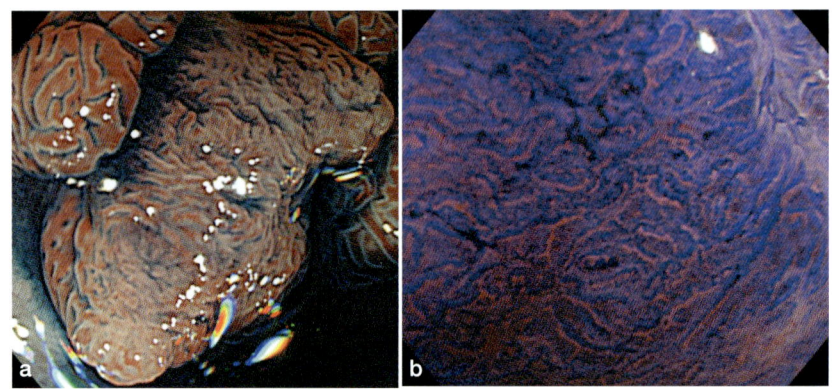

図Ⅰ-2 Vɪ型の典型像

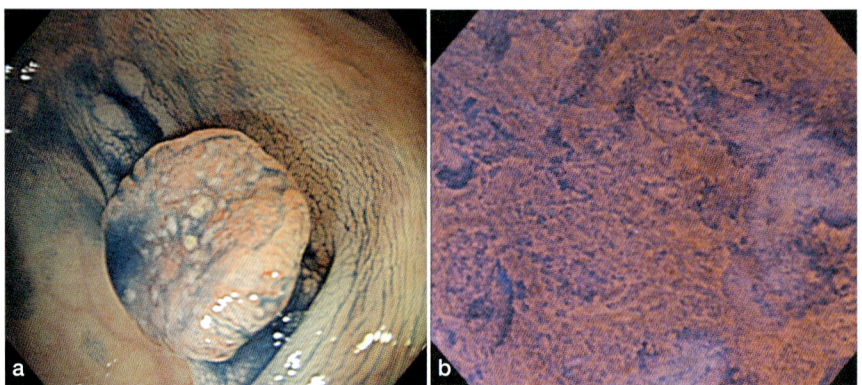

図Ⅰ-3 Vɴ型の典型像

ンスとの違いから，初心者や外国人には理解しにくいとの指摘があった．

そこでⅤ型 pit pattern の亜分類の統一化をめざして，2004年4月3〜4日，「箱根 pit pattern シンポジウム」が開催された[26]．そこで得られたコンセンサスは以下のごとくである（図Ⅰ-1b）．

①不整腺管構造をVɪ型とする．
②明らかな無構造領域を有するものをVɴ型とする．
③sm 癌の指標としての invasive pattern，高度不整腺管群，scratch sign は付記してもよい．

その結果，Vɪ型の中に sm 深部浸潤癌も含まれるようになり，Vɪ型の中で sm 深部浸潤を示唆する所見に関してさらに知見を蓄積する必要がある．

この箱根シンポジウム合意により，従来の分類の解釈と比較して，初心者にもより理解しやすい分類となった．また，Vɴ型は sm massive 癌の明確な指標となった．この合意は大腸 pit pattern の歴史の新たなスタートになったといえる．pit pattern が内視鏡先進国である日本から発して世界に広まることは，大腸の診断学の王道として歴史の必然であろう．適切な治療という医療の原点における診断学の劇的な進歩は，今後数十年の経過を経て，さらなる変化をもたらすことと思われる（図Ⅰ-2，3）．

Ⅱ pit pattern 分類の基本

1. 解剖学的立場からみた大腸の pit
── pit とは何か

a. pit とは何か

"pit"とは大腸腫瘍表面の「何?」を見ているのだろうか? この点に関して,まず解剖学的見地から述べてみたい.

b. 大腸正常粘膜における crypt

大腸正常粘膜には絨毛構造はなく,深い管状の crypt(陰窩)が無数に粘膜固有層に存在する[27,28]. crypt には absorptive cell(吸収細胞), goblet cell(杯細胞), endocrine cell(内分泌細胞)が見られ,さらに crypt の中央には腺管開口部が見られ,crypt は表面から観察すると,表面のくぼみとして認識される.すなわち,大腸粘膜表面を拡大観察すると,crypt はほぼ同じ大きさの類円形を呈し,中央がくぼみ,等間隔で分布している.図Ⅱ-1 にそのシェーマを示す. crypt の粘膜表面はクレーター様の陥凹を呈し,crypt 開口部は魚の口のような形である[29]. crypt と crypt との間には粘液分泌細胞が見られる."pit"とは,この crypt 開口部を見ていると考えられる.

"pit"という言葉をステッドマン医学大辞典では,「表面のくぼみ(小窩)」と解説している[30].すなわち,大腸腫瘍診断における pit とは,大腸粘膜の crypt の開口部分(くぼんで見える部分)のことを示している.さらに crypt 開口部位は,周囲の粘膜の形態の変化により,様々な形態学的変化が起こり,この変化形態を診断に応用したものが pit pattern 診断である.

粘膜面の表面構造は,様々な外部からの刺激によっても,いろいろな変化がみられる.それぞれの pit pattern の組織シェーマを図Ⅱ-2 に示す.物理的に表面を削るような刺激や細菌感染による炎症,また,非特異的炎症によっても表面構造は様々な変化をする.しかし,大腸粘膜の組織像は胃に比較して炎症所見が少ない.したがって,pit pattern が破壊されずに観察される.よって,腫瘍の pit pattern 診断が成り立つのである.それに対して胃においては,炎症細胞浸潤がみられることが多く,ほとんど慢性炎症の所見を呈していることが多い.粘膜面に炎症が起こっていると,上皮の腺管構造にやや乱れが生じてきて,表面微細構造にも変化が現れてくる.したがって,大腸においても,潰瘍性大腸炎などは pit pattern 診断が難しくなる.胃と違って通常の大腸は炎症がなく,また,表面構造を修飾する要因が少ないので,pit pattern の診断体系が完成したと思われる.

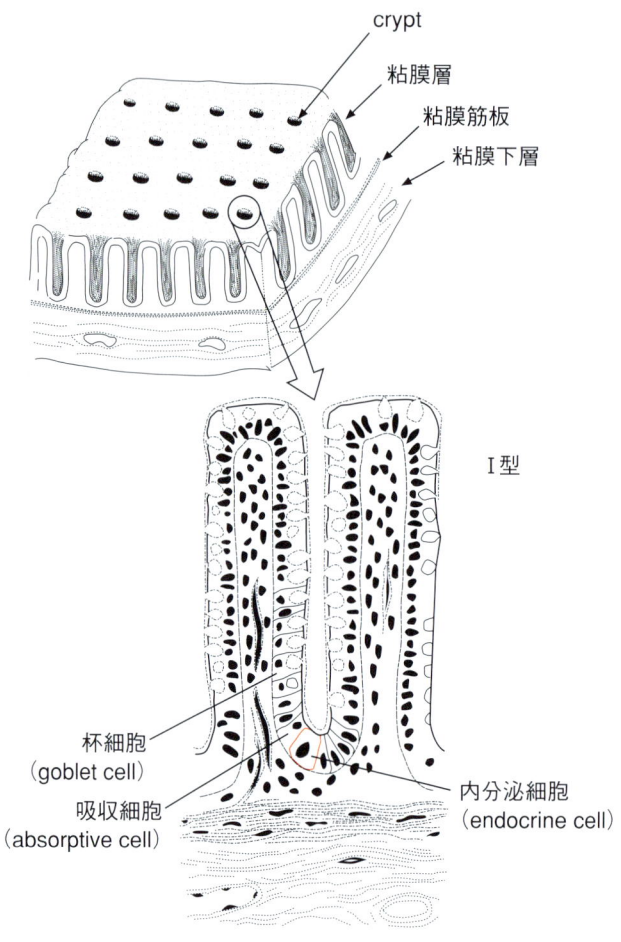

図Ⅱ-1　正常粘膜の構造

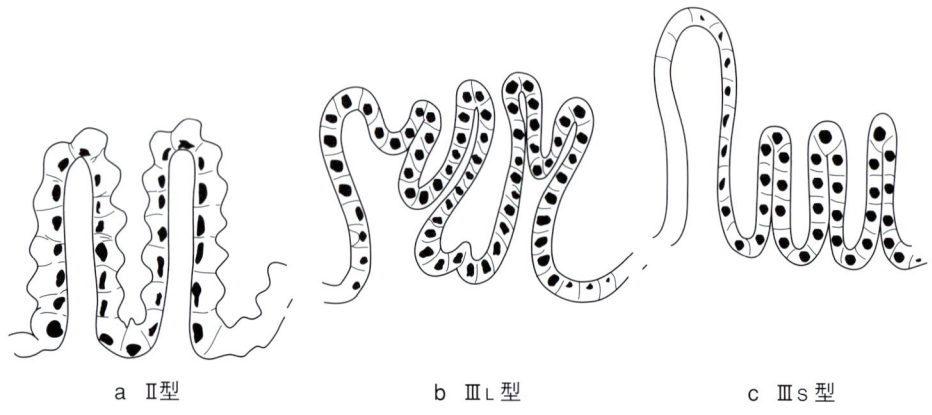

a　Ⅱ型　　　　　　b　ⅢL型　　　　　　c　ⅢS型

図Ⅱ-2　pitの組織像（シェーマ）

c．基本的 pit pattern と組織像

　腺管開口部の形態，いわゆる"pit"を拡大内視鏡にて観察して腫瘍・非腫瘍，さらには癌の深達度などを診断していくのが pit pattern 診断である．病理組織診断において病理医は，大腸壁の層構造を観察し，深達度を判定することを第一に考え，垂直断の標本を作成してきた．このことに対して，pit pattern 診断においては，腫瘍の表面構造の観察，いわゆる水平断での観察が行われるので，病理側は当初，非常に違和感を持ったに違いない．

　しかし，われわれが pit pattern を提唱する際に，拡大内視鏡および実体顕微鏡による pit pattern 診断と病理組織との詳細な比較検討を行ってきたため，病理側も pit pattern と病理組織像の1対1対応の検討をするようになってきた．組織標本で，粘膜からくぼんだ部分，crypt を表面から観察すると，通常は円形に観察できる（I型 pit）（図II-3）．粘膜組織が過形成となると，病理学的には鋸歯状構造となるが，その水平断の像は星のような星芒状に見えてくる（II型 pit）（図II-4）．腫瘍性病変になってくると上皮の腺管構造において，腺管と腺管の融合，budding などの構造異型が起こってくる．そういう変化が起こってくると腺管開口部の形態も変わってきて，大小不同が目立ってきたり，非常に小型なものに見えたりしてくる．このような変化は，管状型 pit として表現されている（IIIL 型 pit）（図II-5）．また，全層性に発育する短い単一腺管構造をとるものもあり，これは小型類円形の pit を呈する（IIIs 型 pit）（図II-6）．

　また，上皮が絨毛状増殖してきた場合は，crypt がはっきりわからなくなり，その開口部は表面からの観察が困難になる．その場合は，表面構造を観察したとき，絨毛と絨毛の間の隙間（溝？）が観察できる．この構造が脳回転状を呈する pit として認識されるものと考えられる（IV型 pit）（図II-7）．IV型 pit pattern は IIIL 型に近いが，明らかな分枝を有するもの IVB 型（B：branch）と絨毛状構造のもの IVv 型（V：villous）とに亜分類される．

　粘膜内に癌腺管が認められてくると，pit の配列の乱れが出現し，pit が不規則となってくる（VI 型 pit）（図II-8）．さらに癌腺管が粘膜層から粘膜下層に浸潤していくにつれて，

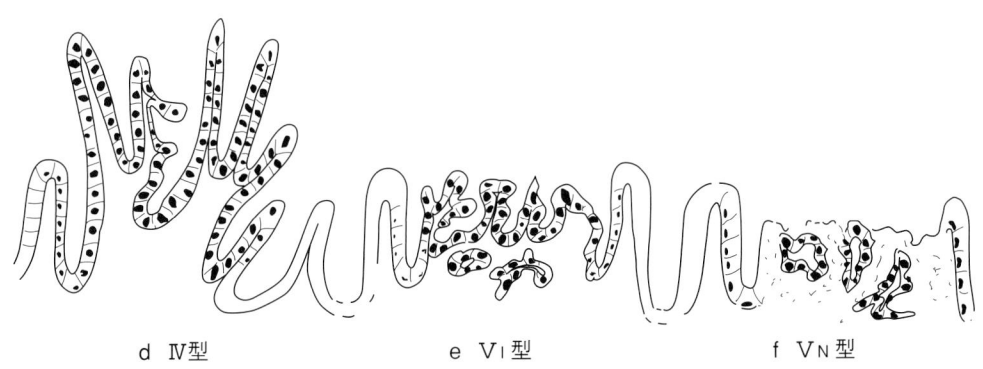

d IV型　　　　　e VI型　　　　　f VN型

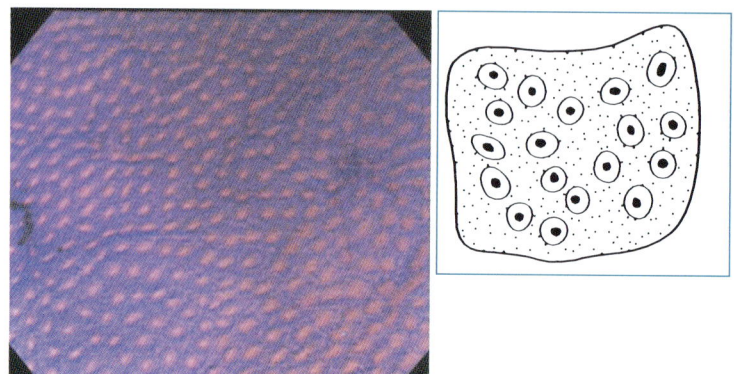

図Ⅱ-3　Ⅰ型 pit：円形 pit

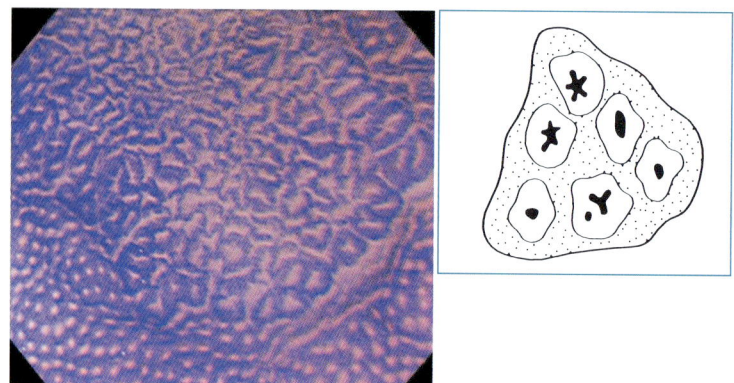

図Ⅱ-4　Ⅱ型 pit：星芒状 pit

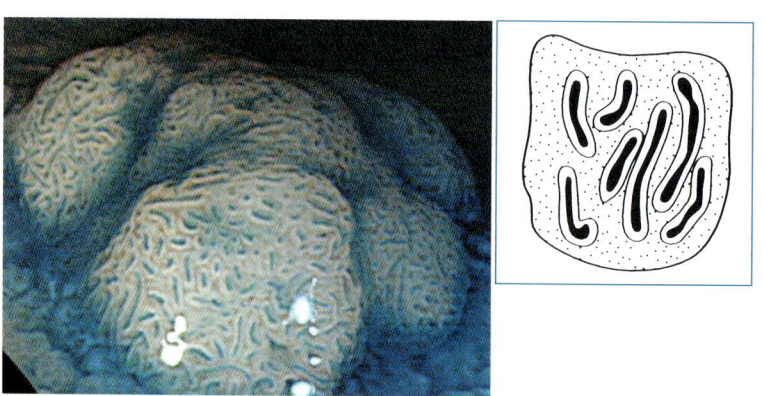

図Ⅱ-5　ⅢL 型 pit：管状型 pit

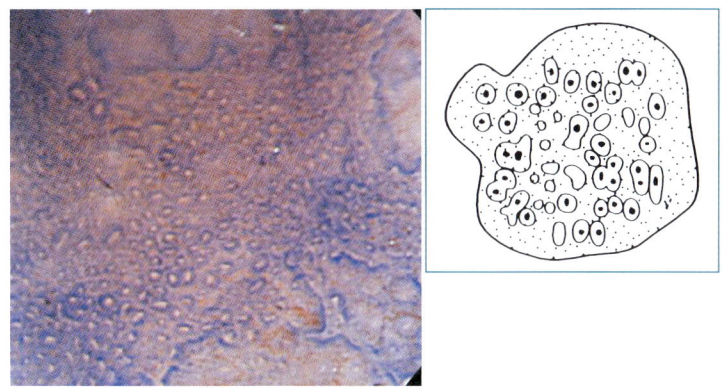

図Ⅱ-6　Ⅲs型 pit：小型類円形 pit

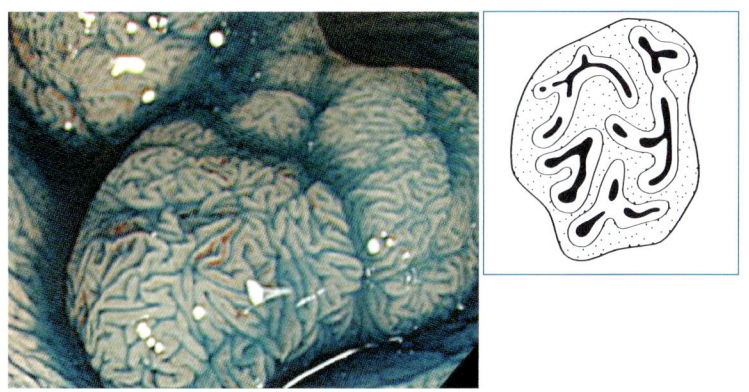

図Ⅱ-7　Ⅳ型 pit：樹枝状，脳回転状 pit

粘膜層の構造が破壊され粘膜下層が表面に露出してくる．粘膜下層の露出では，間質反応（desmoplastic reaction；DR）の所見が目立ってくる．さらに大型の異常腺管が散在的に出現されるようになる．このような状況になると，表面から腺管開口部，いわゆる pit は，基本的には観察できなくなってくる．pit の消失は粘膜下層へ癌が浸潤したことを意味している（V$_N$型 pit）（図Ⅱ-9）．

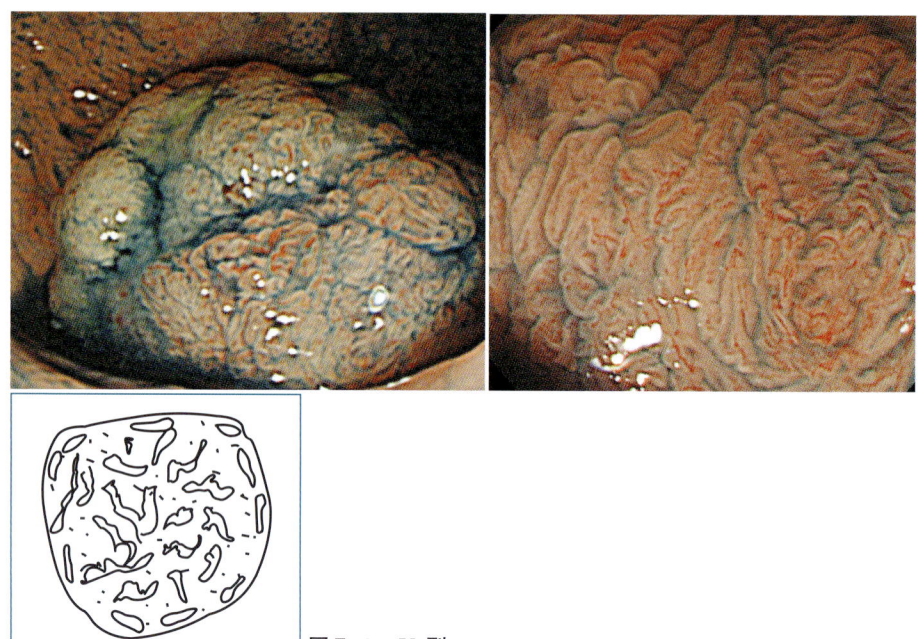

図Ⅱ-8　V$_I$型 pit

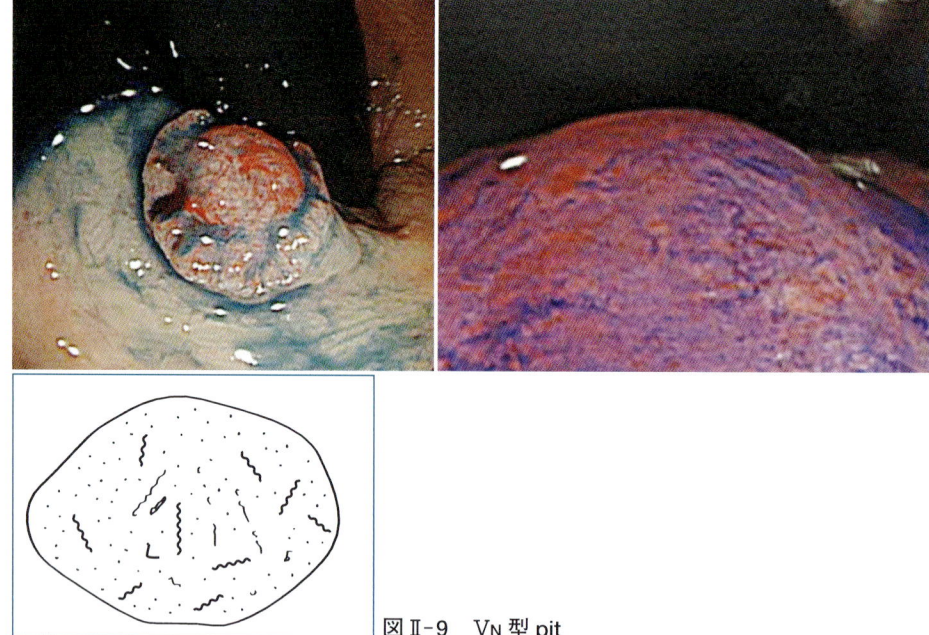

図Ⅱ-9　V$_N$型 pit

2. pit pattern の立体構築

a. pit pattern と腺管構造

pit pattern と対応する腺管の三次元構造を，腺管単離という手法を用いて検討したので，腺管の立体構築とその特徴について論じる．

b. pit pattern と対応する腺管の三次元構造

内視鏡的ないし外科的に切除された標本を，ホルマリン固定後に実体顕微鏡観察を行い，割を入れた後，対応する腺管の観察を目的とする pit pattern の部分を単離する．採取する標本は，腺腫や m 癌では病理診断に差し支えない部位（pit pattern の整で均一な部分の辺縁など）とした．腺管の単離は塩酸消化法[31]にて行った．

pit pattern 分類の各腺口形態に対応する実体顕微鏡像と，単離腺管の走査電子顕微鏡像を提示する．

Ⅰ型 pit pattern に対応する正常腺管は，表面平滑な試験管状であり分枝や結節は認めない（図Ⅱ-10）．

Ⅱ型 pit pattern に対応する過形成腺管は，腺頸部で広く腺底部（粘膜筋板に接する位置）で細くなるような逆三角形や，腺底部から裂開するような分枝状であるが表面平滑で結節は認めない（図Ⅱ-11）．

ⅢL 型 pit pattern に対応する腫瘍腺管は，逆三角形ないし舌状であり，表面はⅠ型やⅡ型の対応腺管に比し凹凸が目立ち，小結節や切れ込みを伴う腺管も認める（図Ⅱ-12）．

ⅢS 型 pit pattern に対応する腫瘍腺管は，表面はⅠ型やⅡ型の対応腺管に比しやや粗であるが分枝や結節のない単一な腺管で，腺底部で先細りし屈曲している（図Ⅱ-13）．

Ⅳ型 pit pattern に対応する腫瘍腺管は，分枝を伴う長く伸びた腺口形態を反映して，結節を多く伴う表面粗糙な腺管である（図Ⅱ-14）．

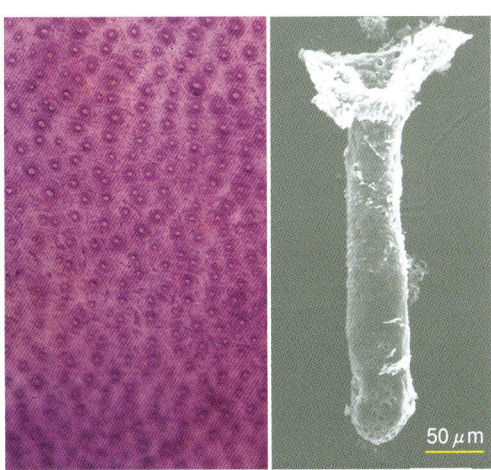

図Ⅱ-10 Ⅰ型 pit pattern と単離腺管三次元構造

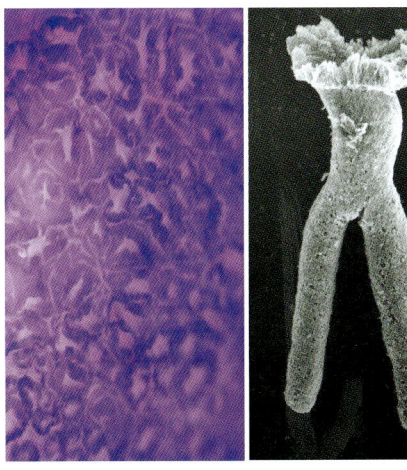

図Ⅱ-11 Ⅱ型 pit pattern と単離腺管三次元構造

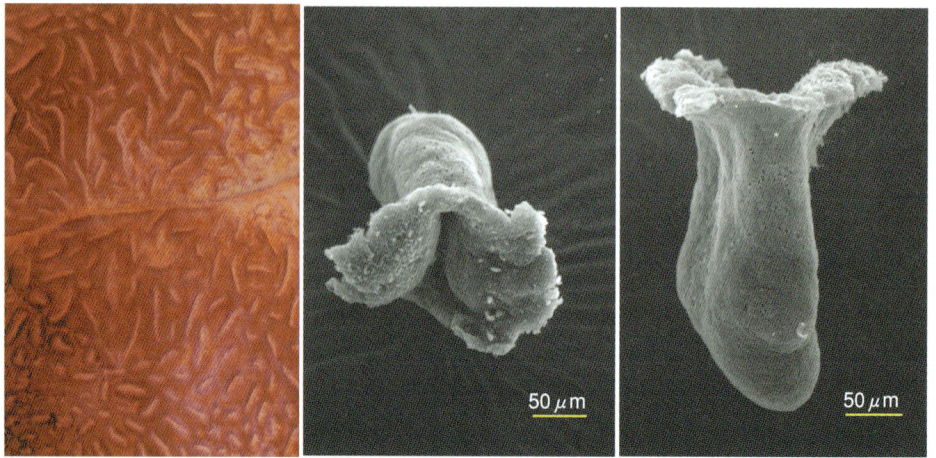

図Ⅱ-12　ⅢL型 pit pattern と単離腺管三次元構造

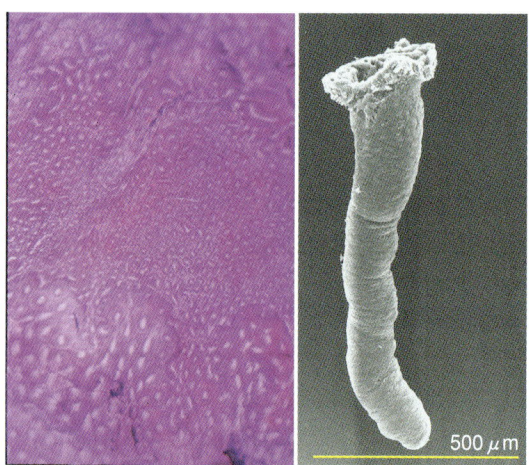

図Ⅱ-13　Ⅲs型 pit pattern と単離腺管三次元構造

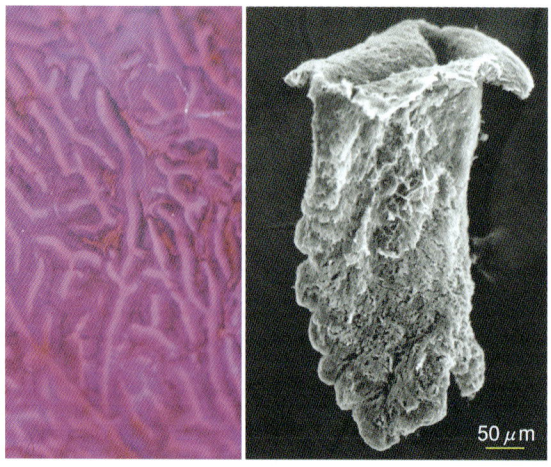

図Ⅱ-14　Ⅳ型 pit pattern と単離腺管三次元構造

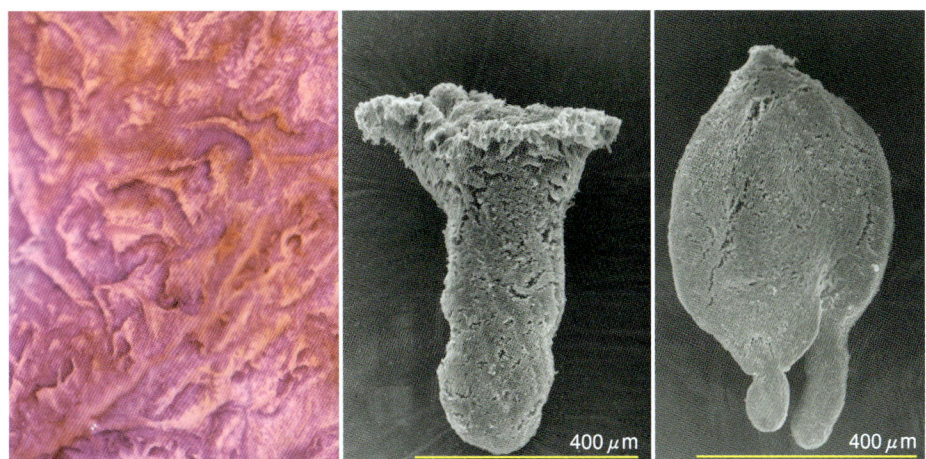

図Ⅱ-15　V_I型 pit pattern と単離腺管三次元構造

　V_I型 pit pattern（提示したのは m 癌の不整な腺口形態）に対応する腺管は，統一性を欠く様々な構造を呈する，"奇怪な"形態の腺管の集合からなっている（図Ⅱ-15）．

　pit pattern 分類は，病理組織診断とよく対応している点で，日常診療において非常に有用である．また，pit pattern に対応した単離腺管の三次元構造は，それぞれ特徴的な形態を呈しており，内視鏡的に pit pattern 診断ができれば，その病変を構成している腺管の三次元構造と病理組織像が推測可能である．

> **コラム**
>
> **診断学の王道**
> 　診断学は単に表面の凹凸，大きさ，色調などから組織の予想をしているにすぎない．そして，疑わしいものは生検，もしくは polypectomy をして病理に診断を預けている．
> 　拡大内視鏡は，そのものが病理に最も近い診断が可能であり，現在の手法では診断学の王道である．

3. pit pattern と通常内視鏡観察

　内視鏡診断の基本である形態, 大きさ, 陥凹の有無, 色の違い, 様々な凹凸の有無を, いろいろな要素から組織診断および深達度を予測するということが従来の内視鏡診断であったが, pit pattern 診断は微細表面構造（腺口形態）をより詳細に見ることにより, 組織標本割面の像による深達度診断ではなく, 水平断面に近い組織像が得られる診断法であり, 極めて精度が高い診断法である. しかし, 拡大内視鏡を使わずとも, ある程度の pit pattern は診断可能である.

　したがって, この項では拡大内視鏡を持っていない施設での内視鏡医が pit pattern 診断学を踏まえていれば, 通常内視鏡でどの程度診断できるのか, また通常内視鏡だけでの診断でどこに限界があるのかを明らかにしたい.

　現在, 通常内視鏡でも以前より画素数は多く, 拡大内視鏡の機能がなくても pit pattern が観察できるものがある. しかし, 拡大内視鏡を持つ施設では, 拡大内視鏡による pit pattern と実体顕微鏡の pit pattern を検討し, 実体顕微鏡下に切り出しを行い, 組織標本を作成するという一連の流れは当然かと思われる. すなわち, 通常内視鏡所見から始まる『通常観察 → pit pattern 観察 → macro 診断 → micro 診断』の連続性は, 拡大内視鏡を用いることにより, 飛躍的に高い精度を伴った病変像を得ることができるようになる. しかし, 上記の対比を行ってきた内視鏡医にとっては通常内視鏡観察のみでも pit pattern を見ることにより, micro の所見と組織像がかなり推測可能になる. 同様に, pit pattern から通常観察, macro への連続性の診断もかなり精度が高く行えるのである.

　この通常内視鏡像⇔pit pattern⇔macro 像の連関は, 新しい時代の通常観察においては, 極めて重要なことである. この意味でも, 現段階で種々の理由から拡大内視鏡を使用していない内視鏡医にとっても pit pattern 診断学を学ぶことの意義は大きい.

a. 通常内視鏡観察下での pit pattern

1) Ⅰ型 pit pattern

　正常な類円形の pit pattern を呈し, 正常腺管か炎症性腺管ないしは過形成腺管である（図Ⅱ-16a）. インジゴカルミン撒布（図Ⅱ-16b）, クリスタルバイオレット染色（図Ⅱ-16c）でも類円形の pit pattern を認める. 通常観察でもある程度は観察可能であるが, 不整な腺管や小型のⅢL 型との区別がつきにくい. 癌の周囲の非癌粘膜や粘膜下腫瘍の正常粘膜部などは通常内視鏡でもある程度診断可能である. このことは生検を行うときや腫瘍の範囲を決定するのに重要である.

2) Ⅱ型 pit pattern

　星芒状の比較的大型の pit pattern を呈するもので, 組織学的には過形成性病変の pit pattern である. 内側に厚い星芒状形態の pit が特徴的であり, ある程度の診断は可能である. しかし一般的に通常観察のみではⅢL 型との正確な鑑別は困難である.

3) ⅢL 型 pit pattern

　正常の pit より大型の管状型の pit の集合からなり, 基本的には tubular な発育を示す腺管腺腫の pattern である. 拡大内視鏡を使用しなくとも, インジゴカルミン撒布（図Ⅱ-17a）, クリスタルバイオレット染色（図Ⅱ-17b）でも管状型の腺管構造を見ることが可能で

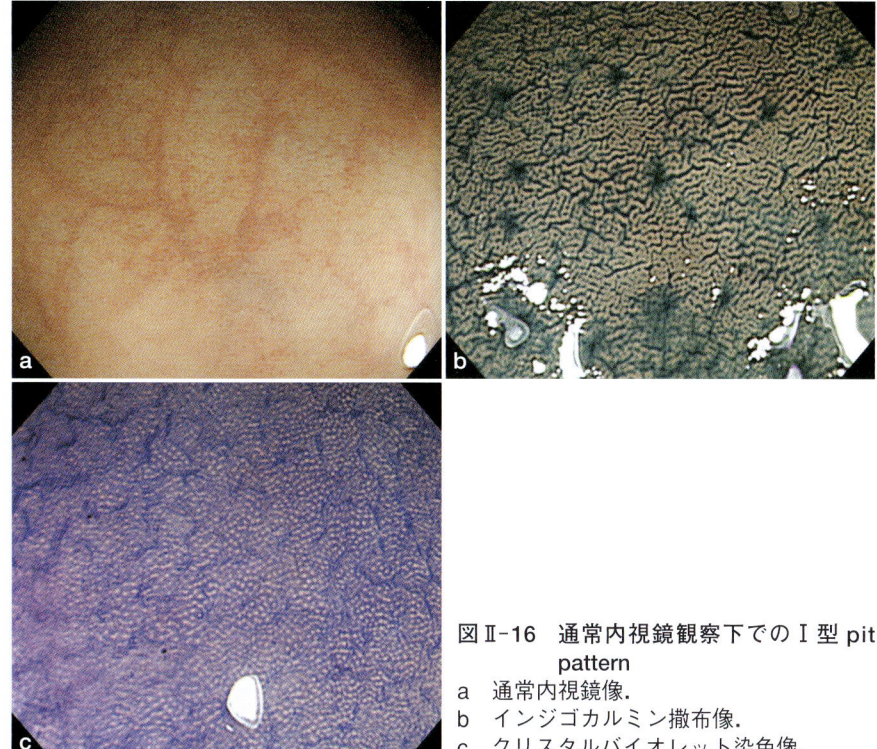

図Ⅱ-16 通常内視鏡観察下でのⅠ型 pit pattern
a 通常内視鏡像．
b インジゴカルミン撒布像．
c クリスタルバイオレット染色像．

ある．しかし軽度不整のⅤI型との鑑別は拡大内視鏡でなければ難しい．

4）ⅢS型 pit pattern（図Ⅱ-18）

　小型の管状あるいは類円形の pit pattern を呈し，正常のものより小型の pit の集合からなる，陥凹型腫瘍の基本的 pit pattern である．しばしばⅤN型 pit pattern を伴って癌であることが多く，de novo 癌の pit pattern である．ⅢS型 pit は branch を形成しない丈の低い全層性の straight 腺管の pit である．ただしⅢS型は通常観察ではわかりにくく，しばしば無構造に見える．倍率が低い状況ではⅢS型 pit の判定は困難である．

5）Ⅳ型 pit pattern（図Ⅱ-19）

　溝紋型，樹枝状，脳回転状 pit pattern を呈する．脳回転状のものは実際は pit ではなく分葉溝であるが，便宜的にⅣ型 pit pattern と呼んでいる．Ⅳ型 pit pattern は隆起型の中でも Ip，Isp，Is などの大きな隆起を示すものに多く認められ，shaggy appearance を呈するサンゴ状構造（Ⅳv型）は villous tumor の特徴的な所見である．これらのⅣ型 pit pattern は通常観察でも診断可能である．ただし，このⅣv型は sm 癌を伴うことが多いので，ⅤI型，ⅤN型を伴っていないかどうか，より詳細な観察が必要である．

6）Ⅴ型 pit pattern

　ⅤI(irregular)型は大小不同，左右非対称な pit や異常分岐の出現，配列の乱れなどを示す所見で，病理組織像における表層腺管の構造異型と対応する．すなわち，比較的組織構造の保たれた m 癌，あるいは sm 微小浸潤癌に対応する．

　ⅤN(non-structure)型では，癌組織が sm 深部に浸潤することより病変表層に間質反応（desmoplastic reaction；DR）が認められる．DR が著明な部位では，病巣の表層の腺管密

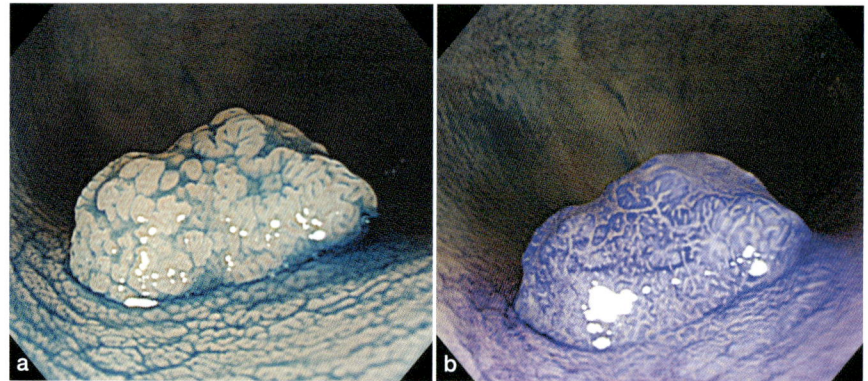

図Ⅱ-17　通常内視鏡観察下でのⅢL型 pit pattern
a　インジゴカルミン撒布像．
b　クリスタルバイオレット染色像．
　　拡大観察でなくとも，近接像だけで pit の診断が可能である．

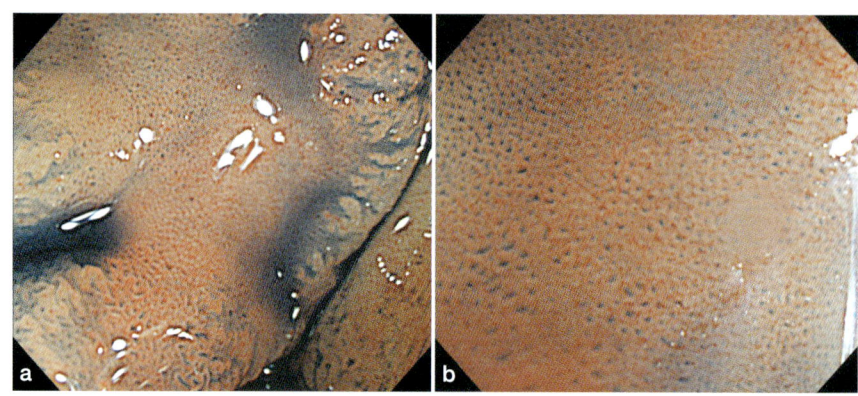

図Ⅱ-18　Ⅲs型 pit pattern
a　インジゴカルミン撒布像．通常内視鏡観察では，病変内部の pit は，認められる部分もあるが，一見無構造様にも見える．
b　拡大内視鏡観察像．通常内視鏡で無構造様に見えた部分も拡大観察ではⅢs型 pit pattern であることがわかる．

度は低下しているため，表面構造を観察すると無構造または無構造に近い pit pattern として捉えられる．sm 浸潤癌巣の露出や荒廃した癌巣表面，および異常間質などの組織像を反映し，sm 深部浸潤癌と対応している．VN 型 pit pattern の判定が深達度診断において極めて重要となる．

　V 型の診断は，通常観察では判定が不十分であり，拡大内視鏡観察が必須である．VI 型とⅢL 型との鑑別および最も重要な VN 型の診断は通常内視鏡では困難である（figⅡ-20）．

　pit pattern 診断は通常観察でも I 型，ⅢL 型，Ⅳ型は判断が可能である．しかし，V 型 pit pattern，特に VI 型，VN 型の精度の高い診断は，腫瘍の良悪性の判断と深達度の予測には不可欠である．

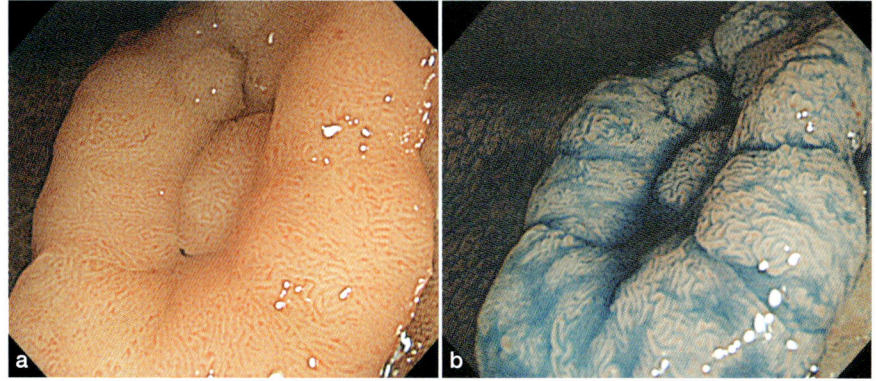

図Ⅱ-19 通常内視鏡観察下でのⅣ型 pit pattern
a 通常観察像.
b インジゴカルミン撒布像.
　近接像で pit の診断が十分可能である

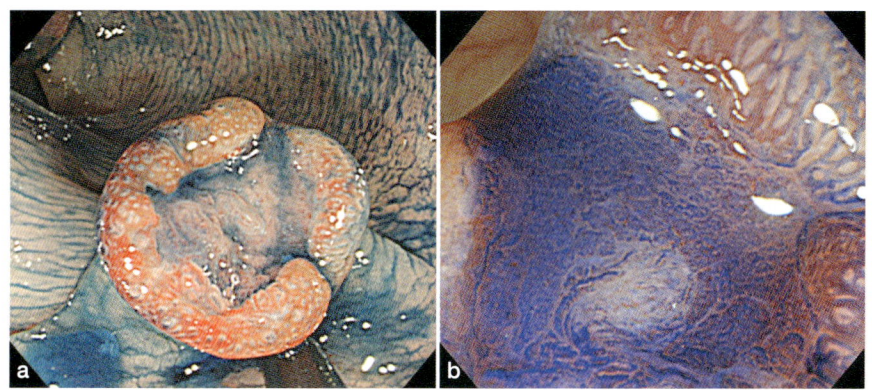

図Ⅱ-20 Vn 型 pit pattern
a インジゴカルミン撒布後の通常内視鏡観察像.陥凹周囲隆起部分はⅠ型 pit pattern であることがわかるが,陥凹内部の pit pattern の判定は困難である.
b ピオクタニン染色後の拡大内視鏡観察像.陥凹内部は拡大観察でも無構造であり,Vn 型 pit pattern と判定された.

　以上から,拡大内視鏡における pit pattern 診断の知識を有し,組織との対比を踏まえて通常観察を行うことは現代の内視鏡診断には不可欠なことである.本書を参考にして通常観察の精度をより向上させてもらいたい.

コラム

通常内視鏡による pit pattern —木を見てまた森を見る

　"木を見て森を見ず"という教訓はあるが,内視鏡の場合,木＝pit pattern を見慣れると森の状態がよくわかるようになる.すなわち pit pattern の知識があると通常内視鏡の画像もより正しく読影でき,かつ病理まで推測が可能となる.そして今度は診断パターンが習慣化すれば,森を見て木まで正しく推測することがある程度可能となる.

4. 拡大内視鏡観察の方法

a. 通常内視鏡による pit pattern 観察

　現在の高画素の電子内視鏡によれば，zoom up しなくとも I 型，IIIL 型，IV 型などの正常 pit pattern を判別することは可能である（前項参照）．そのことは拡大内視鏡を用いなくても腫瘍と非腫瘍の鑑別や腺管腺腫，villous adenoma などの診断が十分に可能であることを示している．

　この通常倍率での表面準微細構造の解析も重要である．しかし，I・II 型の鑑別，IIIS 型，VI 型の判定，VN 型の診断においては拡大内視鏡でなければ正確な診断は困難である．

b. 拡大内視鏡機器の原理と観察の基本

　近年内視鏡機器の進歩は目覚ましく，オリンパス社製 EVIS LUCERA シリーズに代表されるように，多彩で高度な機能を内蔵した新しい内視鏡機器が発売されるようになってきている．なかでも大腸疾患における拡大内視鏡の有用性は，これまでに数多くの報告がなされ，実際にわれわれはルーチン検査にこれを用いている．

　拡大内視鏡とは，拡大機構として対物光学系内に焦点切替機構を有しているものと定義されており，内視鏡先端部内に設けた対物レンズの一部に焦点位置を変化させる可動レンズを配置し，この可動レンズを前後に移動させることにより内視鏡画像を光学的に広角で観察深度の深い状態と，狭角で拡大倍率の高い状態とに切り替えられる（光学ズーム）．これに対し電子内視鏡で得られた画像を電気的に拡大した画像に変換する手法（電子ズーム）がある．現在のオリンパス社製 EVIS LUCERA シリーズでは高解像度 CCD の搭載により電子ズームが可能となり，焦点の合わせやすい最大約 70 倍の光学ズーム機構と電子ズーム機構を組み合わせることで，より実用的な 100 倍以上の拡大観察が可能となった．

　また，マイクロマシン技術を活用して開発した超小型のアクチュエーター（図 II-21）を内視鏡先端部に搭載し，このアクチュエーターを電気的に制御し可動レンズを直接動かす電動ズーム化を実現した．これによりフットスイッチ（図 II-22）を用いての拡大操作が可能となり，操作性の向上につながっている．

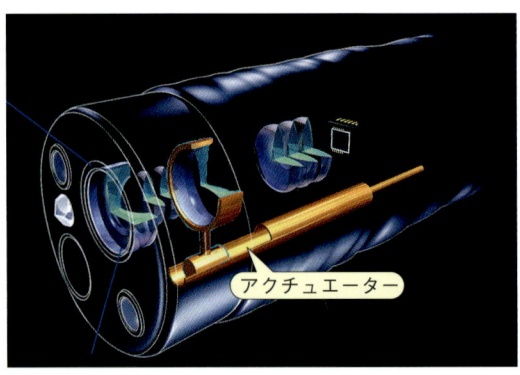

図 II-21　アクチュエーター

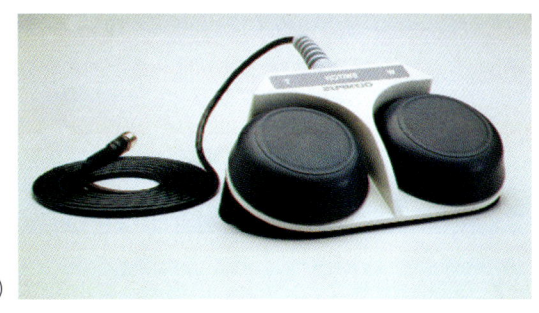

図Ⅱ-22　フットスイッチ（MAJ-574）

表Ⅱ-1　われわれの内視鏡診断プロセス

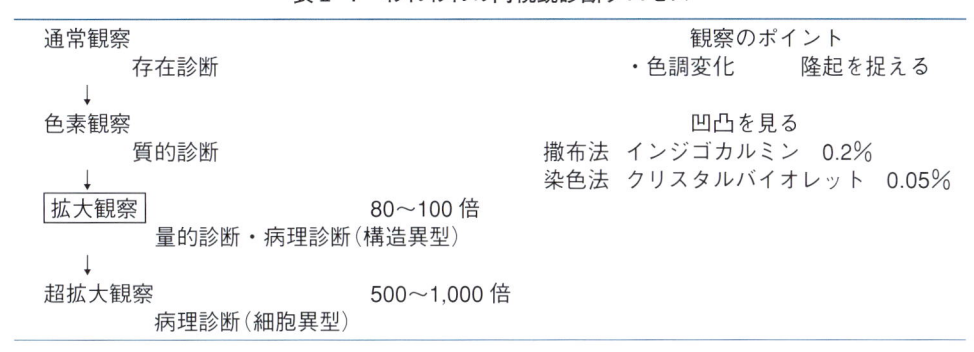

```
通常観察                                         観察のポイント
    存在診断                            ・色調変化    隆起を捉える
  ↓
色素観察                                         凹凸を見る
    質的診断                            撒布法　インジゴカルミン　0.2％
  ↓                                    染色法　クリスタルバイオレット　0.05％
 拡大観察          80～100倍
    量的診断・病理診断（構造異型）
  ↓
超拡大観察          500～1,000倍
    病理診断（細胞異型）
```

　当初，大腸拡大内視鏡は，通常内視鏡に比べ，内視鏡挿入の困難さ，操作性の悪さなどが相まって大腸内視鏡の特殊検査として位置づけられていた．ところがCF-200Zシリーズから240Z，さらに260Zへ改良されてからは，挿入性，操作性の問題は完全に解決され，さらに画像の解像度も飛躍的に向上した．ワンタッチ操作にて瞬時に100倍までの拡大が可能となった．これにより拡大内視鏡観察が，大腸内視鏡を用いるすべての術者に可能な，決して特殊でない一般的な検査として位置づけられようになってきている．今後もさらに簡便な拡大内視鏡が出現してくるだろう．

　大腸病変の表面構造を拡大観察することにより，腺管開口部の模様，すなわちpit patternを認識することができる．このpit patternを観察することにより，生検することなく実際の病理組織像を判断することが可能となる．これは従来の内視鏡診断での色調，表面性状，内視鏡的硬さなどといったことから組織像を推定する診断体系から，さらに踏み込んだ，より客観性のある構造観察を行う顕微鏡レベルの診断体系となるのである．

c．拡大内視鏡観察の実際

　われわれの施設では，内視鏡診断を行う際に表Ⅱ-1のようなプロセスで行っている．以下に，基本的内容を示す．

1）通常観察

①存在診断
表面型：わずかな淡い発赤調，褪色調．
隆起型：隆起，ポリープとして捉える．

表Ⅱ-2　sm癌の指標—通常観察における—

・空気変形	腸管内の空気量を変化させ，病変の変形を見る． 空気量を減じると，陥凹が鮮明になる所見を空気変形所見(+)という． 空気変形所見は，m〜sm癌の指標である．形態が変化せず，周囲の正常粘膜だけが変化するのはsm massive癌といえる．
・ダルマ変形	二段構造，polyp on polypで真性ダルマ所見はsm massive癌とみなす．
・白斑	直腸・S状結腸の左側のsm癌で頻度が高くなる．
・凹凸不整	金平糖様の凹凸不整．
・明らかな陥凹	段差を有する明らかな陥凹．
・陥凹内隆起	局面を有する陥凹内に著明な隆起を呈する，Ⅰs＋Ⅱc型はすべてsm癌．
・ひだの集中	多方向からの集中所見である． 病変が大きいと正常粘膜のひだが平行して病変に入ることがあるが，それはひだ集中ではない．

表Ⅱ-3　pitから見た診断

Ⅰ，Ⅱ型	非腫瘍
ⅢL型	良性腺腫
ⅢS型	*de novo* m癌
Ⅳ型	腺腫〜sm癌
ⅣB型	tubulovillous adenoma
Ⅳv型	villous adenoma
ⅤI型	m, sm癌
ⅤN型	sm massive癌

　病変を見つけようとする姿勢が重要である．特にⅡcを代表とする表面型早期癌の存在診断は各医師の心の中のイメージとしてどのような早期癌がインプットされているかどうかで，診断されるものが大きく異なってくる．

　②質的診断

　腫瘍・非腫瘍の診断や良性・悪性の診断は大きさや肉眼形態，表面性状などである程度の診断はつくが正確な診断は困難である．

　『通常観察から即生検あるいは，内視鏡治療という診断治療体系』では，疑わしきは罰する式のover polypectomyがどうしても行われてしまう．そのようなことを避けるためには，色素内視鏡，拡大内視鏡所見による精度の高い診断が必要である．質的診断を行うにあたって，sm癌を示唆する所見を見出すのは極めて重要である．それらの重要な所見を示す(表Ⅱ-2)．

2) 色素観察

　病変の拡がりと凹凸を観察する．色素観察は病変の質的診断には必須である．色素内視鏡でのsm癌の指標としては以下のものが挙げられる．

- ・深い陥凹，潰瘍
- ・不整陥凹：面状不整はsm癌，星芒状不整はm癌
- ・陥凹内隆起，Ⅱa＋Ⅱc，Ⅰs＋Ⅱc

3) 拡大観察

　病変の質的・量的病理学的観察を行う．pitから見た組織診断としては，表Ⅱ-3のように要約される．

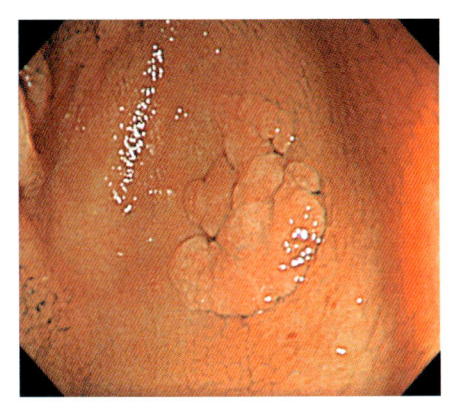

図Ⅱ-23　通常内視鏡観察
病変を水洗し通常内視鏡観察を行う．

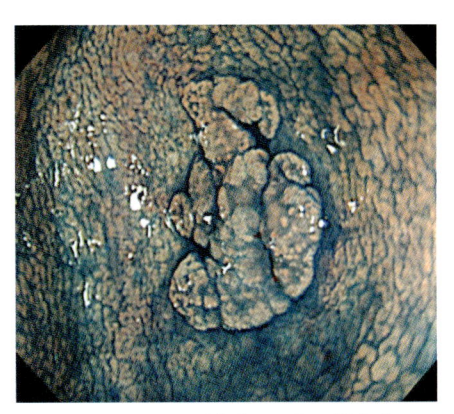

図Ⅱ-24　インジゴカルミン撒布像

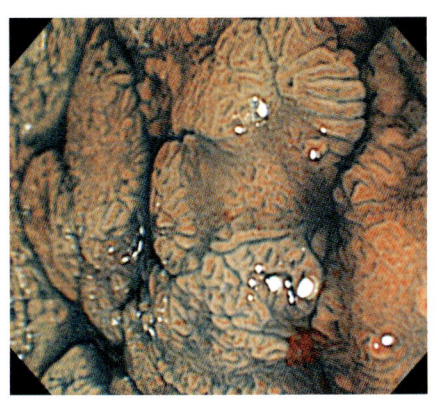

図Ⅱ-25　インジゴカルミン撒布後の拡大観察

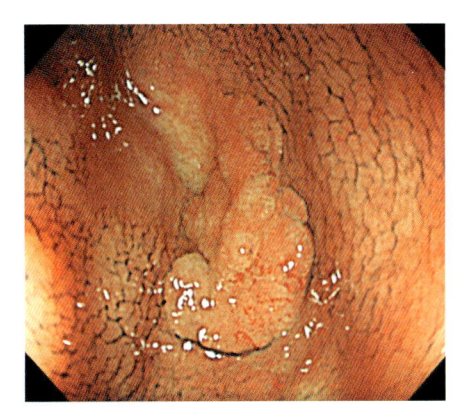

図Ⅱ-26　インジゴカルミン観察後の水洗

以下，それぞれについて具体的に記載する．

①通常観察：通常観察で病変の存在を確認する．水洗により病変部表面の粘液などを除去し，通常像をまずよく観察する（図Ⅱ-23）．

②色素撒布：0.2％インジゴカルミンを撒布することにより，病変の境界，表面の凹凸不整，陥凹の有無などが明瞭となる．これらを通常倍率でよく観察する（図Ⅱ-24）．

③拡大観察：zoom up して拡大観察する（図Ⅱ-25）．

④染色：インジゴカルミン撒布によるコントラスト法のみで pit pattern が不明瞭な場合は，0.05％クリスタルバイオレット（ピオクタニン）で染色を行う．染色する前には再び水洗し，インジゴカルミン，粘液などをよく除去し（図Ⅱ-26），それから染色を行う（図Ⅱ-27）．

⑤拡大観察：zoom up して拡大観察する（図Ⅱ-28）．

d．拡大内視鏡観察時の具体的なポイントとコツ

拡大観察の zoom up は，フットスイッチと手動があるが，いずれにおいても術者の判断可能なスピードで行うことが肝要である．拡大観察には以下のポイントがある．これを

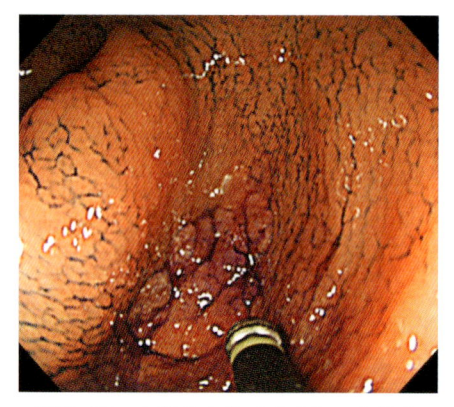

図Ⅱ-27　クリスタルバイオレット染色

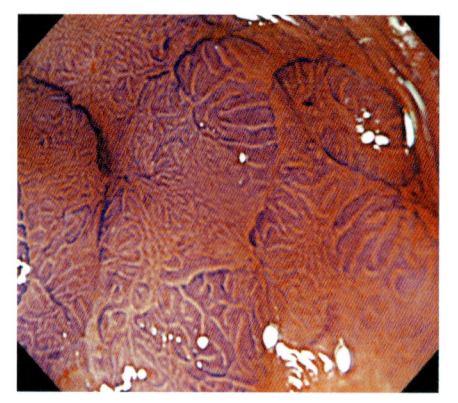

図Ⅱ-28　クリスタルバイオレット染色後の拡大観察

よく頭の中に常に入れておくことが大切である．

①病変を十分に洗浄する．

②最初はインジゴカルミンによる撒布法で pit を見る（Ⅰ型，ⅢL 型，Ⅳ型の診断は，撒布法のみで十分である）．

③表面型Ⅲs 型，ⅤI 型，ⅤN 型を疑うときはクリスタルバイオレットによる染色法で pit を詳細に観察する．

④粘液付着による不染色と無構造ⅤN 型の鑑別に注意する．その場合，ⅰ）粘液付着は水洗でなるべく薄くする，ⅱ）粘液付着では pit が透けて見えることが多い，ⅲ）不染領域と pit の観察可能な領域の境界部の pit pattern を観察し判断する．

通常，ⅤN 型では周囲は不整なⅤI 型を呈することがほとんどであり，scratch sign なども認められることが多い．一方，amorphism のないⅢL 型から突然，不染帯に移行する場合は，ⅤN 型の可能性は少ない．粘液を疑い，注意深く観察する．

⑤隆起型は死角があり，Ⅳ型ではⅤN 型を呈さず，sm に浸潤しているものがあるので注意を要する．

⑥Ⅳv 型の villous 所見が浅くなっている pattern は，癌，sm 癌の可能性が高い．

また，観察時より正確に診断するコツとしては，以下のことが挙げられる．

ⅰ）拡大するときは一気に倍率を上げるのではなく，少しずつ倍率を上げていく．それと同時に少しずつ病変に近接していくのが，ピントを合わせるコツである．

ⅱ）水洗のときに使用する水には少量のガスコン®を混ぜる．これにより観察時にじゃまとなる小さな泡の発生を抑えることができる．また病変に直接強く水をかけると出血して，詳細な観察ができなくなることがある．このため直接水をかける場合は，少し手加減した強さで水をかける．もしくは，病変の周囲の正常部分に水をかけ，そこからの水の流れを利用する．

ⅲ）平坦陥凹型病変で，陥凹内の粘液が水洗だけで除去できない場合に，プロナーゼをかけることにより除去されることもある．

ⅳ）陥凹型病変にインジゴカルミンを撒布して観察する際には，色素量が多すぎると陥凹の性状がわかりにくくなり，また陥凹内の pit pattern が観察しにくくなる．よって，インジゴカルミン希釈率や撒布量を調節し観察を行う（図Ⅱ-29）．希釈率は倍希釈が望ましい．

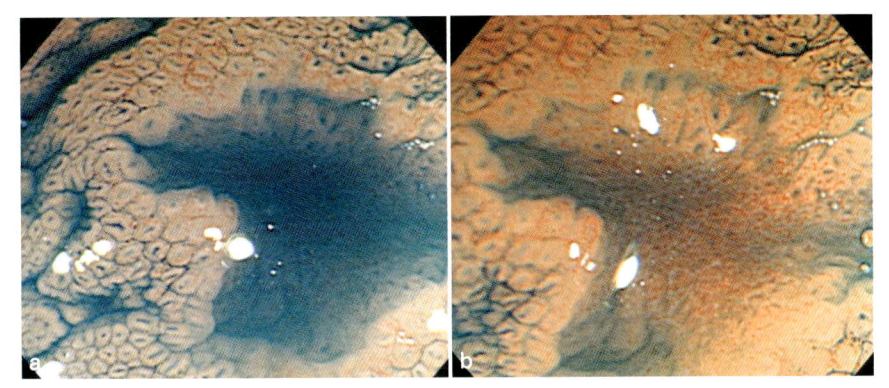

図Ⅱ-29　陥凹型病変のインジゴカルミン撒布後の拡大観察

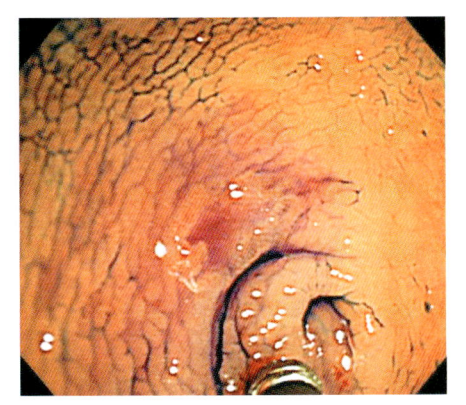

図Ⅱ-30　陥凹型病変のクリスタルバイオレット染色

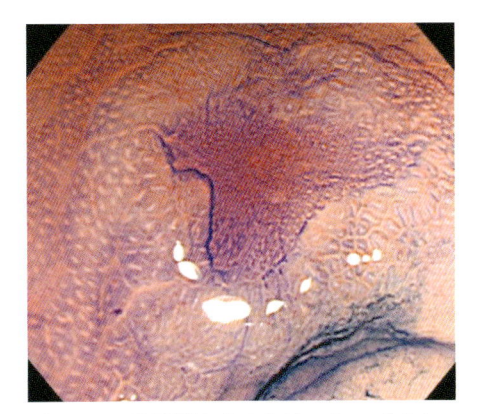

図Ⅱ-31　陥凹型病変のクリスタルバイオレット染色後の拡大観察

　ⅴ）クリスタルバイオレット染色に際しては，撒布チューブを用いて染色したい部位に2～3 ml 程度撒布する（図Ⅱ-30）．撒布後30秒から1分するとpitが明瞭となり，観察可能となる（図Ⅱ-31）．染色が濃くなりすぎるとかえってpitが見えにくくなるので注意する．

5. 拡大内視鏡の操作および観察のトレーニング
―初心者・中級者のためのコツと注意点

　大腸拡大内視鏡として，現在市販されている内視鏡としては，オリンパス社製CF-H260AZやCF-Q240Z，フジノン東芝ESシステムのEC-450ZW5やEC-490ZW5，PENTAX社製のEC-3430ZやEC-3830Zなどがある．拡大内視鏡の操作の基本は，通常の内視鏡操作が円滑に行えていることが前提である．通常の観察で円滑にスコープ操作が行えないと，病変に近接してピント操作をすることが難しいからである．しかし，現在市販されているスコープは，いずれもかなり改良されてきた機種が多く，操作性はほとんど通常の内視鏡と変わらないため，最低限のスコープの保持ができれば，多くの病変の拡大操作は容易であると思われる．また，pit pattern 診断は，病変の表面の微細構造を見る診断であるため，当然のことながら，表面に出血させないように病変を洗浄することや，通常観察時に的確な位置に病変を捉えて診断することが基本である．

a．初心者のためのトレーニング手順

　初心者が拡大内視鏡観察のトレーニングをするには，表Ⅱ-4の順序で行うとよいと思われる．

　(1) まず，大きくて観察しやすいⅣ型やⅢL型を呈する隆起性病変で，病変を洗浄し，正確にピントを合わせて観察することを練習する．初めは，これが意外と難しい．倍率を上げるほど，ピント合わせが難しくなるため，低倍率で判定が容易なⅣ型や大きめのⅢL型の病変でピントが正確に合った写真を撮れるようにする（図Ⅱ-32）．

表Ⅱ-4　拡大内視鏡の操作および観察のトレーニングの手順

(1) インジゴカルミンのコントラスト法での隆起性病変の大きい pit pattern の観察（Ⅳ型やⅢL型）
(2) インジゴカルミンのコントラスト法での腫瘍・非腫瘍の鑑別に必要なⅡ型とⅢL型の pit pattern の観察
(3) インジゴカルミンのコントラスト法での小さいⅢs型やⅤ型の pit pattern の観察
(4) クリスタルバイオレット染色によるⅤ型の pit pattern の観察

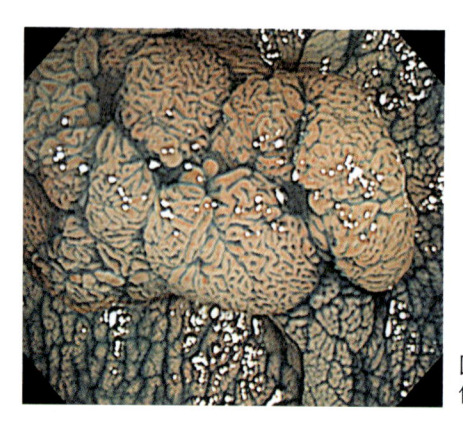

図Ⅱ-32　典型的Ⅳ型pit
低倍率の拡大率でも判定できる．

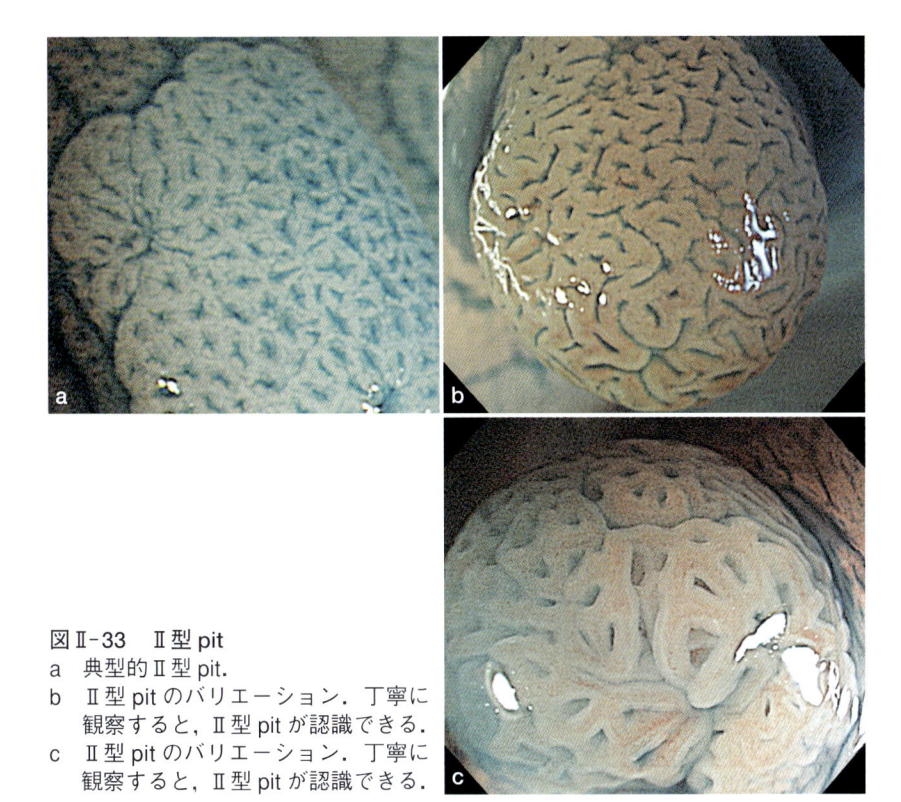

図Ⅱ-33　Ⅱ型pit
a　典型的Ⅱ型pit.
b　Ⅱ型pitのバリエーション．丁寧に観察すると，Ⅱ型pitが認識できる．
c　Ⅱ型pitのバリエーション．丁寧に観察すると，Ⅱ型pitが認識できる．

（2）次に腫瘍・非腫瘍の鑑別に必要なⅡ型とⅢ_L型のpit patternの観察である．Ⅱ型pitの観察は，意外と初心者には難しいことがある．典型的なⅡ型とⅢ_L型pitの症例を重ねていくことが重要である．Ⅱ型は，バリエーションがあり，初心者は弱拡大では，Ⅲ_L型との鑑別が難しいことがある（図Ⅱ-33）．初心者で鑑別が難しいうちは，拡大率を上げて，Ⅱ型pitを確認する．症例を重ねるうちに，弱～中拡大でもⅡ型とⅢ_L型の鑑別が容易となり，ルーチンの内視鏡検査時の弱拡大の観察で腺腫と過形成性ポリープの鑑別が簡単にできるようになる．

（3）インジゴカルミンのコントラスト法での陥凹型腫瘍の小さいⅢs型やⅤ型のpit patternの観察は，表面に出血させないように病変を洗浄することが観察の前提である．これによって病変表面の粘液を除去して，ある程度の高倍率で観察を行う．陥凹型腫瘍の陥凹部の観察は，病変をできるだけ正面視で捉え陥凹部を拡大して観察することが望ましい．Ⅲs型やⅤ型のpit patternの観察になると，より拡大率を上げて観察する必要があるため，ピント合わせが難しくなる．ある程度（1）・（2）の観察に熟達しておくことがよいだろう．また，深達度診断におけるインジゴカルミンのコントラスト法でのⅤ型のpit patternの観察には，限界があることが多いため，クリスタルバイオレット染色に進んでいく．

（4）クリスタルバイオレット染色によるⅤ型のpit patternの観察のポイントは，（3）と同様，病変を洗浄して表面の粘液を十分に除去した後に観察に入ることである．この際，重要なことは，通常観察での病変の質的診断によって，病変の表面構造のうち，最も悪性度の高い部位や癌浸潤部にポイントを絞って観察していくことである．Ⅴ型のpit pattern診断は，最も構造の荒廃の強いpitを探す診断学である．内視鏡診断の過程では，通

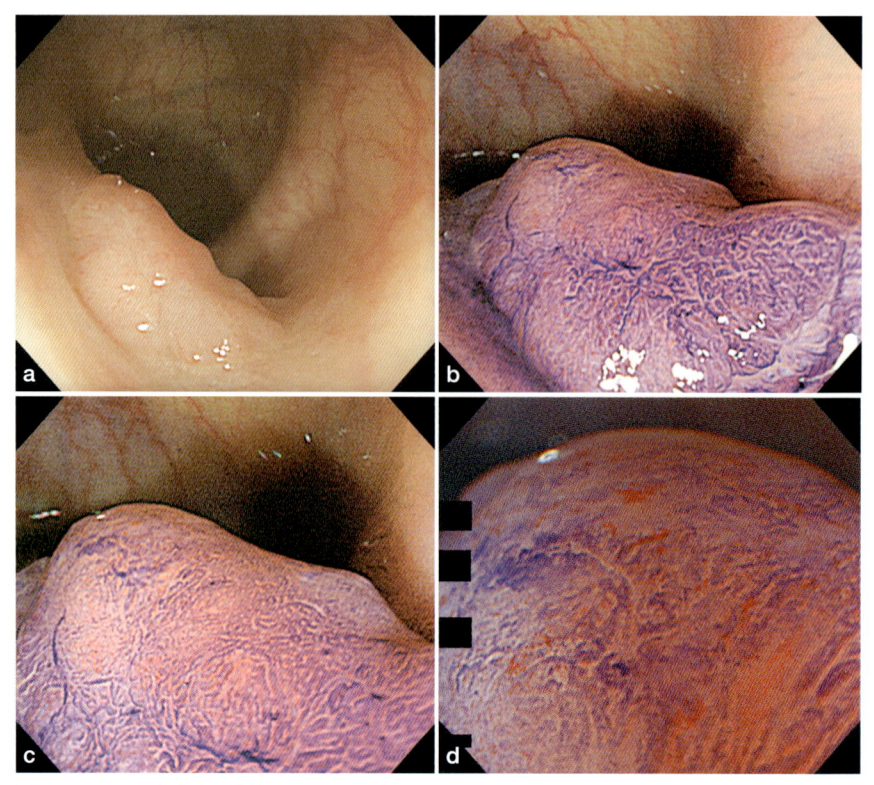

図Ⅱ-34　Ⅰs病変(S状結腸，15 mm)
a　病変頂部に凹凸部を認める．
b　クリスタルバイオレット染色による弱拡大観察．
c　クリスタルバイオレット染色による中拡大観察．頂部の凹凸部の不整な pit を認める．
d　クリスタルバイオレット染色による強拡大観察．頂部の凹凸部の不整な pit は，高度の不整のVı 型 pit と一部にVN 型 pit を有していると判定でき，sm massive 癌と診断した．

常観察の病変表面の種々の所見から，陥凹・結節・凹凸など悪性度が高く癌浸潤を疑う部位を同定して，徐々に倍率を上げながら，最も荒廃の強い pit を探す(図Ⅱ-34)．このときに，最も問題になるのは病変表面の粘液と浸潤に伴う間質の露出に伴う染色不良の鑑別である．粘液の場合は，クリスタルバイオレットでやや濃く染色され比較的境界明瞭な膜状の形状を呈している(図Ⅱ-35)．一方，間質の露出に伴う染色不良の場合，その領域は比較的境界は不明瞭で，染色不良のなかに荒廃化して消失しかかった小さい pit 様構造の残存が認められることがある(図Ⅱ-36)．

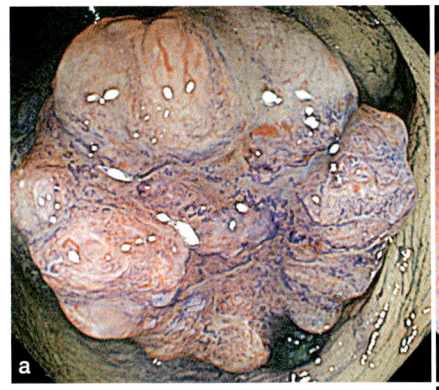

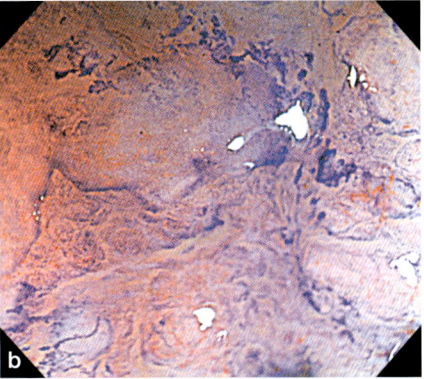

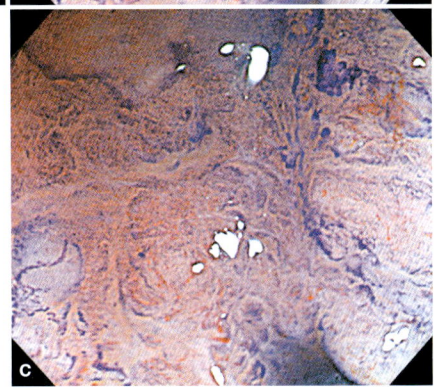

図Ⅱ-35　Ⅱa＋Ⅱc病変（Rb，12 mm）
a　クリスタルバイオレット染色による内視鏡像.
b　クリスタルバイオレット染色による陥凹部の強拡大観察．画面上部の膜状で染色の濃い部分は，粘液と認識でき，この部位はpit pattern診断が不能である．
c　bの粘液部の下部に無構造領域を認め，V$_N$型pitと判定した．

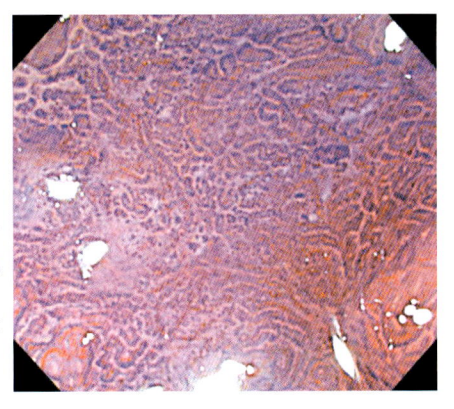

図Ⅱ-36　sm massive癌のクリスタルバイオレット染色による強拡大観察像
表面構造の間質の染色性が低下し，消失しかかった微小なpit様構造を認める．V$_N$型pitと判定した．

コラム

拡大内視鏡は一眼レフと一緒だ

　拡大内視鏡の観察にはブレのないfocusの合ったpitの写真を撮ることが重要である．
　そのためにはシャッターチャンスを的確に，呼吸を整え，拍動などの動きを考慮し行う注意深さが必要である．拡大の画像から言葉がなくともその病変の本質がわかる，そのような写真を撮らなければならないと思う．

6. 実体顕微鏡観察

　内視鏡的もしくは外科的に切除された標本を，内視鏡時に拡大観察したのと同様に実体顕微鏡にて，詳細にpit観察を行う．この観察により，切除断端陽性の疑わしい箇所，深達度が最も深い可能性がある箇所を確認し，そういった部分が確実にHE標本に反映されるようにする．割面は必ず出したい面より離して入れるのがコツである．そしてはじめて，pit patternと病理組織像の厳密な1対1対応が可能となる．

a．実体顕微鏡観察の実際
　①切除された標本は，自己融解を防ぐために，速やかにホルマリン固定を行う．この際，ステンレスのピンを用いて標本の引きのばしを行い発泡スチロール，もしくはゴム板などに貼りつける（図Ⅱ-37）．
　②最低12時間以上ホルマリンで固定する．
　③まず注射器を用いてしっかり水洗し，病変の表面に付着した粘液を除去する（図Ⅱ-38）．
　④次に倍希釈したカラチヘマトキシリンで染色を10秒ほど行う（図Ⅱ-39）．

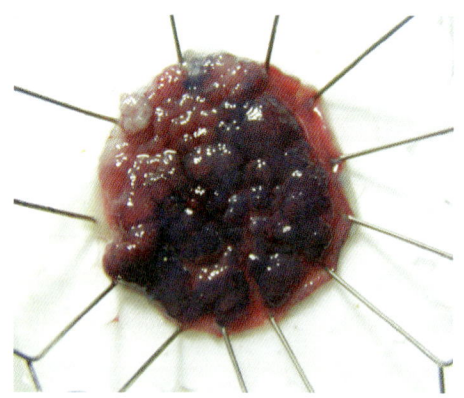

図Ⅱ-37　標本の貼り付け
EMR後標本を発泡スチロール板に貼り付ける．

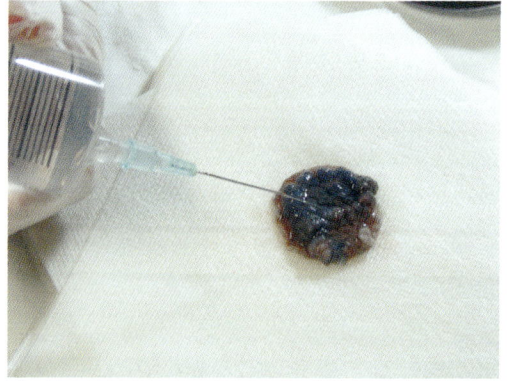

図Ⅱ-38　標本の水洗
10％ホルマリン固定後，注射器を用いて標本を水洗する．

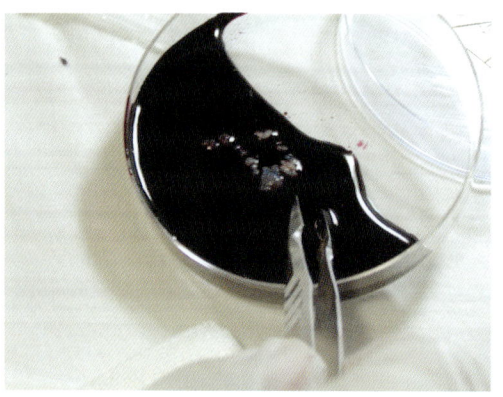

図Ⅱ-39　カラチヘマトキシリンでの染色の実際

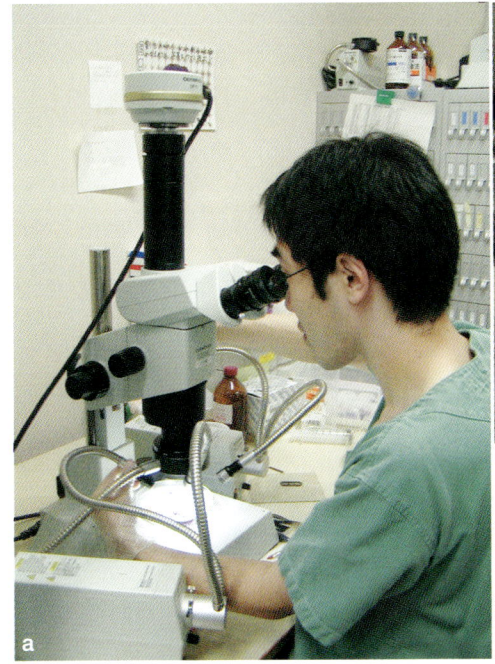

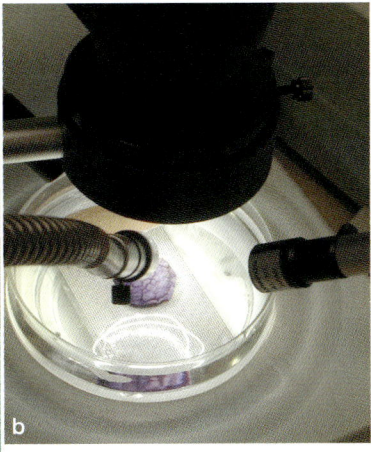

図Ⅱ-40 実体顕微鏡による観察

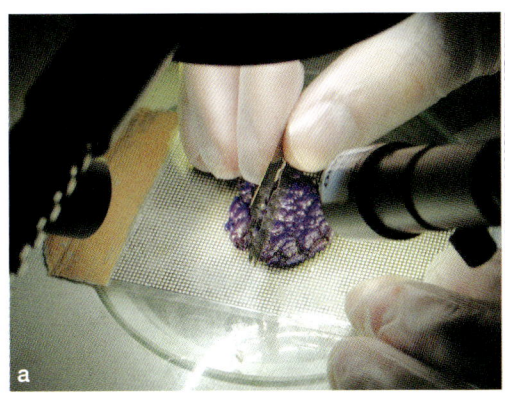

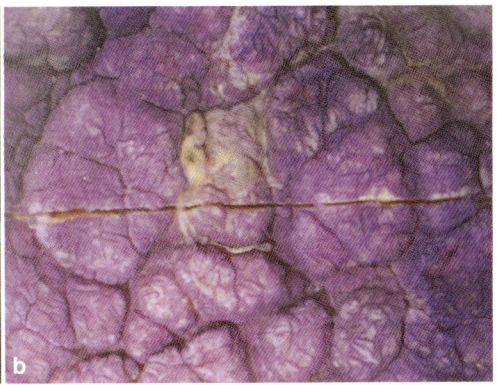

図Ⅱ-41 割入れと写真撮影
実体顕微鏡下に標本に割を入れ，その写真を撮っておく．

⑤再び水洗する．
⑥カラチヘマトキシリンの染色を約30秒程度追加する．
⑦水浸下で観察を行う（図Ⅱ-40）．
⑧実体顕微鏡観察下で，病変に割を入れ（図Ⅱ-41a），割を入れた後の写真を撮影しておく（図Ⅱ-41b）．これにより，実体顕微鏡所見と病理組織の1対1対応が可能となる．

b．実体顕微鏡観察時の注意点

①スケール（定規）を添えた写真を必ず撮っておく．
②きれいな写真を撮るためには，染色を濃くしすぎないようにすることが大事である．

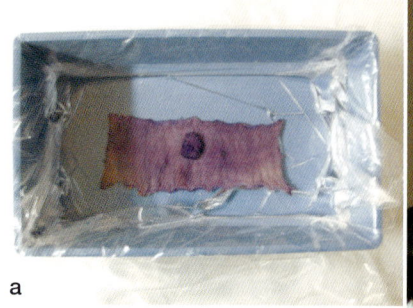

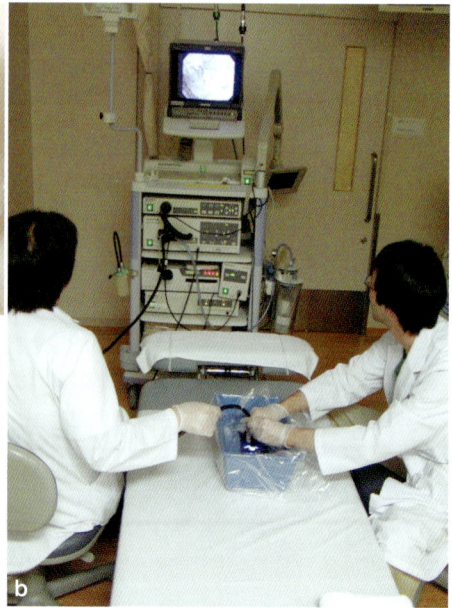

図Ⅱ-42　手術検体の拡大内視鏡を用いた表面性状の観察の実際

また，病変に当てる光の光源が複数あれば，明るくきれいな写真が撮れる．平坦な病変で微妙な凹凸のコントラストをつけるためには，光源の方向を考える．1方向からの光を強く，他方向の光を違った角度から当ててうまく陰影を利用するとよい写真が撮れる．

③手術検体で病変が非常に大きい場合は，大きなトレーなどに検体を入れ，水浸下で拡大内視鏡を用いて，観察を行う（図Ⅱ-42）．

7. pit pattern における境界病変

pit pattern 診断の実際においては，眼前の pit をどの分類に入れるかで迷うことも，時にはある．ここでは，判断に迷うケースについて解説する．

a．Ⅰ型とⅢs 型の鑑別

Ⅰ型，Ⅲs 型はいずれも円形，類円形を示す．Ⅲs 型はⅠ型より小型であるので，病変周囲の正常粘膜の pit pattern と比較するのがよい（図Ⅱ-43）．また，Ⅰ型 pit は，pit と pit の間に比較的広い被覆上皮野を認めるのに対し，Ⅲs 型では多くは pit が密に存在し，被覆上皮野の幅が狭い．

b．Ⅱ型とⅢL 型の鑑別

Ⅱ型は星芒状ないしは鋸歯状と表わされる serration を伴う形態を示す（図Ⅱ-44）．ⅢL 型でも比較的長さの短いものは楕円形を呈することがあり（図Ⅱ-45），時にⅡ型との鑑別に迷うことがある．serration を伴うかどうかが判断材料になる．

c．ⅢL 型とⅣ型の鑑別

Ⅳ型には，管状 pit の分枝傾向が強くなり樹枝状・溝紋状を呈するもの（ⅣB 型）（図Ⅱ-46）と，絨毛状腺腫の pattern（ⅣV 型）（図Ⅱ-47）が含まれる．後者は厳密には腺管の開口

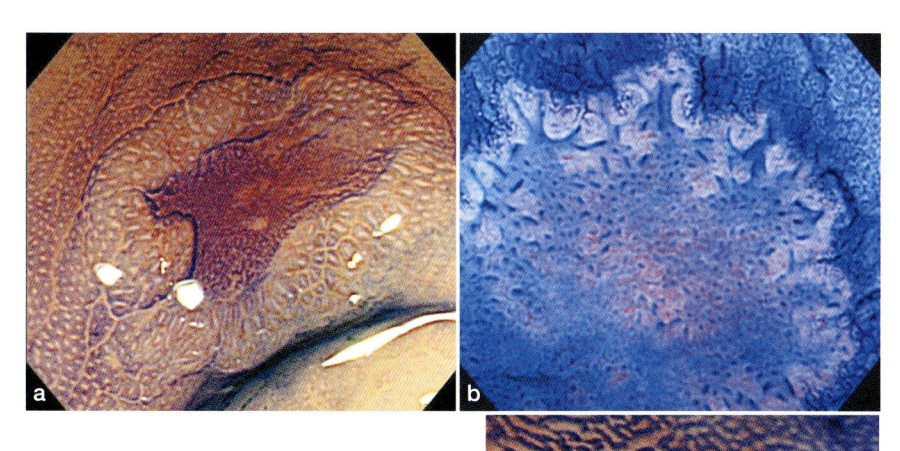

図Ⅱ-43　Ⅰ型とⅢs 型 pit pattern
（a，b，c は別の症例）
a　クリスタルバイオレット染色．陥凹内のpit は，周囲正常粘膜のものと比較して，明らかに小型である．正常粘膜のⅠ型 pit は，紫に染まる幅の広い被覆上皮野に囲まれているが，陥凹内のⅢs 型 pit は密に存在し，間の被覆上皮野は狭い．
b　インジゴカルミン撒布像．
c　クリスタルバイオレット染色像．
境界の伸びたⅠ型はⅢL 型との鑑別を要するが，Ⅰ型は方向性が一致しているのが特徴．

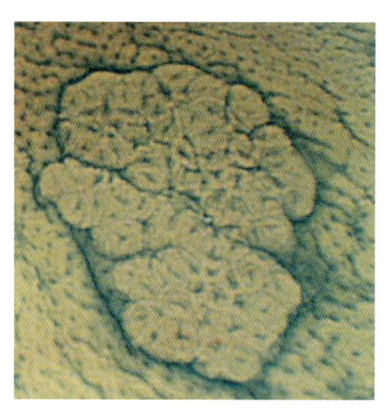

図Ⅱ-44　Ⅱ型 pit pattern
　　　　（過形成性ポリープ）
星芒状の pit は辺縁が少しギザギザしており，serration を呈している．

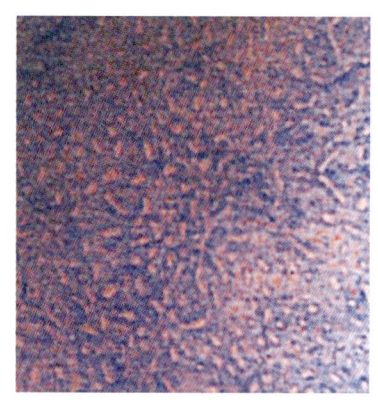

図Ⅱ-45　ⅢL 型 pit pattern
　　　　（腺管腺腫）
多くの pit は，形が楕円形に近く，典型的な ⅢL 型ではない．しかし，Ⅱ型に認めるような鋸歯状は呈していない．また，一部の pit は細長く管状なので，ⅢL 型 pit pattern と判断できる．

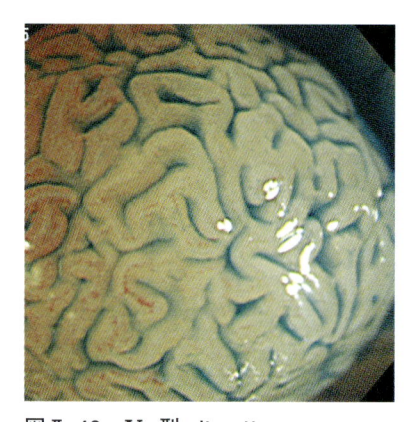

図Ⅱ-46　ⅣB 型 pit pattern
　　　　（腺管絨毛腺腫）
分岐のある pit が主体であるが，一部分岐のない ⅢL 型様の pit も混在している．

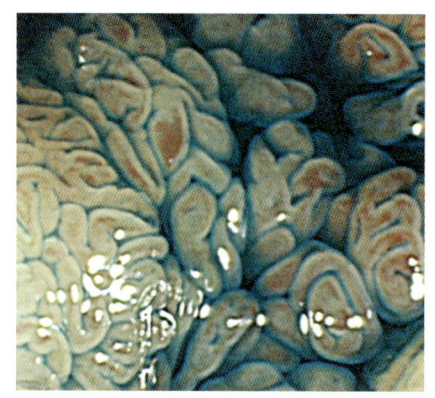

図Ⅱ-47　Ⅳv 型 pit pattern
　　　　（絨毛状腺腫）

部ではなく，絨毛構造の間の溝を観察しているのであるが，一応，pit pattern として亜分類されている．ⅣB 型で分枝傾向の強くないものは ⅢL 型と鑑別に迷うこともあるが，いずれもほとんどが良性腺腫であるので，区別は厳密でなくとも構わない．

　Ⅳv 型は，絨毛状腺腫ないし管状絨毛腺腫の pattern であり，悪性のポテンシャルが高いので，正確に診断する必要がある．

d．ⅢL 型，Ⅳ型とⅥ型の鑑別（図Ⅱ-48）

　Ⅵ型は，pit に大小不同，口径不整（非対称），配列の乱れを有するものとされてきたが，その不整の程度がごく軽度である場合は，通常の ⅢL 型やⅣ型とするかⅥ型とするかで判

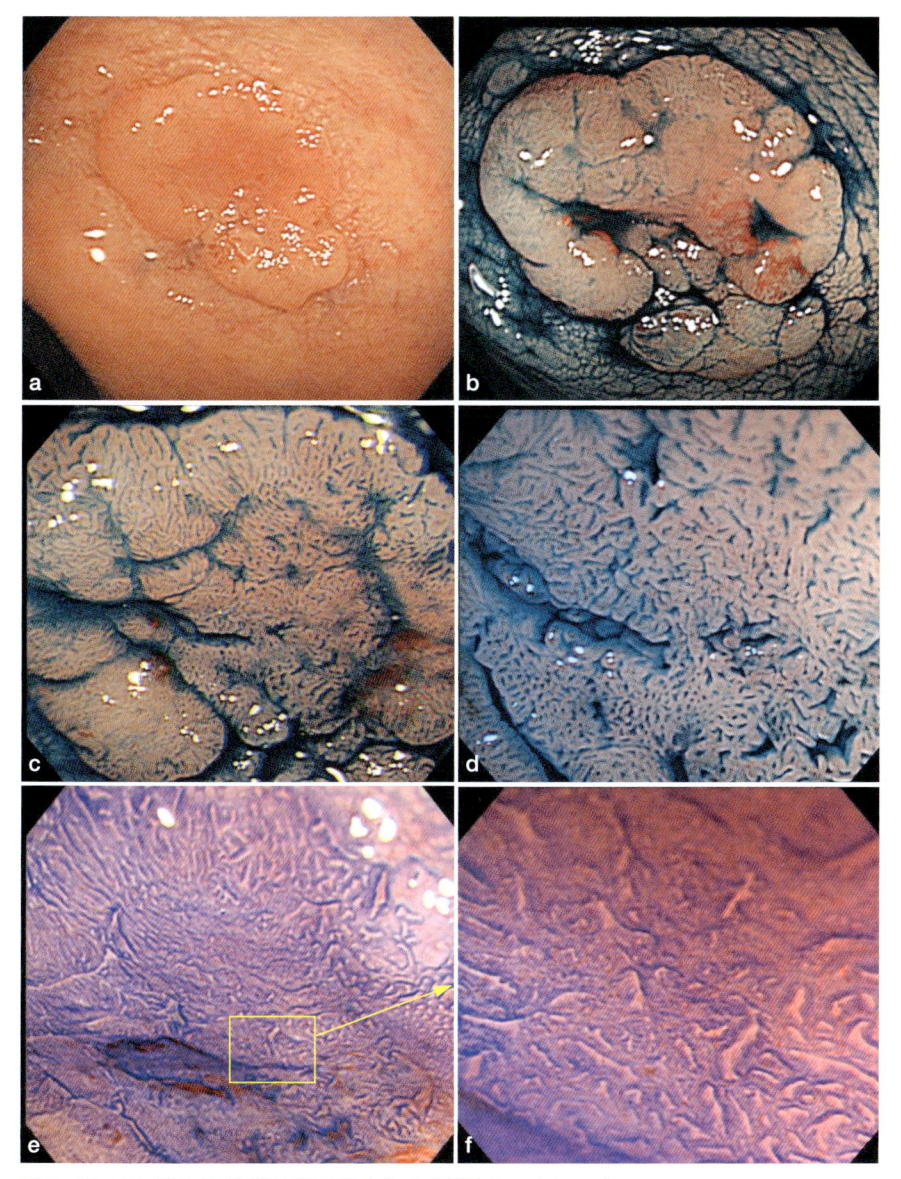

図 II-48　IIIL 型主体だが VI 型の混在した病変（Rb，15 mm）
a，b　直腸（Rb）に 15 mm 大の弱発赤調の扁平隆起性病変を認める．病変の中央部は
　　　発赤が強い．肉眼形態は LST-NG と診断される．
c，d　インジゴカルミン撒布後の拡大観察ではやや小型の管状 pit が主体だが，病変の
　　　中央部では，pit の大小不同，配列不整が認められる．
e，f　クリスタルバイオレット染色後の拡大観察では病変中央部においては，個々の
　　　pit の形態が不整であり大小不同も目立つ．明らかな無構造領域は認めない．以
　　　上より，VI 型 pit pattern と診断し，m 癌と考え EMR を施行した．　　　（つづく）

断に迷うことがある．厳密な境界線の引き方については議論の余地が残されているが，現時点ではある程度不整の明らかなものを VI 型とするのが妥当と思われる．

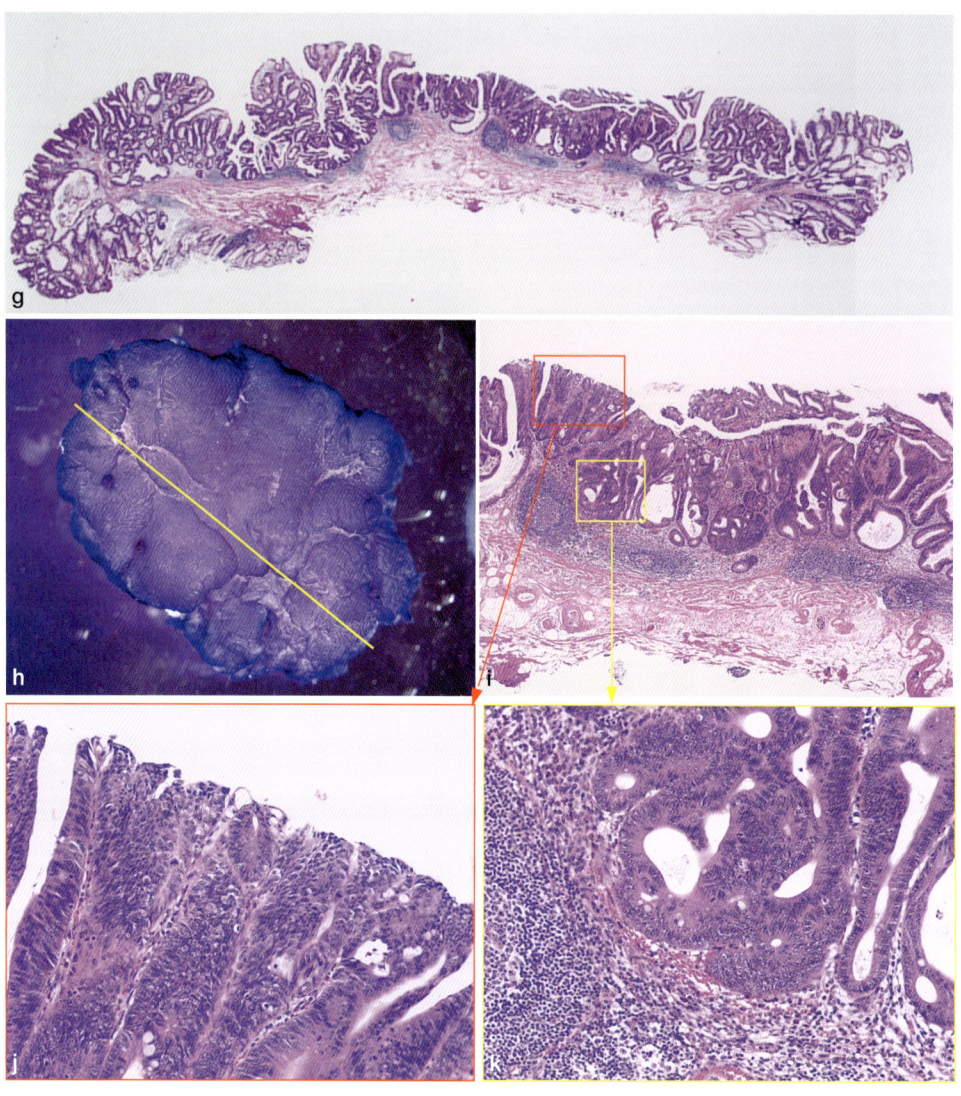

図 II-48　III$_L$ 型主体だが V$_I$ 型の混在した病変（Rb, 15 mm）（つづき）
g〜k　病理組織標本では粘膜内に限局し増殖する不規則な腺管構造を認め，高分化腺癌と診断した．病変内には中等度〜高度異型腺腫を伴っていた．
病理診断 well differentiated adenocarcinoma in tubular adenoma, m, ly$_0$, v$_0$.

e．V$_I$ 型と V$_N$ 型の鑑別（図 II-49）

　箱根合意に基づき，V$_I$ 型の不整が軽度から高度まで広がり，scratch sign などの異常腺管群も V$_I$ 型に含まれるようになった．また，箱根合意で V$_I$ 型と V$_N$ 型の定義はより明確になったが，現在でも判断に迷うような境界病変は存在する．

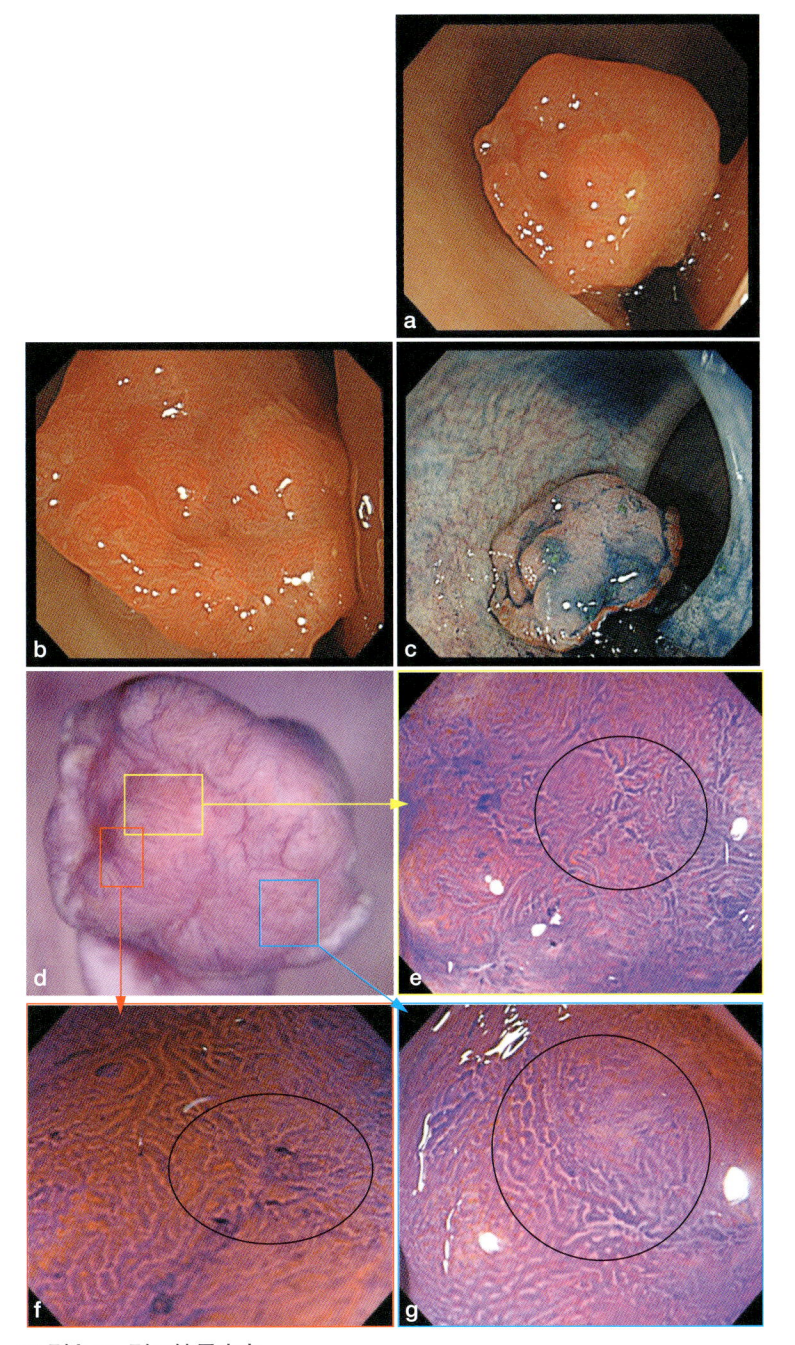

図Ⅱ-49 V_I型とV_N型の境界病変
a，b 通常内視鏡観察でS状結腸に径10 mm大の有茎性隆起性病変を認める．表面は発赤調で凹凸不整が認められる．
c インジゴカルミン撒布にて病変の辺縁に段差が見られ，中央部は明らかな境界を持った局面として認められる．
d～g クリスタルバイオレット染色による拡大内視鏡観察ではpitの配列不整，大小不同を認める．fではpitが荒廃し，疎な領域も認め，gではpitが消失している所見を認めるが，明らかな無構造領域とは言い難い．V_I型とV_N型pit patternの境界病変であると考えられるが一部V_N部分を認めるのでsm massive癌と考え，S状結腸切除術が施行された．

（つづく）

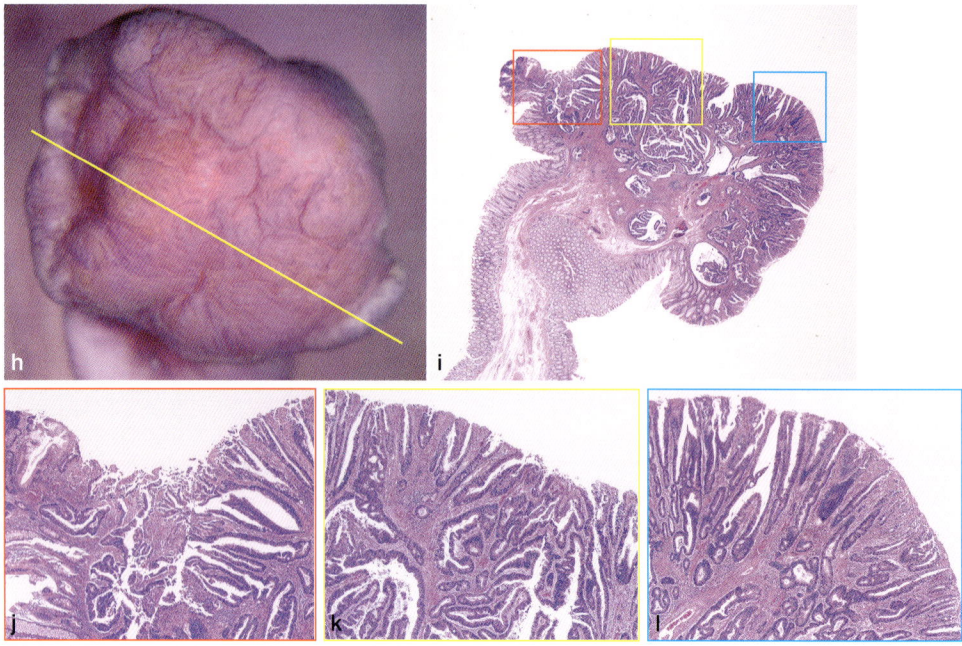

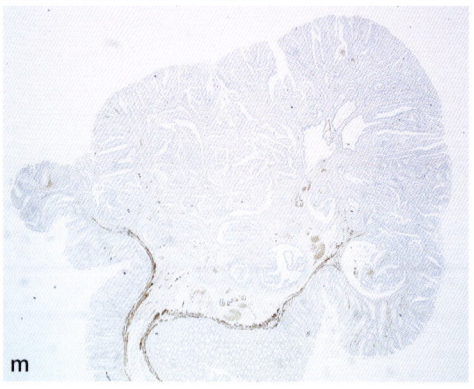

図Ⅱ-49 V$_I$型とV$_N$型の境界病変（つづき）

h〜l 病理組織診断 well differentiated adenocarcinoma with adenoma compornent, sm1c, ly$_0$, v$_1$, n(−).

m desmin染色では粘膜筋板は断裂し，基準線を引けないことから病変の表面から最浸潤部までの距離を測定している．

浸潤実測値 5,300 μm．
stalk invasion（500 μm）．

─ コラム ─

V$_N$型と粘液の違い

　V$_N$型を正しく診断するにはpitの無構造と粘液やフィブリンなどの付着物との違いを認識できなければならない．以下にそのポイントを挙げた．
- 粘液は染まることが多い，フィブリンの沈着は染まらないことが多い．
- V$_N$型は多くは周囲に高度不整のV$_I$型pit patternやscratch sign（86頁参照）を呈する．
- その境界はまだらに徐々にV$_N$型に移行することが多い．

8. pit pattern と病理組織の対比

拡大内視鏡にて観察される pit pattern は，その観察部位の組織像をよく反映している．しかし，pit pattern のみで病理組織像をすべて推測できるわけではないし，病理組織像の理解が不十分だと，pit pattern の解釈や治療方針を誤る可能性もある．pit pattern 診断を有用なものにするためには，病理組織像の十分な理解が欠かせない[32]．本項では，大腸粘膜における様々な基本的病理組織像と pit pattern との関係について解説する．

a．観察方向の違い

病理組織標本と拡大内視鏡はそれぞれ同じものを見ているが，その観察方向が異なることに注意すべきである．すなわち，拡大内視鏡は病変表面の平面的像を見ているが，病理組織標本(特に手術材料)では病変を垂直方向に見ている．したがって，原則として病理組織像と拡大内視鏡像とが全く同一の像として得られることはない．さらに，病理組織像で得られる粘膜深部や粘膜下の組織は，内視鏡では観察することはできない．pit pattern から病理組織像を考える場合，これらの違いを認識することが重要である．小さな生検標本や polypectomy 標本では標本作成面によって，拡大内視鏡と同様の水平方向の面ができることもあり，そのときは両者はより類似した像となる．

b．各病理組織像[33] と pit pattern

1）正常大腸粘膜（normal mucosa）

組織学的には，正常大腸粘膜では分岐のない単一管状腺管が均一に分布している．腺管の大小不同も認められず，規則的な分布を示している．pit pattern もそれをよく反映し，均一な pit が均等に分布するⅠ型を示す．粘膜表面に現われる腺管の開口部が pit の中心に一致する．

2）過形成性ポリープ（hyperplastic polyp）

化生性ポリープ（metaplastic polyp）とも呼ばれる．組織学的には，核の腫大や細胞密度の増加・核配列の乱れなどの乏しい非腫瘍性腺管より構成されるが，腺管が内腔に向かっ

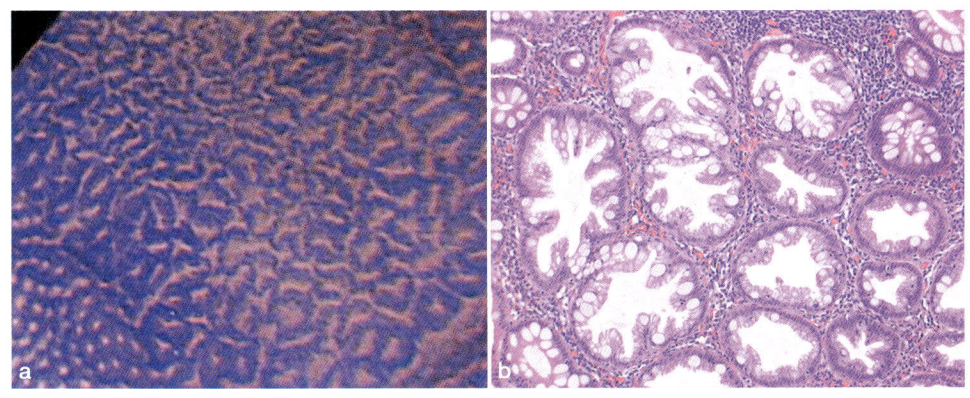

図Ⅱ-50　過形成性ポリープの pit pattern と病理組織像
鋸歯状の内腔を示す腺管が認められる．

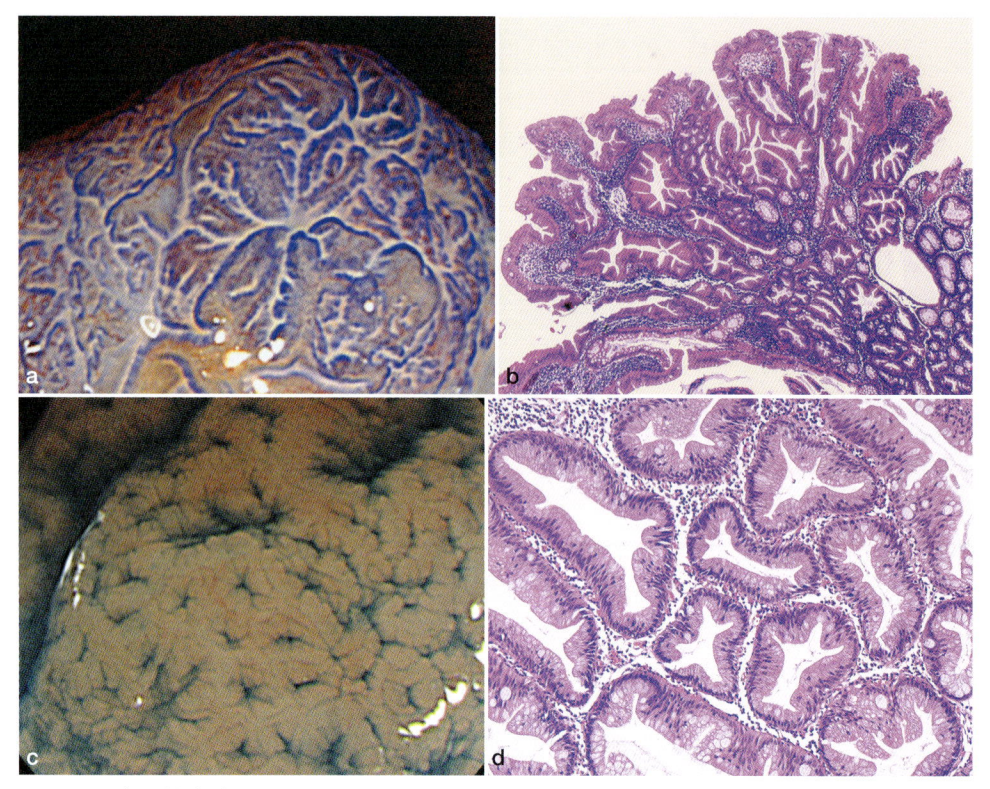

図Ⅱ-51　鋸歯状腺腫
a, b　通常のⅣ型とは異なり，特徴的な「シダの葉状」の pattern を呈する．
c, d　Ⅱ型 pit pattern を示す鋸歯状腺腫．このような組織像を示す場合は，内視鏡では過形成性ポリープとの鑑別は困難である．

て鋸歯状の変化を示し，やや密に増生するのが特徴である．腺管の横断面が得られた病理標本では，腺管内腔が星芒状を呈し，Ⅱ型 pit とよく一致した形態を示す（図Ⅱ-50）．

過形成性ポリープの中で，ある程度の大きさに発育したものや炎症性の変化が加わったものでは，核の腫大や核配列の乱れが出現し，組織学的に鋸歯状腺腫との鑑別が問題となる（次項）．

3）鋸歯状腺腫（serrated adenoma）

過形成性ポリープと同様に，腺管が内腔に向かって鋸歯状の変化を示すのが特徴であるが，核の腫大，核配列の乱れ，細胞密度の増加など，腫瘍性病変としての細胞異型が認められる．また腺管の大小不同や不規則分岐などの構造異型も目立ってくる．典型的な鋸歯状腺腫は，内腔の鋸歯状変化のみでなく，構造異型も認められるので，Ⅱ型 pit よりはⅢ型ないしⅣ型の pit pattern を呈することが多く，「シダの葉状」と呼ばれる特徴的な pit pattern を呈する（図Ⅱ-51a, b）．

比較的小さな鋸歯状腺腫では，構造異型に乏しく，腺管の形態が過形成性ポリープと極めて類似しており，細胞の異型性をもってはじめて鋸歯状腺腫と診断される病変もある．このような病変はⅡ型 pit を呈し，pit pattern では過形成性ポリープとの鑑別は困難であろう（図Ⅱ-51c, d）．

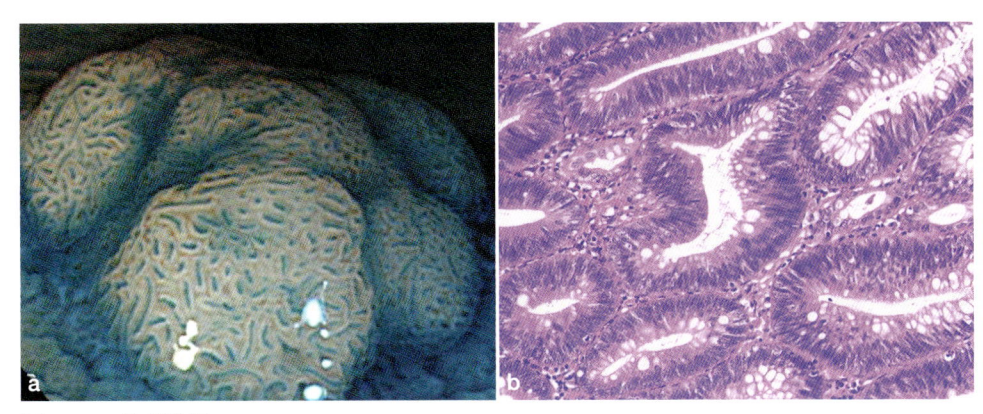

図Ⅱ-52 管状腺腫
ⅢL型 pit を示す管状腺腫（中等度異型）．

4）管状腺腫（tubular adenoma）

①腺腫の異型度と診断基準

　管状腺腫の組織診断は，通常，軽度・中等度・高度の異型度を付記してなされる．異型度は核異型および構造異型を総合的に判断して決められるが，異型度の診断基準は主観的なものになりがちで，病理医による診断の違いが存在している．高度異型腺腫と高分化腺癌との鑑別においても欧米と日本の間で，さらには日本の病理医間でも診断基準の差が存在する[34〜36]．したがって，腺腫および高分化腺癌の場合は，pit pattern をそのまま病理組織診断名と対応させてしまうと，pit pattern と病理組織診断との関係が施設間によって異なるという現象が起こりうる．診断名そのものよりも病理組織像をよく理解し，pit pattern を見ることが重要である．

②管状腺腫の組織像

　管状腺腫は，その名のとおり腫瘍腺管が管状構造をなして密に増生するものを指す．腺管の大小不同の程度は比較的軽度で，軽度〜中等度異型の場合は不規則分岐や絨毛状変化もほとんど認められない．腺管の横断面が得られた標本では，分岐の目立たない円形・楕円形の腺管が観察される．管状腺腫の多くは，このような組織像を反映してⅢL型 pit を示す（図Ⅱ-52）．高度異型腺腫と診断される病変の多くは，不規則な分岐や腺管の大小不同などの構造異型が目立ってくることが多く，典型的なⅢL型よりは，Ⅳ型の要素が加わってくることが多い．

　一方，構造異型が目立たない場合でも，核異型や核配列の乱れなどの細胞異型が目立つことにより高度異型腺腫あるいは高分化腺癌と診断される病変もあるが，その場合は pit pattern のみでの鑑別は困難と考えられる．しかし大抵の場合，ある程度の構造異型を伴うため，実際に診断困難な病変は多くない．

5）絨毛管状腺腫，絨毛状腺腫，絨毛状腫瘍（villotubular adenoma, villous adenoma, villous tumor）

　腺腫の異型度が高度になると，腺管の不規則分岐や絨毛状変化が目立ってくる．そのような病変のうち，絨毛状構造と管状構造が混在しているものを絨毛管状腺腫，大部分を絨毛状構造が占めているものを絨毛状腺腫と呼んでいる．ここでいう「絨毛状」とは，組織学的には間質の幅が狭くなり，上皮成分の伸長が目立ってくる状態を指す．腫瘍腺管の不規

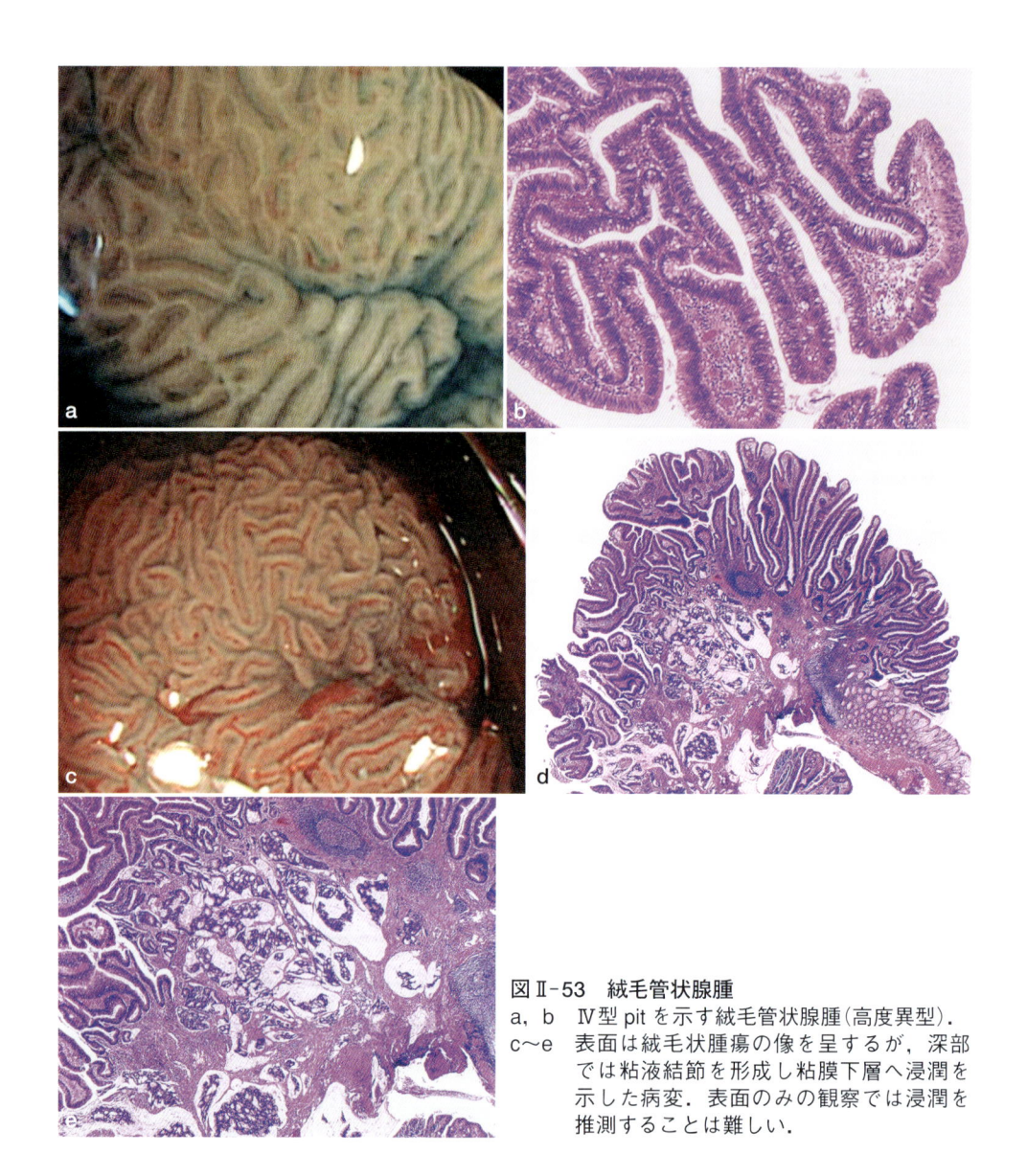

図Ⅱ-53 絨毛管状腺腫
a, b　Ⅳ型 pit を示す絨毛管状腺腫（高度異型）．
c〜e　表面は絨毛状腫瘍の像を呈するが，深部では粘液結節を形成し粘膜下層へ浸潤を示した病変．表面のみの観察では浸潤を推測することは難しい．

則分岐や絨毛状変化が目立ってくると，腺腔に相当する空隙はむしろ上皮を取り囲むように繋がり，腺腔というよりは「溝」を形成するようになる〔厳密には pit（腺口）とはいえないが，pit pattern という語は粘膜表面の微細構造という意味で用いられている〕（図Ⅱ-53a，b）．このような「溝」構造が主体である場合に pit pattern はⅣ型を呈する．溝の分枝状構造が主体である場合はⅣB 型，絨毛状変化が主体である場合にはⅣv 型になる．

　絨毛管状腺腫・絨毛状腺腫の多くは，構造異型の点でも細胞異型の点でも高度異型を呈することが多く，時に高分化腺癌との鑑別が問題となる．また，癌と腺腫の診断基準には病理医間による差異が存在していることもあり，Ⅳ型 pit pattern を呈する病変が高分化腺癌と診断されることもまれでない．

　また，病変の粘膜内成分が絨毛状腺腫に相当する異型度しかもっていなくても，深部で異型度を増したり，粘液結節を形成したりして粘膜下へ浸潤を示す病変も経験される．こ

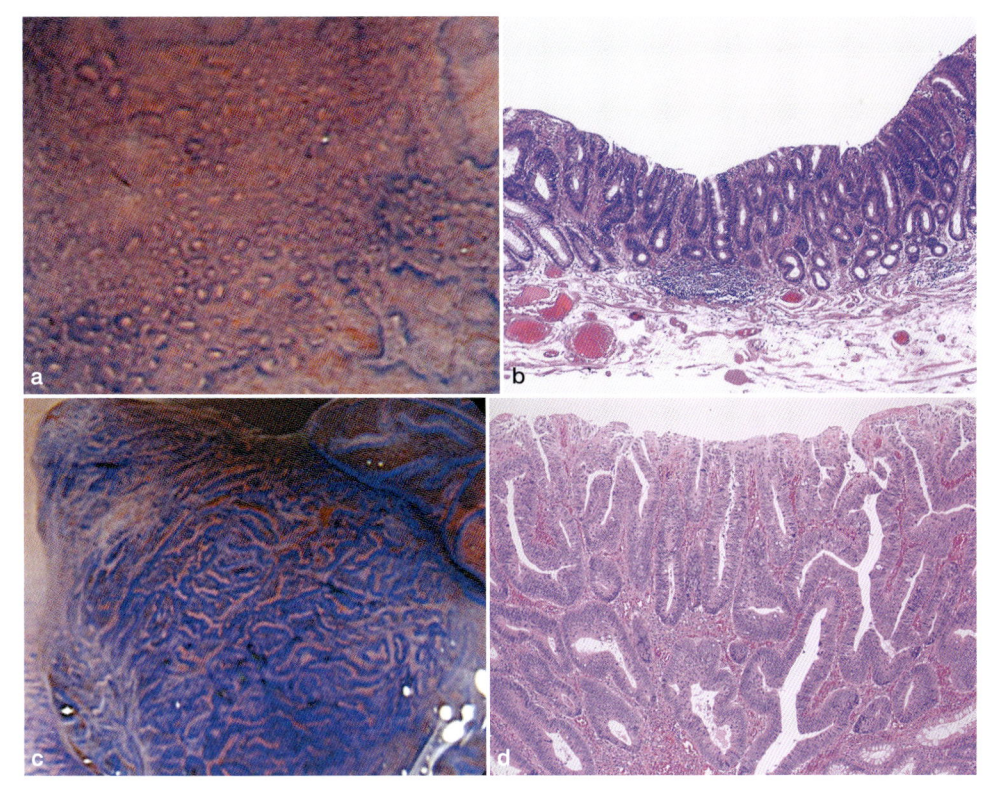

図Ⅱ-54　高分化腺癌
a, b　Ⅲs型pitを示す高分化腺癌．組織学的には小型腫瘍腺管の密在からなり，高度異型腺腫との鑑別が問題となる．
c, d　Ⅵ型pitを示す高分化腺癌．組織学的にも腫瘍腺管の大小不同，不規則分岐が強い．

のような場合，粘膜内成分が腺腫であるのか癌であるのか，生検診断では判断しがたいこともあり，高度異型を示す絨毛状病変を絨毛状腫瘍（villous tumor）と呼ぶことがある．病理組織学的にvillous tumorと診断された場合は，高分化腺癌の要素が含まれている可能性を考慮すべきであろう（図Ⅱ-53 c〜e）．

6）腺癌

①癌の分化度と異型度

大腸の腺癌では，分化度を高分化・中分化・低分化に分けて記載している．分化度は腺管の構造異型や個々の細胞異型を加味して総合的に判断される．また，高分化腺癌を比較的異型が軽度で腺腫との鑑別が問題となる低異型度癌，組織学的に明らかな癌と診断される高異型度癌に分類する場合もあり，その場合は細胞異型の評価が重要である．

②粘膜内癌および粘膜下層浅層までの浸潤癌

低異型度癌では，基本的に高分化腺癌であり，またしばしば高度異型腺腫との鑑別が問題となる（前項参照）ことからもわかるとおり，pit patternも高度異型腺腫と同様にⅣ型を呈することが多い．また，腺管構造の異型が目立たず，細胞異型の高度な腺癌の場合，小型癌腺管が密に増生する像をとることがあり，このような場合はⅢs型を呈する（図Ⅱ-54 a, b）．

高異型度癌の場合は，構造異型も強く，腺管の大小不同や不規則分岐，吻合などの所見

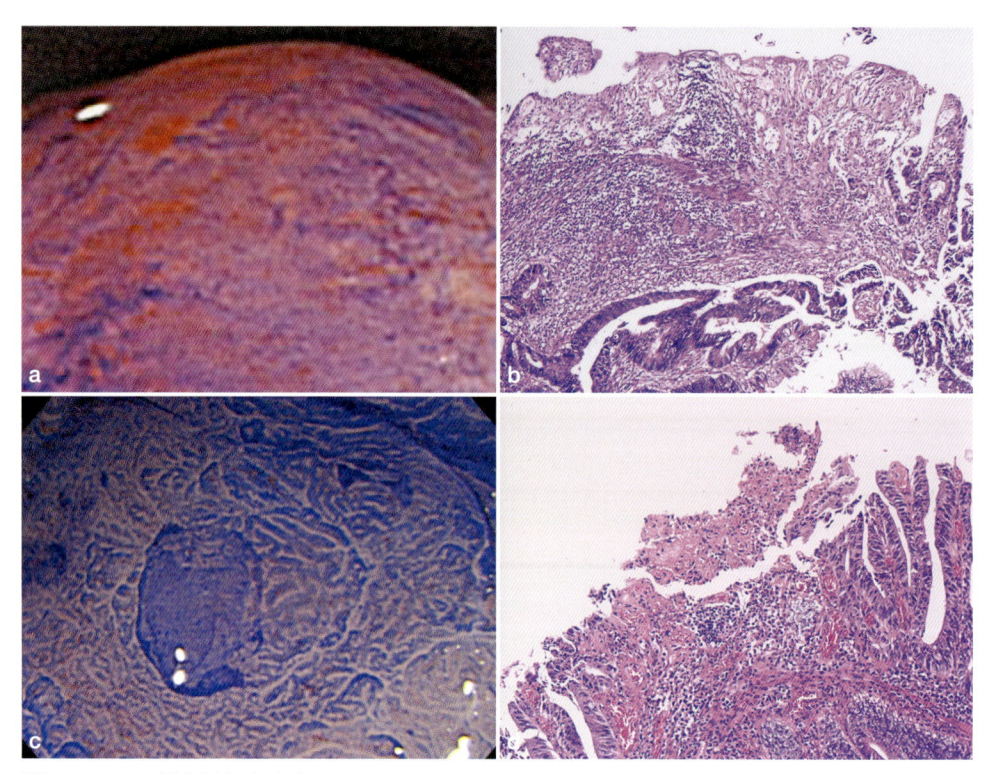

図Ⅱ-55　Vn型を示した病変
a, b　Vn型pitを示すsm深部浸潤癌．表面には間質反応(desmoplastic reaction；DR)を示す成分が露出している．
c, d　内視鏡的にVn成分と考えられたが，組織学的にはびらんに伴う剥離付着物および間質の露出であった．desmoplastic reactionは目立たず，粘膜下層への浸潤はなかった．一見，Vn型に見えるものの中には，このような病変も含まれることに留意すべきである．

が強く現われる．中分化～低分化の場合はその傾向が一層強い．pit patternではそれらを反映してVi型を呈する(図Ⅱ-54c, d)．

　癌が粘膜内にとどまるか，浸潤しても粘膜下層浅層までの場合は，浸潤に伴う間質反応(desmoplastic reaction；DR)がみられることはまれであり，後述するびらんや付着物などの影響を除けば，原則としてpitが無構造を呈するとは考えにくい．

③粘膜下層深部浸潤癌および進行癌
- 浸潤に伴う間質反応

粘膜下層深部浸潤癌や進行癌では，しばしば間質反応が起こる．間質反応は，組織学的には線維芽細胞と毛細血管が豊富な線維の増生よりなる．間質反応が顕著な場合は病変表面の腫瘍成分は破壊され，間質成分が表面に露出することになる．通常内視鏡では，表在癌は浅い陥凹面として，進行癌は潰瘍面として認識されることが多い．このような間質反応の病変表面への露出がある場合，表面の微細構造は消失し，Vn型 pit patternとして認識される(図Ⅱ-55a, b)．間質反応が起こる病変は，粘膜下層深部かそれ以深である場合がほとんどで，次項に述べるような間質反応以外の無構造pitを形成しうる要素との鑑別が重要となろう．また間質反応を伴うような浸潤癌でも，特に隆起型の病変などでは，間質反応が表面に露出していないこともあり，pit patternがVi型を呈する粘膜下層深部浸

潤癌も存在する [37〜39].

- 「無構造 pit」を形成する他の要素

間質反応以外でV_N型 pit を形成しうる要素としては，粘液成分やびらんに伴うフィブリンなどの滲出物といった表面の付着物が挙げられる（図Ⅱ-55c, d）．V_N型 pit を粘膜下層深部浸潤癌や進行癌の指標として用いる場合は，付着物による影響を除外するための詳細な観察が求められる．

拡大内視鏡像と病理組織像とを対比してみると，pit pattern は主として腺管構造を反映していることがわかる．つまり，pit pattern 診断は腺管構造を見ることによって，組織診断に迫ろうというものである[5, 17, 32, 40]．腺管構造の異型を見ることによる診断は，組織診断にかなり近い診断を行うことが可能ではあるが，細胞異型の評価ができないことなど組織診断に及ばない点もある．無構造である場合はその要因によって組織像が異なることも忘れてはならない．

また pit pattern 診断は，「病変の表面しか見ていない」ことを強く意識すべきである．表面の状態からより深部の状態を推測することは可能であるが，あくまで間接的である．pit pattern を過信せず，その特性と限界，病理組織との関係をよく理解することで，pit pattern 診断をより有効に活用できる．

9. 大腸癌および腺腫の pit pattern と形態分類

a. 大腸癌取扱い規約

わが国において大腸癌の肉眼的分類には，大腸癌研究会による『大腸癌取扱い規約』[41]がもっぱら用いられており，基本的には胃癌の分類をそのまま当てはめている(図Ⅱ-56)．すなわち，いわゆる Borrmann 分類に相当する1型(腫瘤型)，2型(潰瘍限局型)，3型(潰瘍浸潤型)，4型(びまん浸潤型)に5型(分類不能)と0型(表在型)を加えたものである．大腸癌では2型が圧倒的に多い．術前診断における肉眼的分類を記述する際には，ダッシュ(′)を付記する．

0型は，腫瘍の壁深達度が粘膜下層までにとどまる癌に用い，早期癌とほぼ同義語である．その亜分類にも胃癌のものが準用され(図Ⅱ-57)，Ⅰ型(隆起型)，Ⅱa型(表面隆起型)，Ⅱc型(表面陥凹型)などに分類される．大腸腺腫は良性の病変なので，胃と同様に山田分類を用いてもよいはずであるが，早期癌との鑑別が必ずしも容易ではないため，早期癌に準じて同じ肉眼分類を用いる．

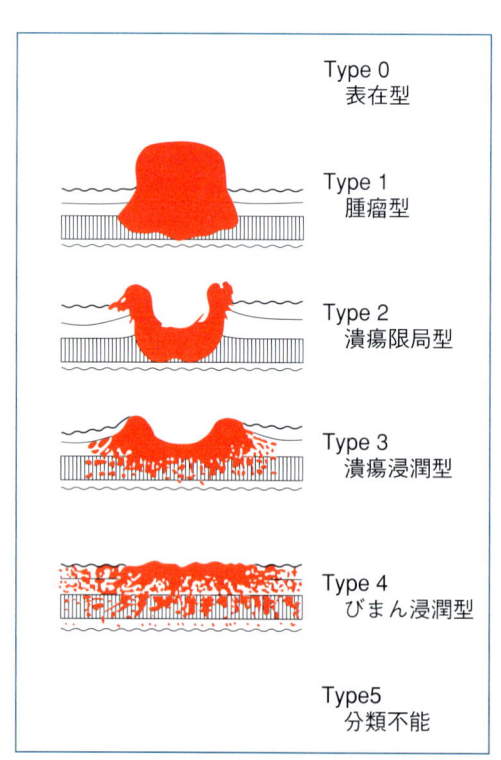

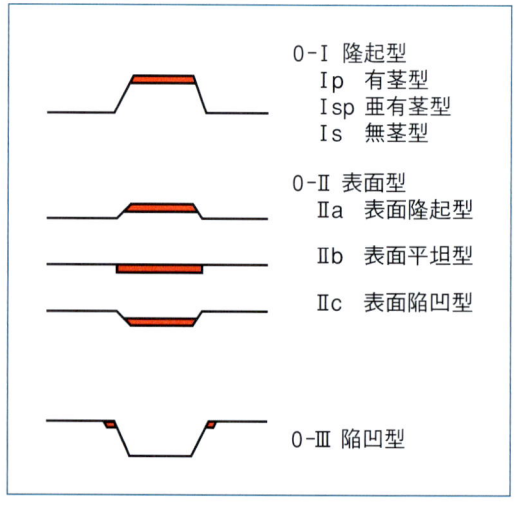

図Ⅱ-56 大腸癌取扱い規約による大腸癌肉眼形態分類

図Ⅱ-57 大腸癌取扱い規約による表在型大腸癌肉眼形態分類
0-Ⅱb, 0-Ⅲはほとんど存在しない．

表Ⅱ-5 大腸早期癌および腺腫における肉眼形態・腫瘍径別 sm 癌率

肉眼形態	腫瘍径(mm)					計
	～5	6～10	11～15	16～20	21～	
陥凹型	20/249 8.0%	68/154 44.2%	50/71 70.4%	19/22 86.4%	14/16 87.5%	171/512 33.4%
平坦型	2/6,675 0.03%	3/1,155 0.26%	13/539 2.4%	21/189 11.1%	62/286 21.7%	101/8,844 1.1%
隆起型	0/6,030 0%	60/4,575 1.3%	85/1,119 7.6%	65/402 16.2%	66/223 29.6%	276/12,349 2.2%
計	22/12,954 0.17%	131/5,884 2.2%	148/1,729 8.6%	105/613 17.1%	142/525 27.0%	548/21,705 2.5%

Apr. 1985～Dec. 2004

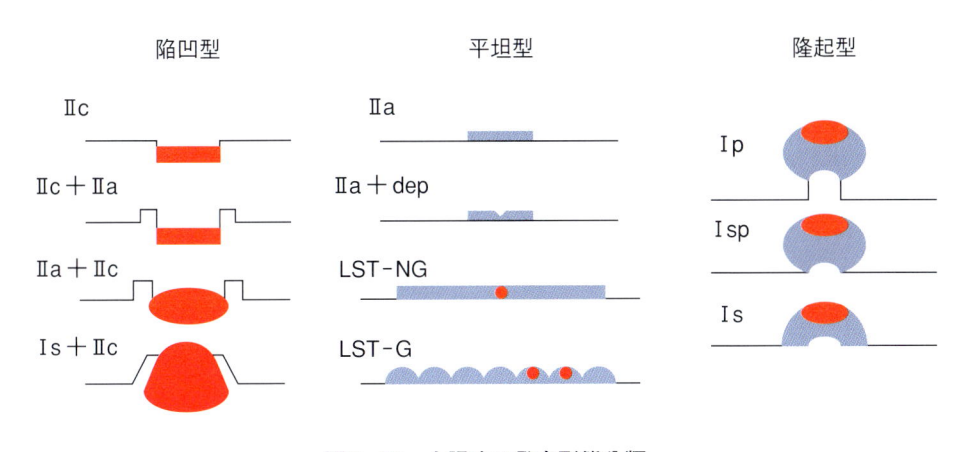

図Ⅱ-58 大腸癌の発育形態分類

b. 簡便な発育形態分類について

　大腸早期癌や腺腫の生物学的悪性度は，形態によって大きく異なることが知られている（表Ⅱ-5)[42]．特にⅡc型病変は，極めて小さいうちからsm浸潤し，進展が早いものと考えられている．一方，小さいⅡa型病変にはほとんどsm癌は存在しない．Ⅱa型とⅡc型を同じ表面型という表現でくくることは，発育進展を考えれば明らかに無理がある．また，大腸では0-Ⅱb，0-Ⅲはほとんど存在しない．そこでわれわれは，発育進展も加味し，陥凹型，平坦(表面隆起)型，隆起型の3群に分けた発育形態分類を提案し日常用いている（図Ⅱ-58)．

　一見ⅡaやⅠs型に見える病変の中に，よく見ると陥凹局面を有するものがあり（図Ⅱ-59)，これらの病変Ⅱa＋Ⅱc，Ⅰs＋Ⅱcは，陥凹局面を持たないⅡa，Ⅰsと比較して明らかに小さいうちからsm浸潤するし，そのものがすでにsm massive癌である．図Ⅱ-60にⅠs＋Ⅱc型病変の典型例を示す．最大径9mmにもかかわらず深達度sm3であった．

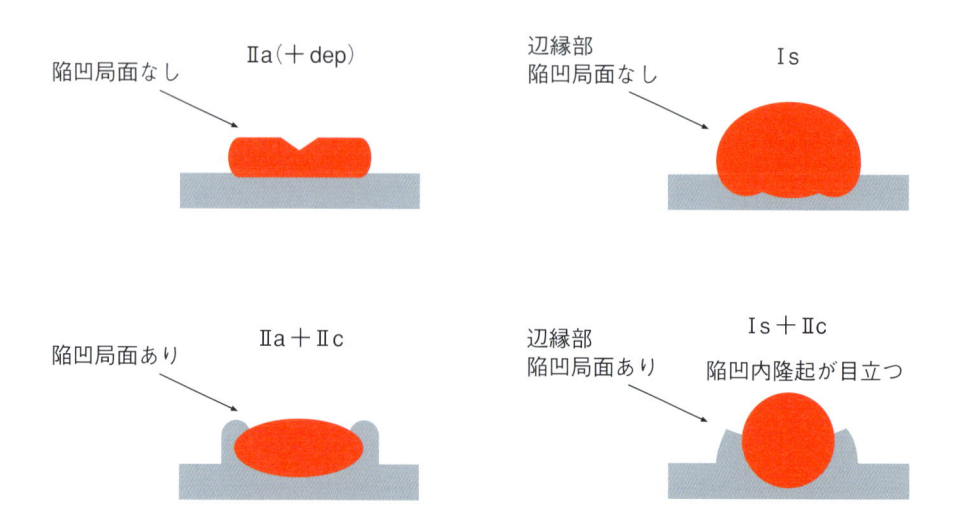

陥凹局面なし　Ⅱa(＋dep)　　　　辺縁部
　　　　　　　　　　　　　　陥凹局面なし　Ⅰs

陥凹局面あり　Ⅱa＋Ⅱc　　　辺縁部　　　　Ⅰs＋Ⅱc
　　　　　　　　　　　　　　陥凹局面あり　陥凹内隆起が目立つ

図Ⅱ-59　陥凹局面の違い

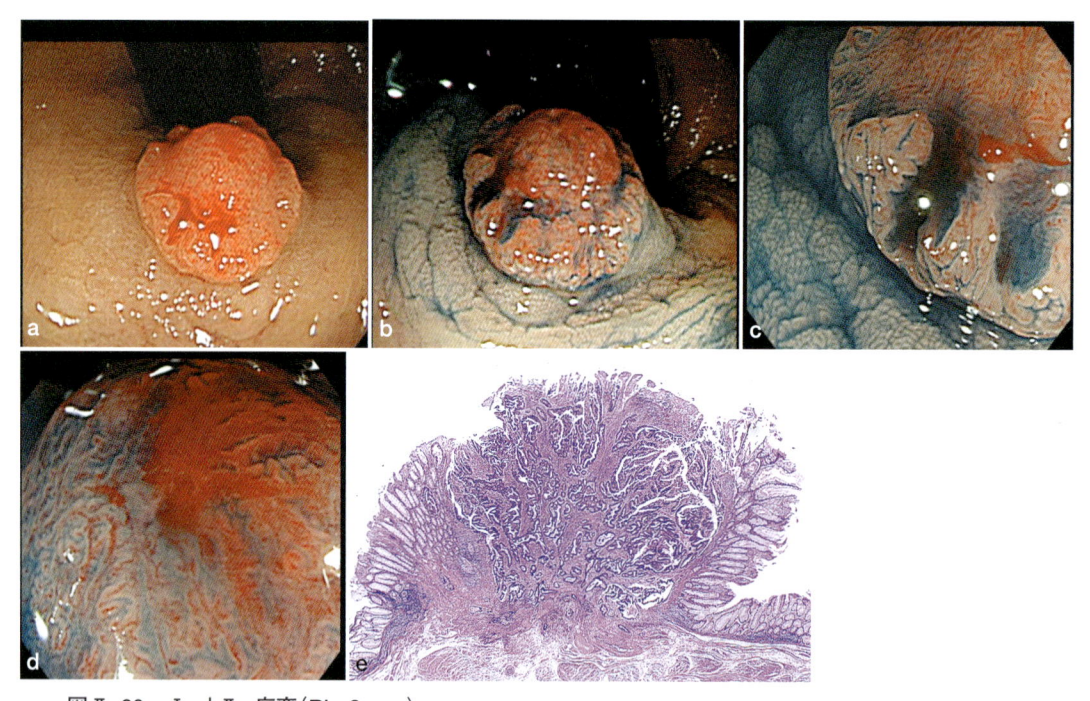

図Ⅱ-60　Ⅰs＋Ⅱc病変(Rb, 9 mm)
a　通常内視鏡像.
b　色素撒布像.
c　拡大像，辺縁部陥凹局面．辺縁隆起部はⅠ型 pit pattern である．
d　拡大像，陥凹内隆起．V$_N$型 pit pattern である．
e　切除標本ルーペ像．辺縁隆起部は非腫瘍で，陥凹との境界に段差を有する．陥凹内隆起部には間質反応が著明である．
病理組織診断 well differentiated adenocarcinoma, sm3, ly$_0$, v$_0$, n(−).

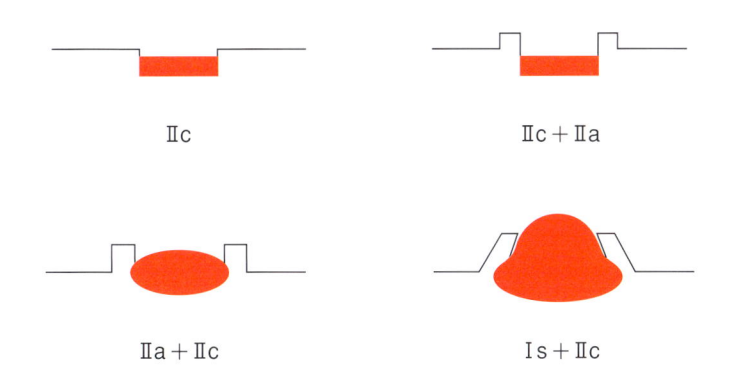

図Ⅱ-61　陥凹型のバリエーションのシェーマ

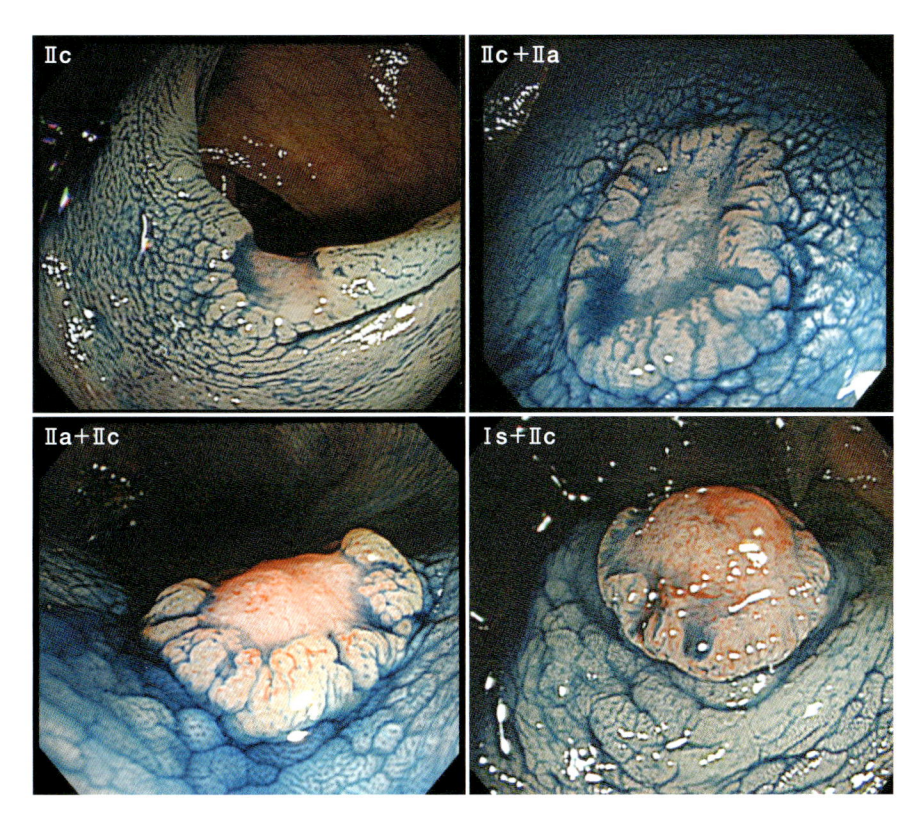

図Ⅱ-62　陥凹型のバリエーションの実例

　これらの病変Ⅱa＋Ⅱc，Ⅰs＋Ⅱcは，Ⅱc型病変がsm層に大量浸潤したための特徴的な形態であり，Ⅱcの発育形態のバリエーションと考えられ(図Ⅱ-61，62)，陥凹型病変が進行癌に至る途中の形態を示している病変である[43]．Ⅱc型，Ⅱc＋Ⅱa型は陥凹面の高さが周囲正常粘膜に比して低いか同等のもの(絶対陥凹)，Ⅱa＋Ⅱc型は陥凹面の高さが周囲正常粘膜に比して高い(相対陥凹)が，陥凹内隆起は目立たないもの，Ⅰs＋Ⅱc型は陥凹内隆起の目立つもの，と区別している(図Ⅱ-63)．
　平坦(表面隆起)型病変の中で，高さは低いが，側方への広がりの大きい病変が存在する．

Is+Ⅱc　　　　　　　　　　　Ⅱa+Ⅱc

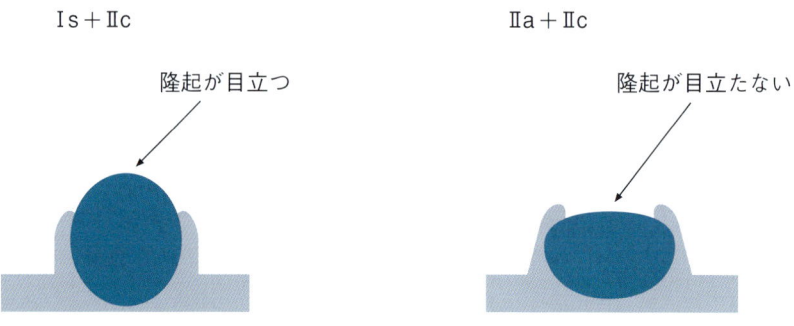

隆起が目立つ　　　　　　　　　隆起が目立たない

図Ⅱ-63　Is+ⅡcとⅡa+Ⅱc
Is+Ⅱcは陥凹内隆起の目立つもの，Ⅱa+Ⅱcは陥凹内隆起の目立たないもの．

1）非顆粒型　　　　　　　　　2）顆粒型
　　　　　　　　　　　a）顆粒均一型　　　b）結節混在型

図Ⅱ-64　LSTの亜分類

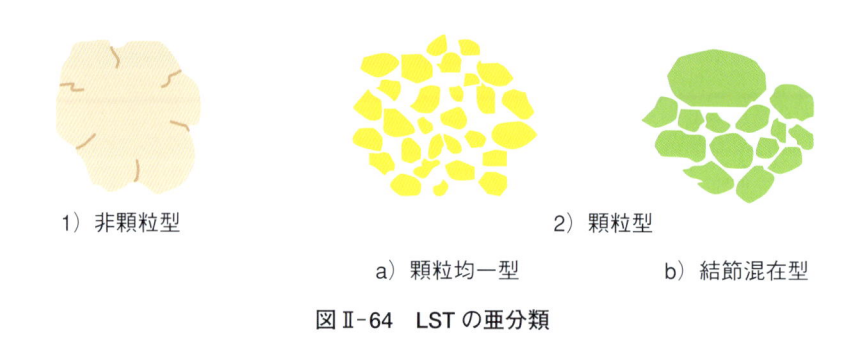

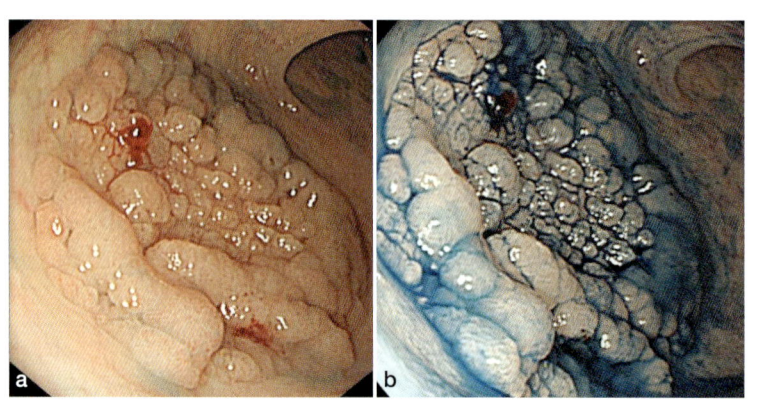

図Ⅱ-65　LST 顆粒均一型
a　通常内視鏡像．b　色素撒布像．

これらの病変は非常に大きいにもかかわらず，その低さゆえに発見困難である．一方，大きいわりには sm 深部浸潤が少なく，内視鏡的治療のよい適応である．発育進展上も興味の持たれる病変群であるため，われわれは，側方発育型腫瘍（laterally spreading tumor；LST）と命名し，重視している（図Ⅱ-64）．LST は顆粒型（granular type；LST-G）と非顆粒型（non-granular type；LST-NG）に大別され，前者は顆粒均一型（homogeneous type）と結節混在型（nodular mixed type）に，後者は平坦隆起型（flat-elevated type）と偽陥凹型（pseudo-depressed type）に，亜分類される（図Ⅱ-65, 66）（詳細は次項で解説する）．

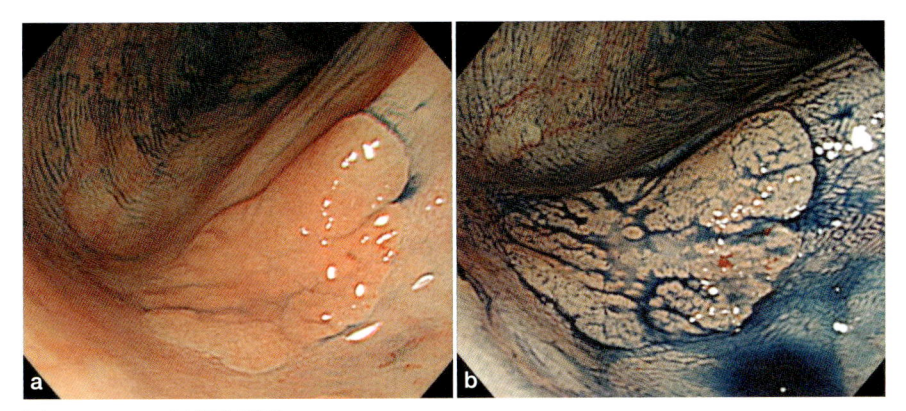

図Ⅱ-66　LST 平坦隆起型
a　わずかに色素のかかった像．b　色素撒布像．

c．大腸癌取扱い規約の問題点

　上述の大腸癌取扱い規約は，Ⅱc や LST-NG が全く見つかっていなかった時代の胃癌取扱い規約の模倣であり，現在の実態とは合わない．adenoma-carcinoma sequence をたどる発育の遅い腫瘍と，*de novo* に発生し発育進展の早いⅡc，Ⅱa＋Ⅱc，Ⅰs＋Ⅱc に代表される陥凹型群を形の類似性と高さの違いだけで分類するには無理がある．陥凹面を捉える視点に立つ観察がなければその腫瘍の本質を診断することはできない．腫瘍の発育進展における位置づけを無視したいわば，胃癌の模倣肉眼分類は大腸においては全く意味をなさないし，治療にも反映しない．形態診断は物の形の見方である．病変における局面を有する陥凹面を重視したわれわれの発育形態分類は，治療を前提とし，現時点では最も優れている．

d．パリ会議とパリ分類について[44]

　欧米では長らく肉眼形態に対する関心が低かったが，大腸Ⅱc 研究会にたびたび参加したリヨンの Lambert の呼びかけで，2002 年 11 月 30 日〜12 月 1 日，欧・米・日の研究者が参集して，消化管（食道・胃・大腸）早期癌の肉眼分類に関する国際会議がパリで開かれた．そこでの同意事項が，米国消化器内視鏡学会誌の GI endoscopy の特集号にパリ分類として消化管の形態分類がまとめられた（図Ⅱ-67）．これはほとんど日本の分類に準じたものであり，大腸においては大腸Ⅱc 研究会でのわれわれの発育形態分類と pit pattern 分類が基本になっている．これまでのわが国での研究成果が認められたものといえる．ただし，食道，胃，大腸すべてに同じ分類を用いることになっており，臓器の特異性は活かしきれていない．

　その中で特に，大腸陥凹型病変の存在と発癌における意義について，以下のように述べられている．

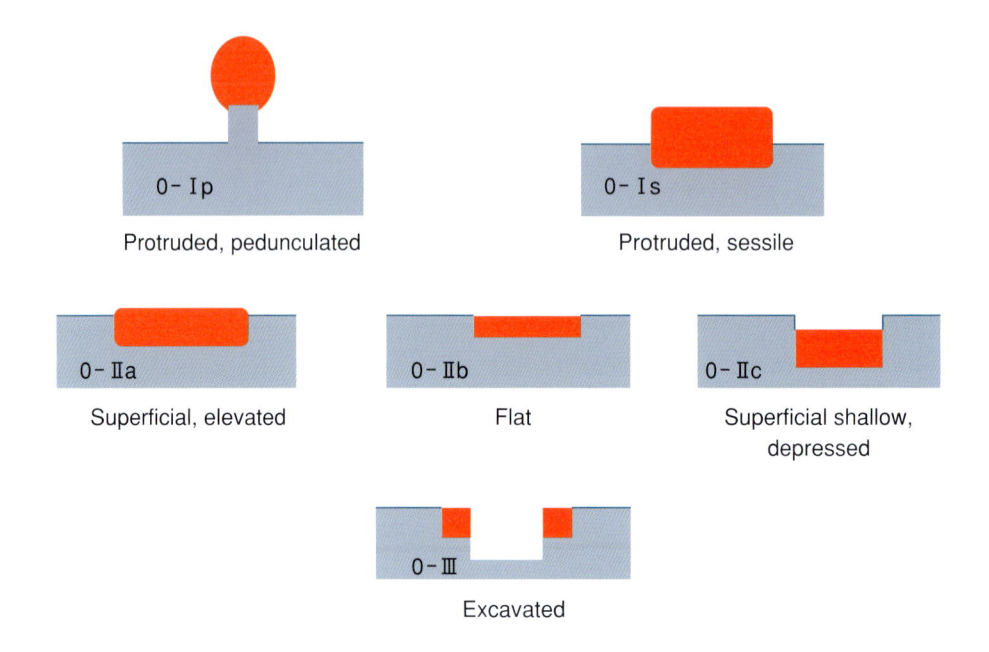

```
    0-Ip                    0-Is
Protruded, pedunculated   Protruded, sessile

  0-IIa          0-IIb              0-IIc
Superficial,     Flat         Superficial shallow,
elevated                          depressed

              0-III
            Excavated
```

Schematic representation of the major variants of type 0 neoplastic lesions of the digestive tract: polypoid (Ip and Is) non-polypoid (IIa, IIb, and IIc), non-polypoid and excavated (III). Terminology as proposed in a consensus macroscopic description of superficial neoplastic lesions.

図II-67　パリ分類

　The results of a recent pathology series from Sweden suggests that more than 40% of advanced colorectal cancers develop from a non-polypoid precursor. There is ample confirmation in the pathology series from Japan that depressed (type 0-IIc) colorectal carcinomas are at a more advanced stage than non-depressed lesions (type 0-IIa and IIb) of the same size. In spite of being rare, the type 0-IIc lesions play a significant role as precursors of advanced cancer in Japan and likely do so in the West as well. This observation should, therefore, change the aim and technique of the colonoscopic examination.

　〔スウェーデンの最近の病理学的検討の結果によると，進行大腸癌の40％以上は非隆起型病変から発育することが示唆されている．また，陥凹型（0-IIc）は同じ腫瘍径の非陥凹型（0-IIa，IIb）と比較してより進行していることが，日本の豊富な病理学的検討で確認されている．0-IIcはまれな病変ではあるが，日本のみならず欧米でも，進行癌の前駆病変として重要である．したがって，この結果によって大腸内視鏡検査の目的や方法が変化することは間違いない．〕

表Ⅱ-6 肉眼形態とpit pattern

	pit pattern					計
	ⅢL	Ⅳ	Ⅲs	V		
				Vi	VN	
陥凹型	68	1	251 49.5%	25 4.9%	162 32.0%	507 100%
平坦型	6,333 90.0%	389 5.5%	63	176	74	7,035 100%
隆起型	8,654 74.2%	2,502 21.5%	8	394	98	11,656 100%
計	15,055	2,892	322	595	334	19,198

陥凹型はⅢs型とV型で86.4%を占める．平坦型や隆起型ではⅢLとⅣ型を合わせて，それぞれ95.5%，95.7%を占める．

Apr. 1985～Dec. 2004

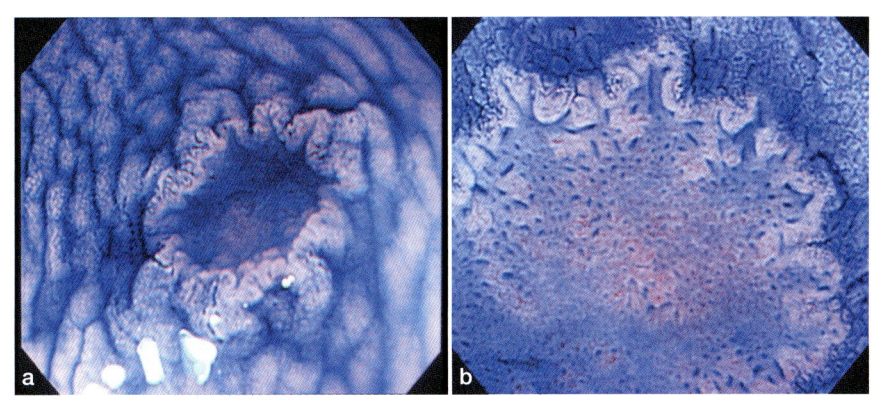

図Ⅱ-68 典型的なⅡc病変
a 色素撒布像．b 拡大像（Ⅲs型pit pattern）．

e．大腸腫瘍の肉眼形態と pit pattern（表Ⅱ-6）[20, 45]

1）陥凹型病変の pit pattern

陥凹型に特異的なパターンはⅢs型であり（図Ⅱ-68，69），sm浸潤に伴ってV型を呈するようになる．Ⅱc型，Ⅱc＋Ⅱa型病変はⅢs型 pit patternを呈するものが多く，Ⅱa＋Ⅱc型，Ⅰs＋Ⅱc型病変はV型，特にVN型 pit patternを呈するものが多い（図Ⅱ-60，70）．いずれの病変も，辺縁隆起部の pit patternはⅠ型であり，これらの病変が隆起型腺腫由来でなく，陥凹型由来であることの根拠の1つとなっている．

2）隆起型病変の pit pattern

ⅢL型（図Ⅱ-71），Ⅳ型（図Ⅱ-72，73）はともに隆起型および表面隆起型の管状腺腫のパターンであるが，後者は大きい隆起型のポリープに認められることが多く，組織学的にも絨毛状腺腫や絨毛管状腺腫であることが多い．組織学的悪性度や癌の深達度と pit patternの関係における詳細については別項に譲るが，基本的に，VN型を呈する部分を有す

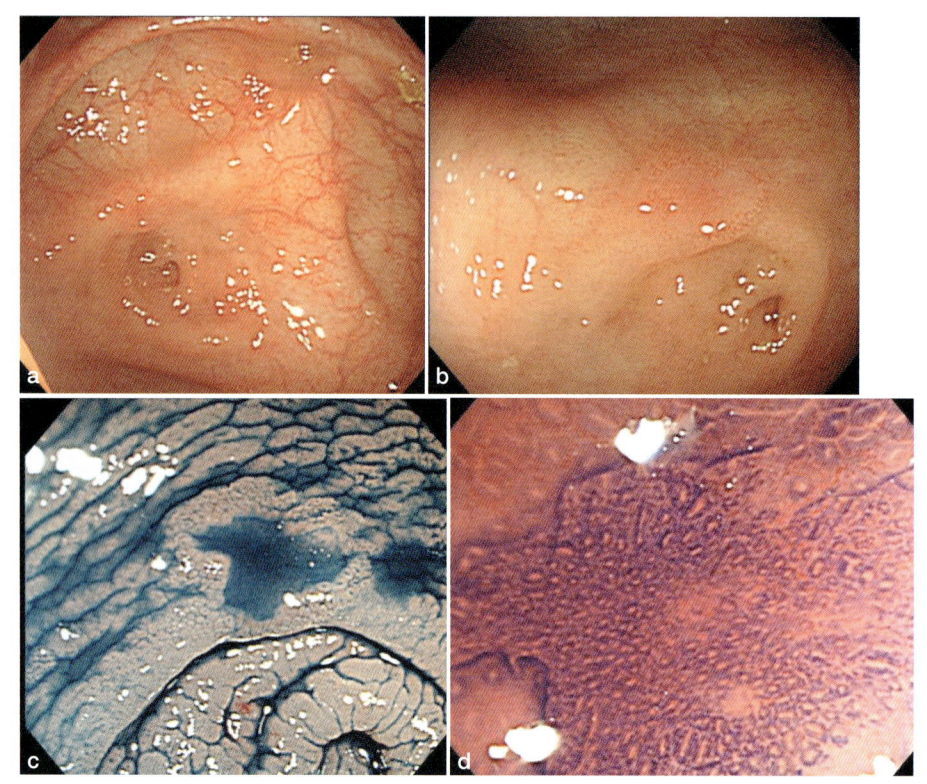

図Ⅱ-69 色素撒布が有用であったⅡc病変
a, b　通常内視鏡像.
c　インジゴカルミン撒布像.
d　クリスタルバイオレット染色拡大像.

る病変は，形態に関係なく，sm深部浸潤以深の癌である．しかし，逆は必ずしも真ならずで，V_N型を呈さないsm深部浸潤癌も存在する．特に隆起型病変では，Ⅳ型やV_I型の病変でもsm深部浸潤癌であることが少なからずあり，そういう病変では粘膜内病変が保たれていることが，V_N型を呈さなかった原因であると考えられる．隆起型のsm癌の指標にはV_I型の高度不整，scratch signが有用である．一方，ⅢL型単独の病変にsm癌はなかった．

3）平坦型病変の pit pattern[21]

発育進展と pit pattern の関係についても詳細は別項に譲る（「11. pit pattern診断と癌の発育進展」を参照）が，Ⅱa＋dep型は腺腫の初期段階の形態である．一見Ⅱc型に似て見えるが，陥凹が明らかな局面を呈さず（面状や星芒状でなく，棘状），正常粘膜より高く（相対陥凹），辺縁隆起部との段差も明らかでないのが特徴で，pit patternもⅢs型ではなく，ⅢL型を呈することが重要である（図Ⅱ-74）．ⅢL型を詳細に検討すると，純粋にⅢL型のみからなるもの（ⅢL-1群）と，ⅢL型にⅠ型が混在するもの（ⅢL-2群）とに大別される（図Ⅱ-75）．さらに前者の中には，中心部のpitがやや小さめで辺縁ほど細長くなるタイプのものがあり，中心部だけを見ると一見Ⅲs型と見誤ることがあるので注意が必要である．われわれがⅢL-2群と呼んでいるもの（図Ⅱ-76, 77）は，「イクラ」状を呈し，組織学的にも，

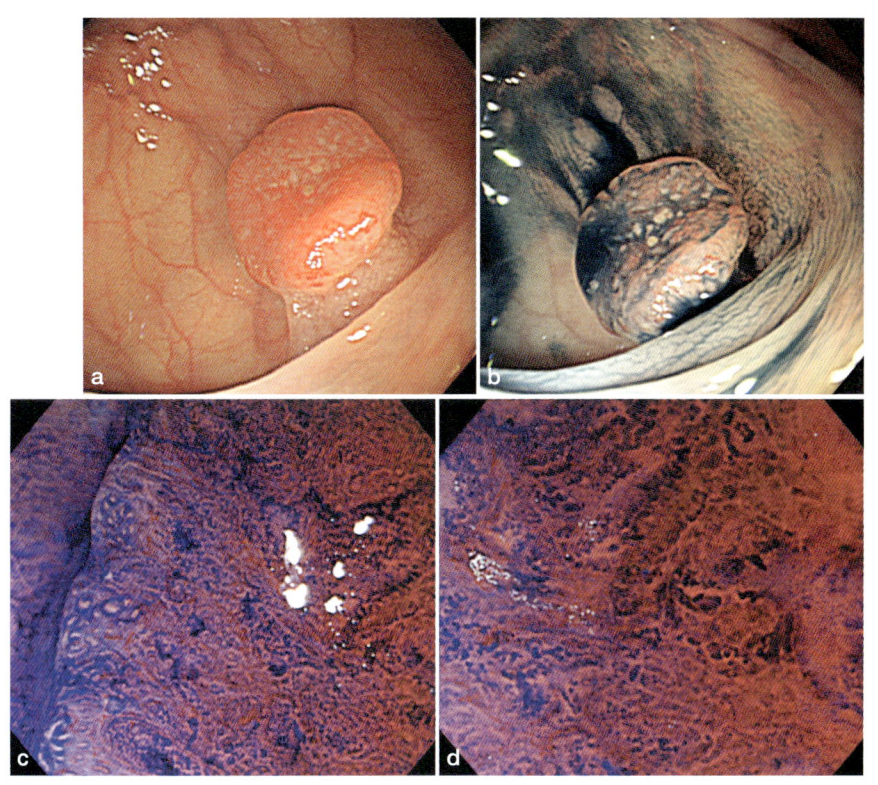

図Ⅱ-70　Ⅱa＋Ⅱc型病変（横行結腸，11 mm）
a　通常内視鏡像．
b　インジゴカルミン撒布像．明らかな領域を持った陥凹を示す．
c，d　クリスタルバイオレット染色拡大像．辺縁隆起部にはⅠ型 pit pattern がわずか
　　　に残存，中心部は V_N 型 pit pattern，scratch sign（＋）．
病理組織診断 well differentiated adenocarcinoma, sm3, ly_0, v_1, n（−）．

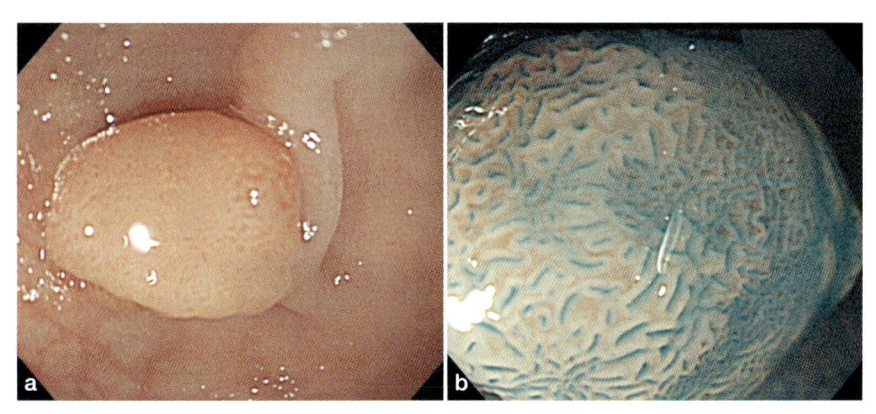

図Ⅱ-71　Ⅰsp型病変（S状結腸，4 mm）
a　通常内視鏡像．
b　インジゴカルミン撒布像．拡大観察では$Ⅲ_{L-1}$型．

図Ⅱ-72　Ⅰs型病変(横行結腸, 8 mm)
a　通常内視鏡像.
b　インジゴカルミン撒布像.
c　インジゴカルミン撒布後の拡大観察ではⅣv型であった.

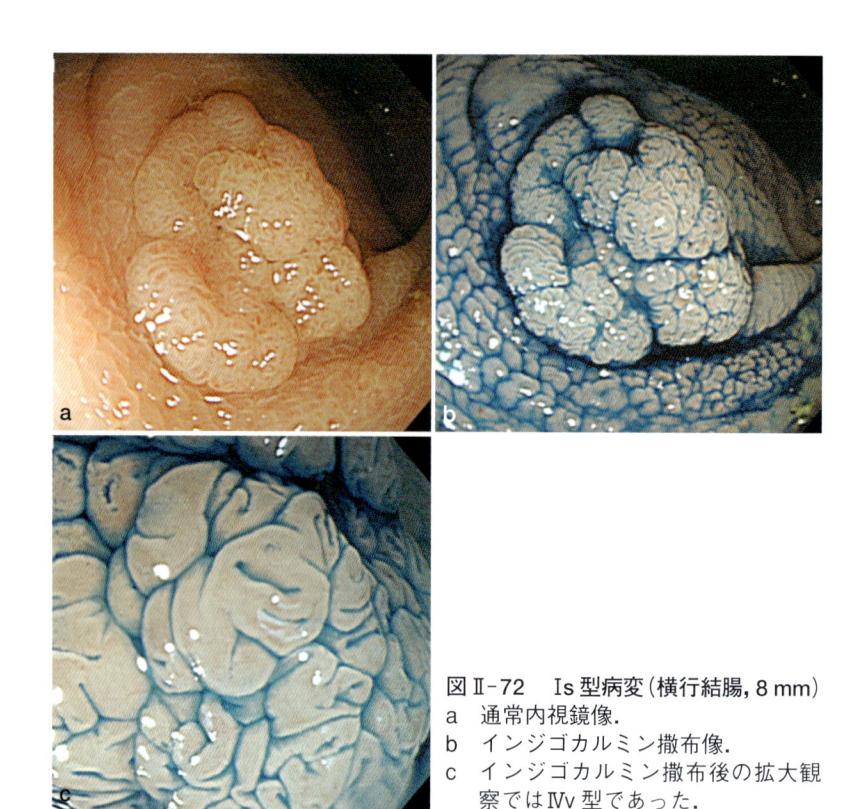

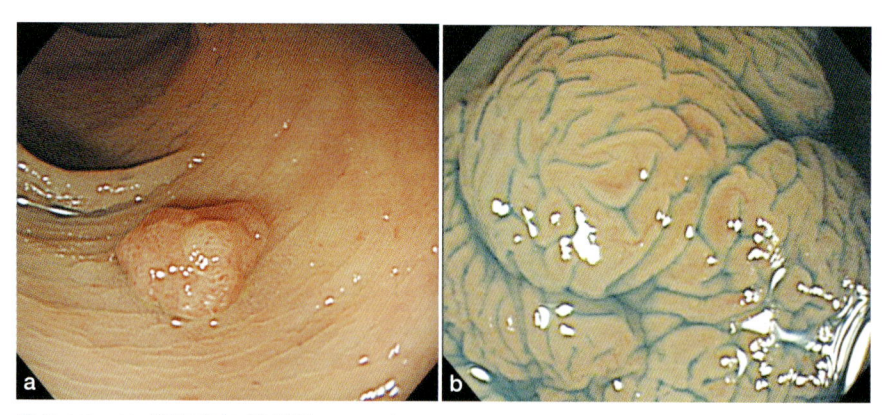

図Ⅱ-73　Ⅰs型病変(S状結腸, 7 mm)
a　通常内視鏡像.
b　インジゴカルミン撒布像. 拡大観察ではⅣB型であった.

腫瘍腺管の中に正常腺管の残存が認められる．また，腫瘍腺管は病変の表層1/3か1/2を占めるのみで深層部は正常腺管からなる，2層構造を呈するものが多い．Ⅱa＋dep型には，上方に発育してⅡa型から隆起型になっていくものと，側方に発育してLSTになっていくものとがあるものと思われる．

　LST顆粒型(図Ⅱ-78, 79)は別名Ⅱa集簇型と呼ばれるごとく，pit patternも通常のⅡa型やⅠs型ポリープ類似のⅢL型，Ⅳ型からなる．顆粒均一型にはsm癌はほとんど存在し

図Ⅱ-74 ⅡcとⅡa+depの違い

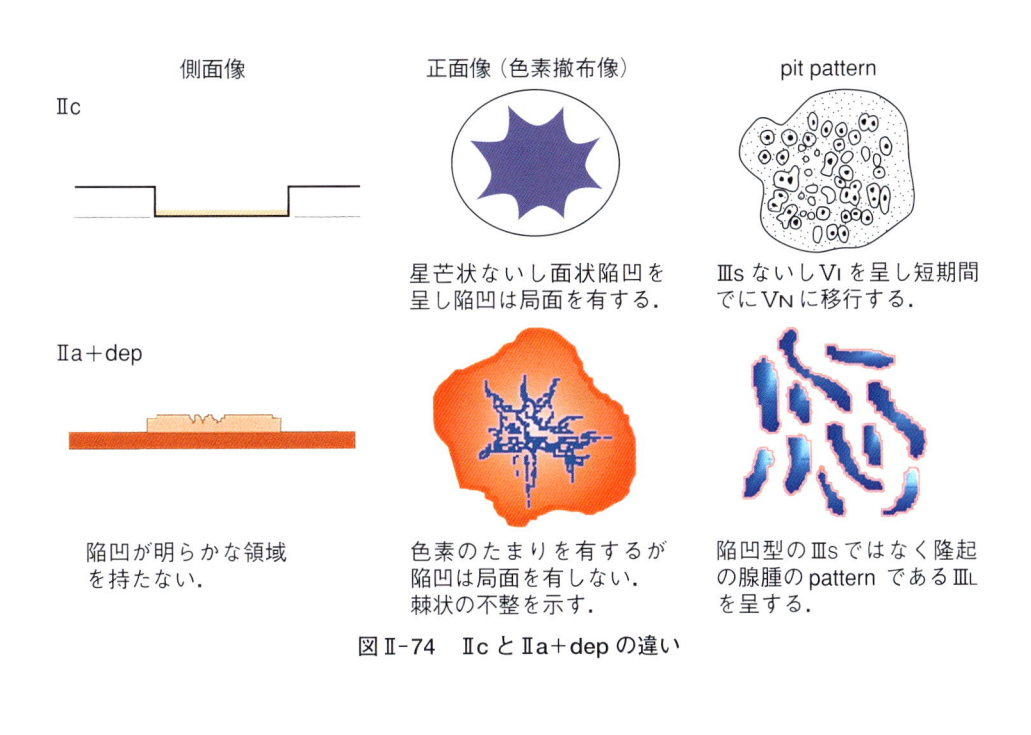

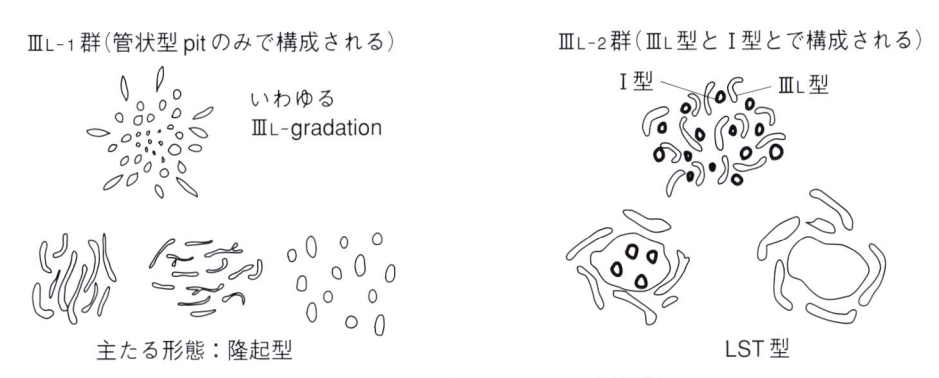

	側面像	正面像（色素撒布像）	pit pattern
Ⅱc		星芒状ないし面状陥凹を呈し陥凹は局面を有する．	ⅢsないしVⅠを呈し短期間でにVNに移行する．
Ⅱa+dep	陥凹が明らかな領域を持たない．	色素のたまりを有するが陥凹は局面を有しない．棘状の不整を示す．	陥凹型のⅢsではなく隆起の腺腫のpatternであるⅢLを呈する．

図Ⅱ-75 ⅢL型 pit pattern の亜分類

ⅢL-1群（管状型 pit のみで構成される）
いわゆるⅢL-gradation
主たる形態：隆起型

ⅢL-2群（ⅢL型とⅠ型とで構成される）
Ⅰ型　ⅢL型
LST型

ない．粗大結節を混在したり，潰瘍を伴ったりするようになると，その部分はⅤ型を呈し，sm浸潤している．

　非顆粒型のうち，flat-elevated type の pit pattern は，ⅢL型，Ⅳ型からなることが多い．pseudo-depressed type（図Ⅱ-80）は，辺縁部が花弁状に突出し，辺縁部の pit pattern はⅢL型とⅠ型が混在する（ⅢL-2群）ことが多い．これは腫瘍が置換性発育を呈し正常粘膜に向かってはみ出すように側方進展していることの現われである．組織学的にも，腫瘍腺管の深層に正常腺管が残存する2層構造を呈するものが多い．pseudo-depressed type は肉眼形態的にⅡc（+Ⅱa）型との鑑別が問題となるが，後者の陥凹は明らかな局面を

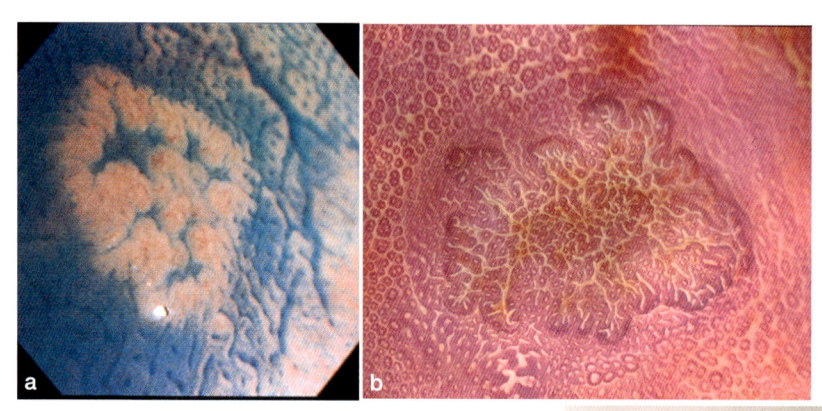

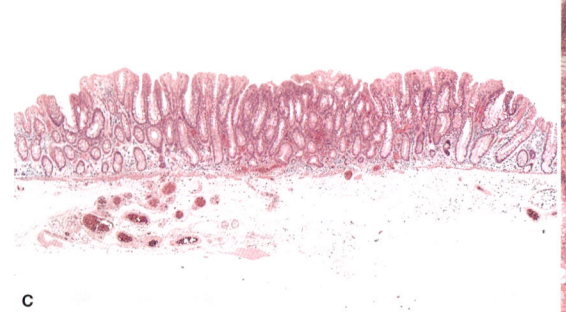

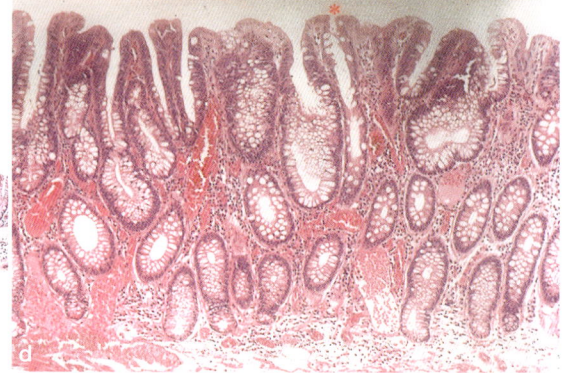

図Ⅱ-76 ⅢL-2群 pit pattern を呈したⅡa+dep 病変
a　インジゴカルミン色素撒布像．イクラ状表面構造を呈する．
b　実体顕微鏡像．ⅢL型 pit とⅠ型 pit が混在する．
c，d　組織像．腫瘍腺管は表層に限局し，深層には正常腺管が残存する2層構造を呈する．

呈し正常粘膜との段差も明らかであるのに対し，前者の「陥凹」は境界不明瞭な盆状のくぼみである．また，Ⅱc(+Ⅱa)型の pit pattern は陥凹部がⅢS 型，辺縁(隆起)部がⅠ型であるのに対し，典型的な pseudo-depressed type の pit pattern は，中心部がⅢL 型(ⅢL-1群)，辺縁部がⅢL 型とⅠ型の混在(ⅢL-2群)を呈することが特徴である．pseudo-depressed type の中心部の pit がやや小さくⅢS 様を呈することがあり，肉眼形態的にも pit pattern 上も，Ⅱc(+Ⅱa)型と鑑別困難な中間的な性格の病変も存在する．大きい LST 非顆粒型には m 癌，sm 癌が多く，そういった病変では，pit pattern も一部ⅤI 型やⅤN 型を呈する．

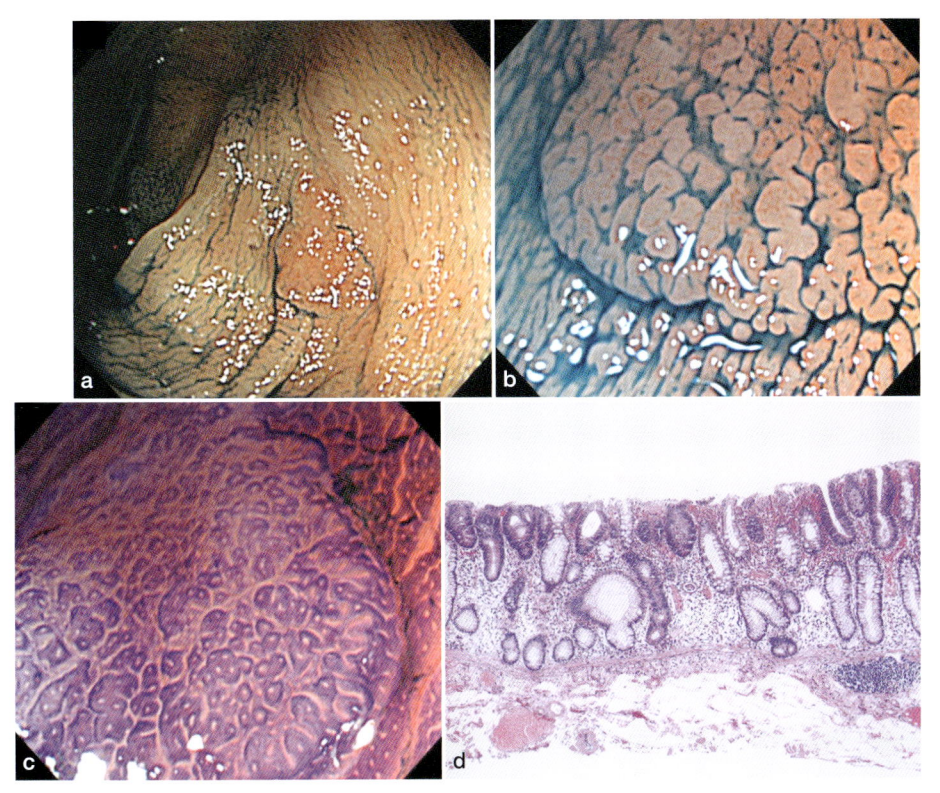

図Ⅱ-77　ⅢL-2群 pit pattern を呈したⅡa型病変
a　わずかに色素のかかった内視鏡像．b　インジゴカルミン撒布後の拡大像．
c　クリスタルバイオレット染色後の拡大像．d　組織像．表層性の中異型度腺腫であった．

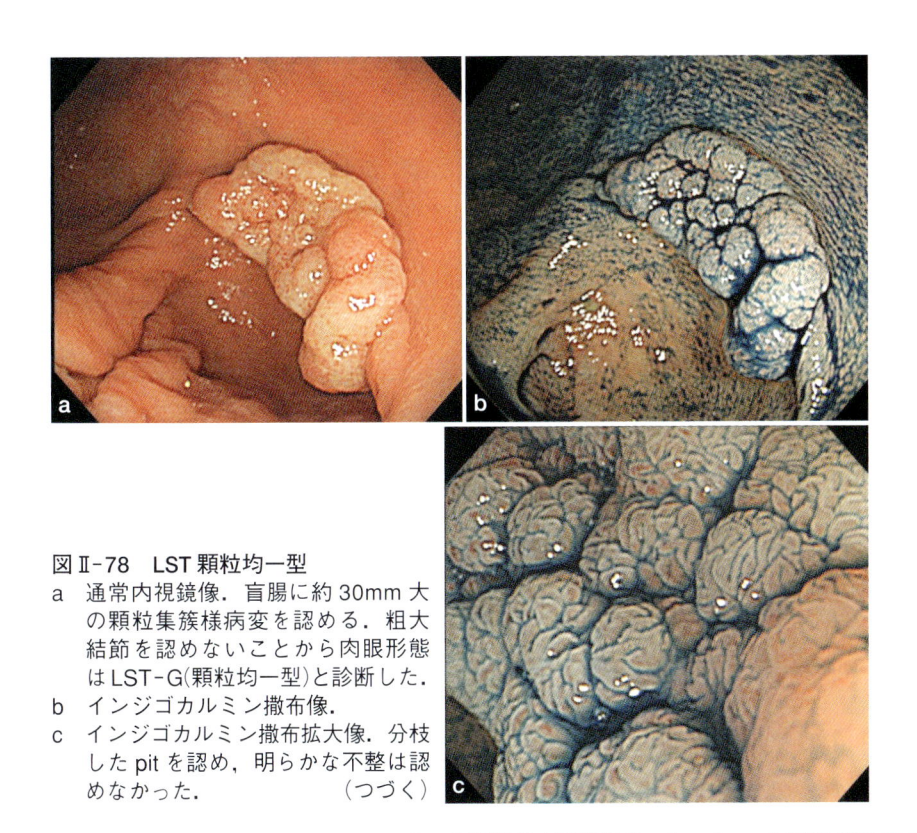

図Ⅱ-78　LST 顆粒均一型
a　通常内視鏡像．盲腸に約30mm大の顆粒集簇様病変を認める．粗大結節を認めないことから肉眼形態はLST-G(顆粒均一型)と診断した．
b　インジゴカルミン撒布像．
c　インジゴカルミン撒布拡大像．分枝した pit を認め，明らかな不整は認めなかった．　　　　　　(つづく)

9．大腸癌および腺腫の pit pattern と形態分類

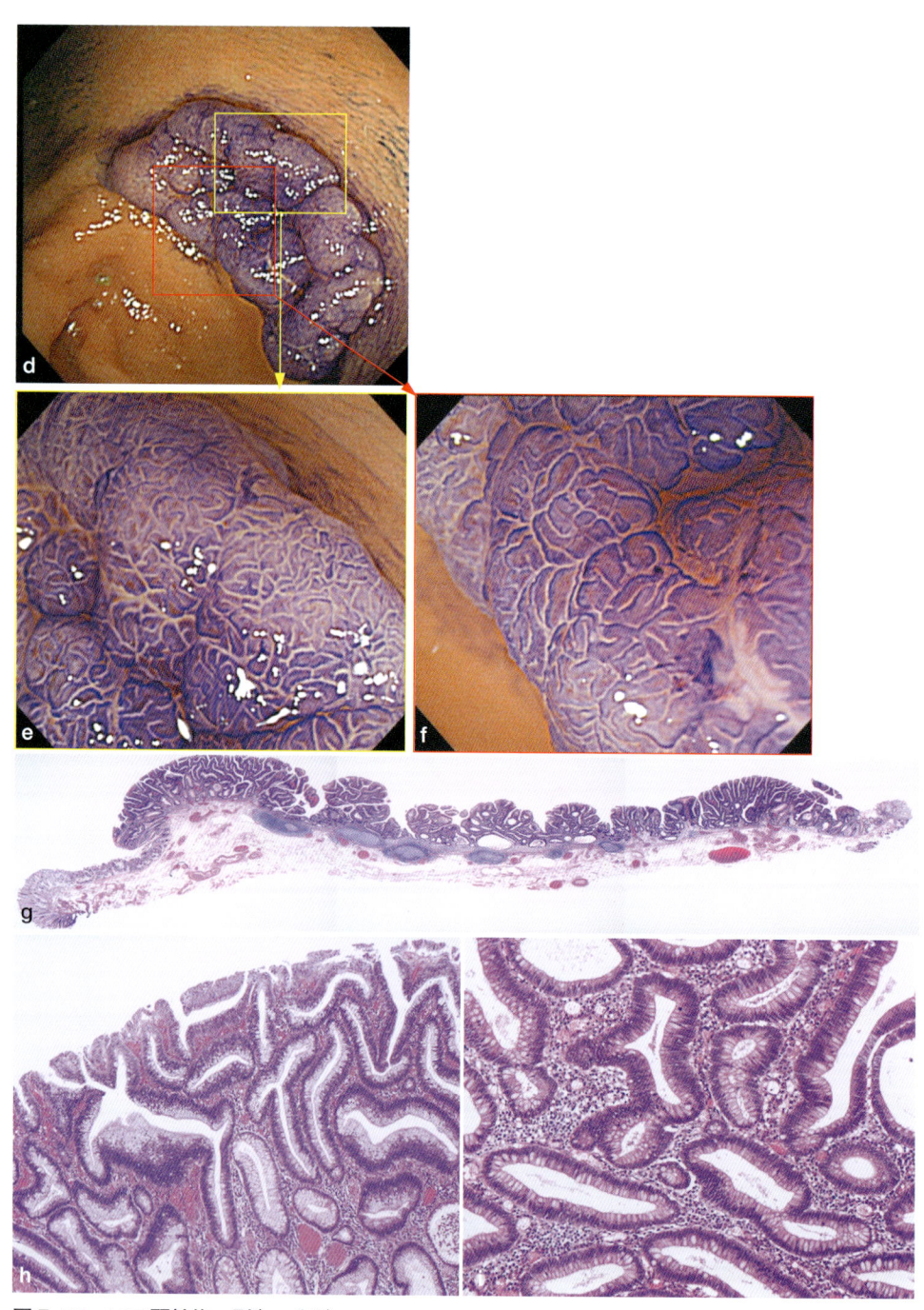

図Ⅱ-78 LST顆粒均一型(つづき)
　d　クリスタルバイオレット染色像.
e，f　同拡大像.
g～i　病理組織標本.

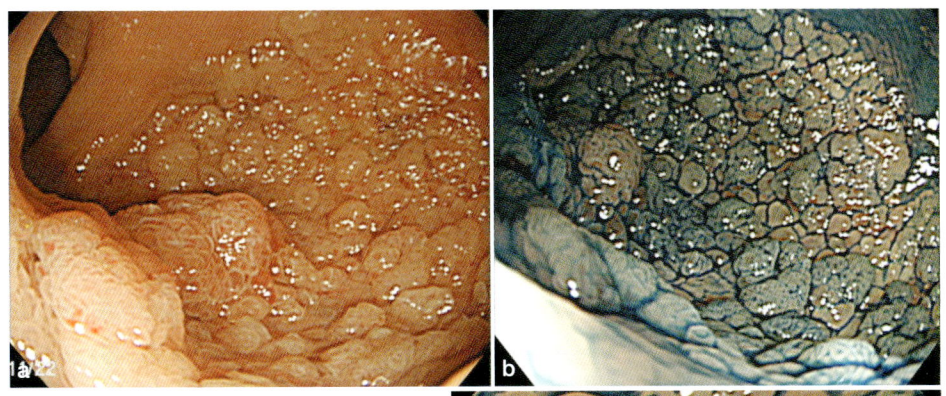

図Ⅱ-79　LST 顆粒均一型（Ra-b，60 mm）
a　通常内視鏡像.
b　色素散布像.
c　拡大像．Ⅳ型 pit pattern である．病理組織診断は，m 癌であった．

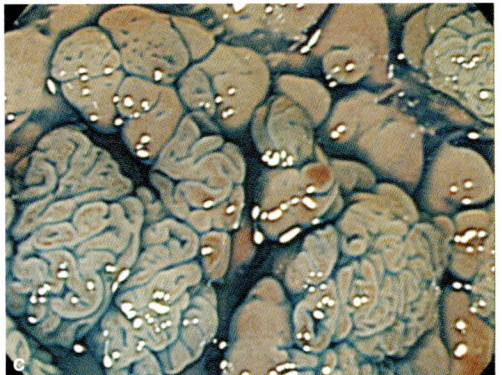

コラム

なぜ人は「大切なこと」を見過ごすのか

　人は心にイメージしたことを見つける傾向があり，心で描いていないものには視点がいかない．

　日ごろわれわれが行う大腸内視鏡の視点をどこに求めるか．私は，通常観察→拡大観察→通常観察，のように，「森を見て木を見て，そしてまた森を見る」視点が必要だと思う．細部に注意をはらいながらも，「森」で全体を観察する．「木」を見る場合，これ以上もない最大・細心の注意をはらいながら全体の中での木を観察する．時に人は私に対して，"細部にこだわりすぎる"と批判する．しかし通常観察であるからといって細部にこだわらなくてよいというものでもない．要するに，視点の置き方を考えるべきである．診断における通常観察と拡大観察の絶えざるコラボレーション・インテグレーションこそが極めて重要であること，この点は譲れない．森だけを見て，あるいは木だけを見て診断や治療を進めては本質に迫る診断にはならない．

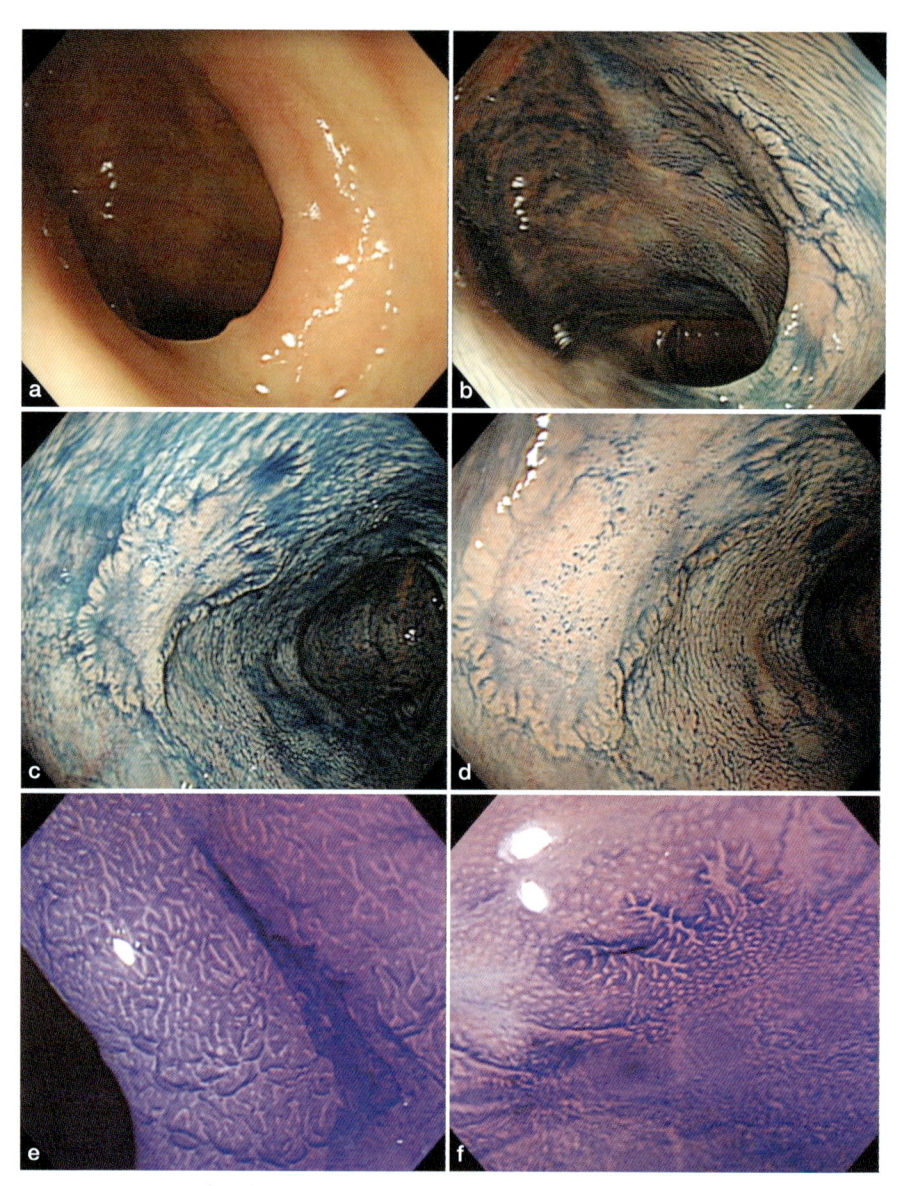

図Ⅱ-80　Ⅱcの要素を含むLST非顆粒型
a　通常内視鏡像．
b～d　色素撒布像．陥凹の段差のある部分とない部分を認める．
e，f　拡大像．ⅢL型 pit pattern を呈し，辺縁で pit のはみ出しを認める．　　　（つづく）

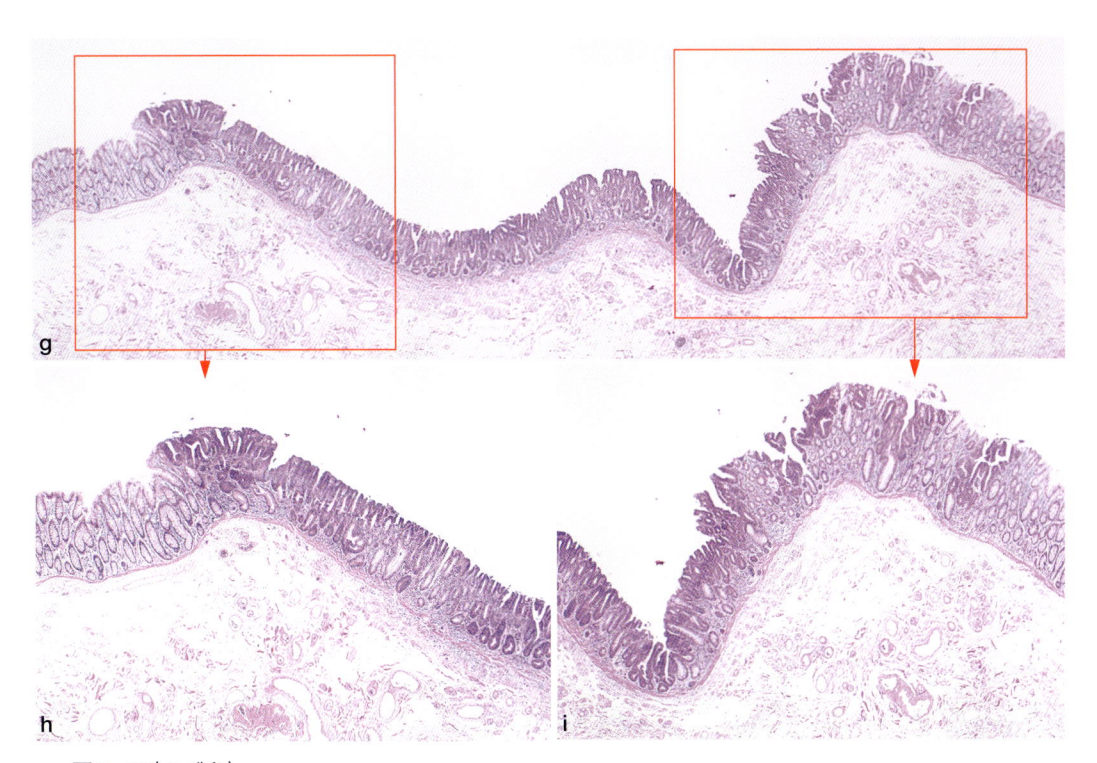

図Ⅱ-80（つづき）
g～i　組織像．辺縁部では腫瘍腺管と正常腺管が2層構造を呈している．

10. 側方発育型腫瘍(LST)の pit pattern の特徴

a. 歴史的背景

　Laterally spreading tumor(LST)とは，1993年よりわれわれが提唱した特徴的な大腸腫瘍性病変に対する名称である[18]．進行癌を除く大腸腫瘍性病変における肉眼形態分類は胃癌に対して検討の結果なされてきた分類(Ⅰ型，Ⅱ型，Ⅲ型)を踏襲すべく今日まで伝習されてきた[41]が，内視鏡検査の発達や検査件数の増加に伴い，これらの分類では十分補完できない病変が散見されるようになってきた．具体的には腫瘍高と比較して腫瘍径が大きい病変，すなわち垂直上方よりも水平方向(側方)へと発育進展したと想定される病変群である．胃病変において"表層拡大型"と表現される病変が存在するが，特殊とされ分類には含まれていない．また大腸では多数の結節が寄り集まったようにみえる病変として"結節集簇様病変"[46〜48]が提唱されたが，われわれは結節のない平坦な病変が存在することに気づき，"結節集簇様病変"では表現できないと判断して，LSTの概念を提唱してきた[49,50]．

　現行の肉眼形態分類の厳守，大きなⅡa病変の表現で包括される等々の意見が出され賛否両論の議論がなされたが，現在では広く理解が得られ，LSTと表現することで多くの消化器医が病変に対して形態・病理学的特徴を容易に想定でき，特に若い世代には違和感なく多用されている傾向がある．

　一方でLSTの定義では10mm以上の病変に対してという腫瘍径の制限があることに異議が唱えられてきた．当初の考えとして，10mm以上の病変であれば隆起型病変と異なり側方発育とすべき病変の抽出が可能で，これらを検討することでLSTの特徴を把握できることを挙げていた．その上で10mm以下の病変にもLSTの概念を拡げたいと考えていたが，病変が微小になるに従って側方発育か，垂直発育かの判別が困難となる矛盾を抱えていることも事実であり，何らかの規約が必要であった．

　今回われわれは1999年9月以降のpit patternの検討において10mm以下の病変で顆粒が3つ以上あるもの，もしくは病変辺縁に偽足所見を有する病変に対してもLSTの範疇に入れ，検討を行った．

b. LSTの分類と病理学的特徴

　LSTのpit patternを理解する前に，LSTの分類とその病理学的特徴を把握する必要がある．LSTにはその形態的特徴より顆粒型(granular)と非顆粒型(non-granular)に大きく二分され，さらに前者は粗大結節の有無によりhomogeneous(LST-G-H)，nodular mixed(LST-G-M)の2群に，また後者も陥凹所見の有無によりflat(LST-NG-F)，pseudo-depressed(LST-NG-PD)の2群と，計4群に亜分類されている[51]．

　これらの病変の病理学的特徴を検討した(表Ⅱ-7)．対象は1985年4月〜2003年12月までの期間で秋田赤十字病院消化器病センターにて内視鏡的もしくは外科的に切除された腫瘍径10mm以上のLST 846病変である．その内訳はLST-G-H群256病変，LST-G-M群138病変，LST-NG-F群348病変，LST-NG-PD群104病変であった．

　LST全体の担癌率は32.4%であるが，sm癌率は7.6%と低値を示した．しかし亜分類4

表 II-7　LST における担癌率

	LST-G-H	LST-G-M	LST-NG-F	LST-NG-PD	計
病変数	256	138	348	104	846
早期癌 （％）	71 (27.7)	80 (58.0)	72 (20.7)	51 (49.0)	274 (32.4)
m癌	66 (25.8)	53 (38.4)	57 (16.4)	34 (32.7)	210 (24.8)
sm癌	5 (2.0)	27 (19.6)	15 (4.3)	17 (16.3)	64 (7.6)

群間で検討すると異なってくる．LST-G-H 群および LST-NG-F 群では担癌率が各々 27.7%，20.7%と低値であり，sm 癌率も 2.0%，4.3%と低いものであるのに対して，LST-G-M 群および LST-NG-PD 群では担癌率が 58.0%，49.0%と高く，また sm 癌率も 19.6%，16.3%と明らかに高値を示した．

以上のように LST にはその形態的，病理学的に分類する必然性があり，これらを背景として pit pattern を理解する必要がある．

c. LST における pit pattern の特徴（表II-8）

LST では病変の大きさや個々の顆粒・結節部分，さらには複数の偽足様部分などの形態特徴を有するが，pit pattern も一様ではなく個々の部分で様々なものが観察できる．このために LST における pit pattern の特徴を検討するうえでどの pit pattern をとるかが障害となってきた．また病変の診断という観点からは癌を示唆するV型は優先されるが，病変の特徴を検討するにはV型だけでは十分に反映されないと考えた．以上より今回の検討では病変の持つ複数種の pit pattern を検討することとした．

LST の亜分類 LST-G-H 群 128 病変，LST-G-M 群 36 病変，LST-NG-F 群 202 病変，LST-NG-PD 群 66 病変を対象として検討した．これらの病変において癌の指標であるV型を除いた pit の構成要素を検討した．なおIIIL 型は枝分かれのない桿状を示すもの（IIIL-1 型）と正常腺管が混在したもの（IIIL-2 型），またIV型は枝分かれがあり長い桿状のもの（IV brunch，以下IVB 型）と脳回転状あるいは絨毛状のもの（IV villous，以下IVv 型）として，母集団に対する個々の比率を解析した（図II-81）．

1) LST 全体における pit pattern の構成

LST 全体における構成を見ると，IIIL-1 型 36.1%，IIIL-2 型 48.1%，IVB 型 29.4%，IVv 型 14.8%であり，病変内にIIIL-2 型を含むものが多く，またIVv 型が少ない傾向が認められた．しかし LST の各亜分類間の病変数に隔たりがあり，LST 全体としての特徴とは言い難いため，各亜分類ごとの検討を行った．

LST-G-H 群ではIVB 型が 54.7%と高値を示し，次いでIIIL-1 型 43.0%であるのに対して，IVv 型は 27.3%にとどまった．しかし LST-G-M 型ではIVv 型が 58.3%と最も高値であり，次いでIVB 型 55.6%であった．さらに注目すべきは正常腺管と混在したIIIL-2 型が 1 病変 2.8%にしか認められないことである．以上より LST 顆粒型において，LST-G-H 群と LST-G-M 群では形態的に隆起病変が集簇したように見えるがその pit pattern の基本構築は枝分かれがあり長い桿状であるIVB 型であるが，より隆起，腫瘍高が目立つ LST-G-M

表Ⅱ-8 LST に含まれる pit pattern の比率

	LST-G-H	LST-G-M	LST-NG-F	LST-NG-PD	計
病変数	128	36	202	66	432
ⅢL-1 (%)	55 (43.0)	10 (27.8)	77 (38.1)	14 (21.2)	156 (36.1)
ⅢL-2	29 (22.7)	1 (2.8)	131 (64.9)	47 (71.2)	208 (48.1)
ⅣB	70 (54.7)	20 (55.6)	29 (14.4)	8 (12.1)	127 (29.4)
Ⅳv	35 (27.3)	21 (58.3)	8 (4.0)	0 (0.0)	64 (14.8)

ⅢL
　ⅢL-1 型　　　　　ⅢL-2 型

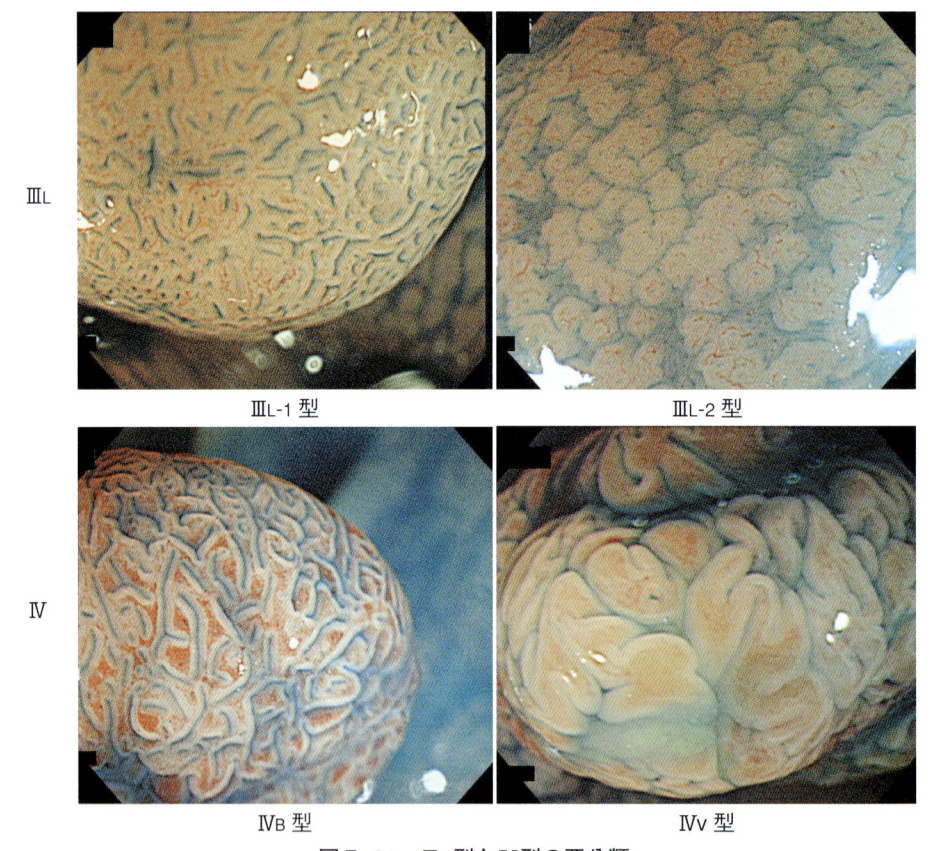

Ⅳ
　ⅣB 型　　　　　Ⅳv 型

図Ⅱ-81　ⅢL 型とⅣ型の亜分類

群ではⅣv 型が主体であり，形態の違いはⅣv 型からなる組織構築の違いを反映していると考えられる（図Ⅱ-82, 83）．

　一方 LST-NG-F 群ではⅢL-2 型 64.9％，ⅢL-1 型 38.1％が主体をなし，Ⅳv 型も 4.0％認められた．LST-NG-PD 群でも類似した傾向であったがⅢL-2 型が 71.2％と上昇しているのに対して，ⅢL-1 型は 21.2％と半減し，Ⅳv 型は存在しなかった．LST-NG-PD 群では陥凹部分に細かい桿状 pit（以下，小型ⅢL）が認められる傾向が強い印象があったため，検索した

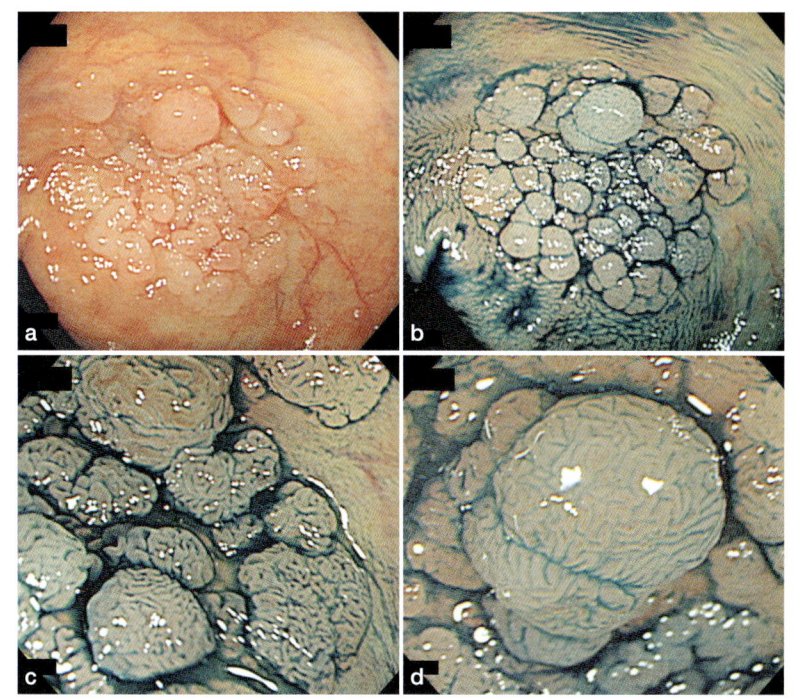

図Ⅱ-82　**LST-G-H 症例（上行結腸，20 mm）**
上行結腸，腫瘍径 20mm の病変．インジゴカルミン撒布にて全体がほぼ均一な顆粒で構成されている．拡大観察ではⅣB 型およびⅢL-1 型の pit が観察された．病理診断は中等度異型腺腫であった．

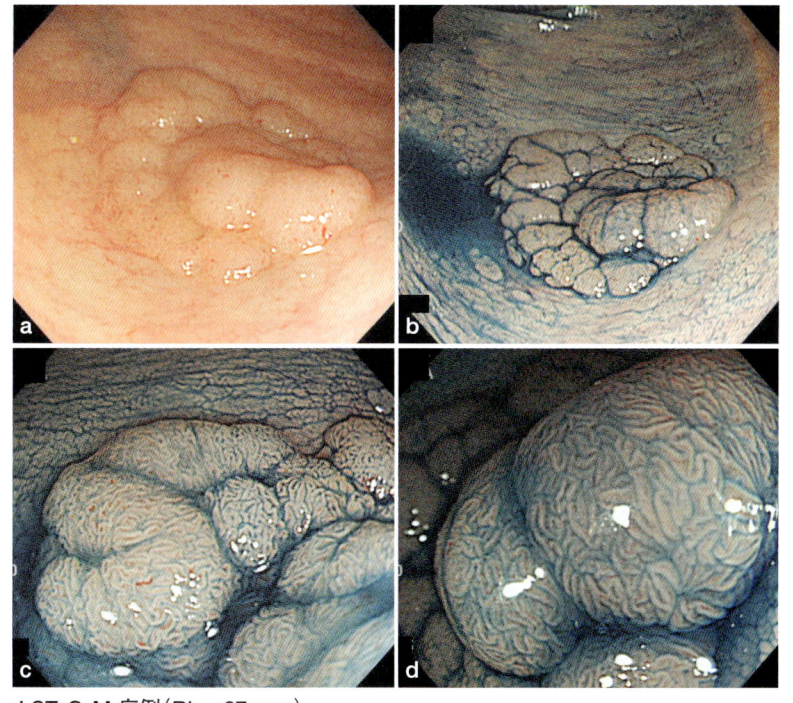

図Ⅱ-83　**LST-G-M 症例（Rb，27 mm）**
直腸 Rb，腫瘍径 27mm の病変．インジゴカルミン撒布にて丈の低い顆粒とやや大きい I s 様隆起の混在が認められた．拡大観察ではⅣB 型が主体で隆起の一部でⅣv 型も認められた．病理診断は中等度異型腺腫であった．

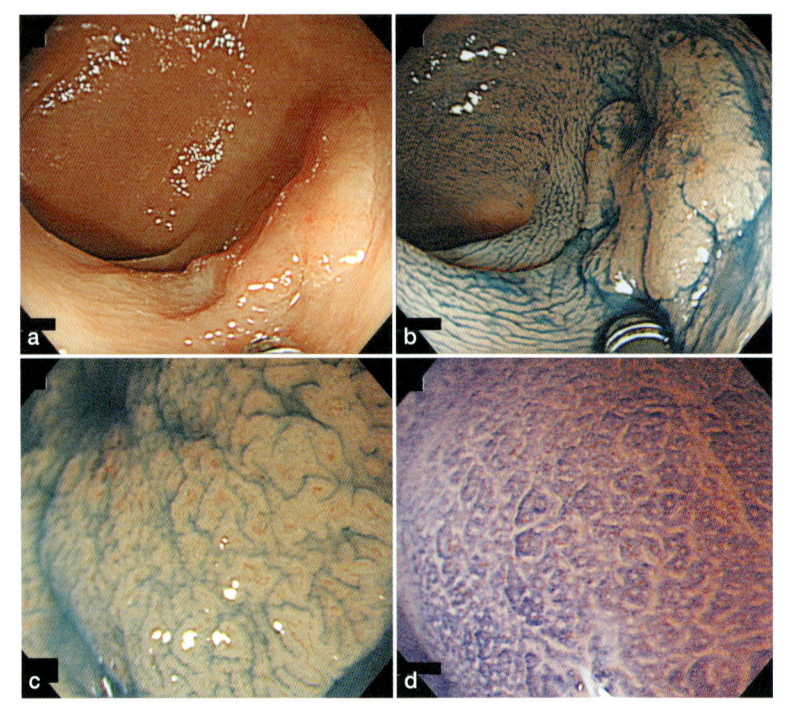

図Ⅱ-84　LST-NG-F 症例（横行結腸，17 mm）
横行結腸，腫瘍径 17mm の病変．色素像では一様な平坦な形態で，肛門側に花弁様所見を有する．インジゴカルミン撒布による拡大観察では管状の pit を認めるが，クリスタルバイオレット染色ではⅠ型の混在も認められ，ⅢL-2 型と判断した．病理診断は中等度異型腺腫であった．

ところ LST-NG-F 群では 202 病変中 45 病変（22.3％），LST-NG-PD 群では 66 病変中 22 病変（33.3％）と差があった．以上より LST 非顆粒型ではⅢL-2 型が主体であり，LST 顆粒型のⅣ型とは根本的に異なっている．LST 非顆粒型では圧倒的に腫瘍高が低い傾向にあるが，正常腺管と腫瘍腺管が混在しているⅢL-2 型が主体であること，すなわち正常粘膜と同等のレベルにあることが組織構築上考えられる．また LST-NG-F 群と LST-NG-PD 群ではⅢL-1 型および小型ⅢL を含有する比率の違いが指摘できるが，形態的な差を論じるには十分とはいえないと思われる．その理由として LST-NG-PD 群では陥凹部分の pit pattern が腺管密度が高いためⅥ型と判断される傾向にあり，また組織学的にも癌であることが関与しているためと考えられる（図Ⅱ-84，85）．

2）腫瘍径と pit pattern の構成（表Ⅱ-9）

腫瘍径の検討では先に述べたように 10 mm 以下で特徴を有する病変にも適応を拡げて検討を行うと，LST-G-H 群ではⅢL-1 型が腫瘍径 10 mm 以下で 66.7％，10〜14 mm で 64.0％と主として認められ，ⅢL-2 型も 44.4〜30.0％認められるが，腫瘍径が 20 mm 以上ではⅣB 型の比率が 7 割を占めるほど有意に増大した．一方 LST-G-M 群では腫瘍径が小さいうちにはⅢL-1 型も認められるが主体はⅣB 型であり，腫瘍径 10〜14 mm で 85.7％を示す．また腫瘍径が 15 mm 以上ではⅣv 型の比率も増大し，30 mm 以上では全例Ⅳv 型を示した．

LST-NG-F 群と LST-NG-PD 群ではⅢL-2 型が共通して高い比率を示し類似した傾向であった．LST-NG-F 群では腫瘍径の増大とともにⅣB 型，Ⅳv 型の出現が認められたが，

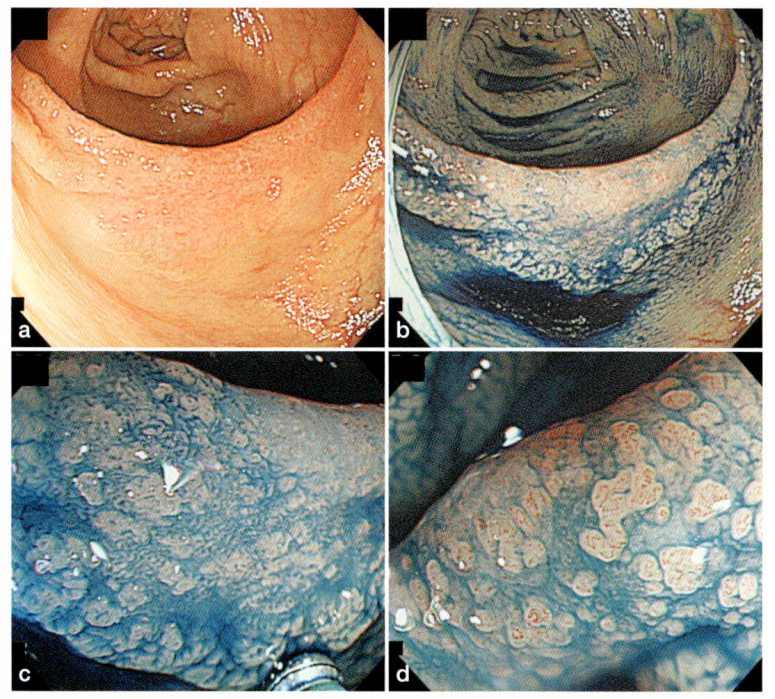

図Ⅱ-85　LST-NG-PD症例（横行結腸，50 mm）
横行結腸，腫瘍径50 mmの病変．色素像では一様な平坦な形態であるが，病変辺縁部分は微細な凹凸があるが，中央部分は平坦でやや窪んだ形態を示した．拡大観察では辺縁部はⅢL-2型だが，中央部に向かって小型ⅢL型や不整なVI型が観察された．病理診断は高分化腺癌，深達度mm，ly_0，v_0，n_0であった．

LST-NG-PD群においてⅣv型は全く認められなかった．

3）癌とpit pattern（表Ⅱ-10）

　先に述べたようにLSTでは多彩なpit patternを示すため癌の正診，誤診に関しては，その病変を代表とするpit patternについて検討を行った．すなわち優先順位としてVN型＞VI型＞Ⅳ型，ⅢL型であり，Ⅳ型，ⅢL型に関しては病変における優位性をもってその病変のpitとした．

　その結果VN型ではLST-G-H群において3病変中1病変がm癌であったのを除いて，他はすべてsm癌であり，正診率はいずれのLSTでも高かった．VI型ではm癌〜高度異型腺腫を正診とするとLST-G-H群68.6％，LST-G-M群75.0％，LST-NG-F群71.9％，LST-NG-PD群57.1％であり，全大腸腫瘍におけるVI型の正診率が約90％であること[52]を考えると低値であった．逆にVI型に占めるsm癌はLST-G-H群8.6％，LST-G-M群20.0％，LST-NG-F群12.5％，LST-NG-PD群33.3％であった．LST-G-H群以外はVI型に関しては浅読みをしており，これらの病変におけるVI型の判定の困難さが窺えた．特にLST-NG-PD群では常にsm癌を意識した治療方針を念頭に置く必要があると考えられた．

　それに対してⅣ型，ⅢL型には各LSTにおいてsm癌は存在しなかった．ⅢL-1型，ⅢL-2型，ⅣB型，Ⅳv型に分けた検討では，症例数が不足しているpitもあり比較は困難であったが高度異型腺腫の比率が高い傾向が窺えた．また粘膜内癌はLST-G-H群のⅣB型13.8％，LST-NG-F群のⅢL-1型11.4％に認められたが，それ以外にも粘膜内癌が認められたが症例

表Ⅱ-9 LSTにおける pit pattern と腫瘍径の比較

LST-G-H

腫瘍径(mm)	＜10	10〜14	15〜19	20〜24	25〜29	30〜	計
病変数	9	50	22	13	8	26	128
ⅢL-1 (%)	6 (66.7)	32 (64.0)	6 (27.3)	4 (30.8)	2 (25.0)	5 (19.2)	55 (43.0)
ⅢL-2	4 (44.4)	15 (30.0)	2 (9.1)	3 (23.1)	3 (37.5)	2 (7.7)	29 (22.7)
ⅣB	2 (22.2)	25 (50.0)	10 (45.5)	9 (69.2)	5 (62.5)	19 (73.1)	70 (54.7)
Ⅳv	2 (22.2)	5 (10.0)	5 (22.7)	7 (53.8)	1 (12.5)	15 (57.7)	35 (27.3)

LST-G-M

腫瘍径(mm)	＜10	10〜14	15〜19	20〜24	25〜29	30〜	計
病変数	2	7	8	8	2	9	36
ⅢL-1 (%)	2 (100.0)	3 (42.9)	1 (12.5)	2 (25.0)	1 (50.0)	1 (11.1)	10 (27.8)
ⅢL-2	0 (0.0)	1 (14.3)	0 (0.0)	0 (0.0)	0 (0.0)	0 (0.0)	1 (2.8)
ⅣB	1 (50.0)	6 (85.7)	1 (12.5)	7 (87.5)	1 (50.0)	4 (44.4)	20 (55.6)
Ⅳv	0 (0.0)	1 (14.3)	6 (75.0)	4 (50.0)	1 (50.0)	9 (100.0)	21 (58.3)

LST-NG-F

腫瘍径(mm)	＜10	10〜14	15〜19	20〜24	25〜29	30〜	計
病変数	41	102	27	18	7	7	202
ⅢL-1 (%)	10 (24.4)	44 (43.1)	9 (33.3)	9 (50.0)	3 (42.9)	2 (28.6)	77 (38.1)
ⅢL-2	30 (73.2)	72 (70.6)	14 (51.9)	9 (50.0)	2 (28.6)	4 (57.1)	131 (64.9)
ⅣB	6 (14.6)	11 (10.8)	5 (18.5)	4 (22.2)	3 (42.9)	0 (0.0)	29 (14.4)
Ⅳv	0 (0.0)	4 (3.9)	1 (3.7)	1 (5.6)	1 (14.3)	1 (14.3)	8 (4.0)

LST-NG-PD

腫瘍径(mm)	＜10	10〜14	15〜19	20〜24	25〜29	30〜	計
病変数	12	28	10	8	4	4	66
ⅢL-1 (%)	2 (16.7)	6 (21.4)	0 (0.0)	4 (50.0)	2 (50.0)	0 (0.0)	14 (21.2)
ⅢL-2	9 (75.0)	18 (64.3)	10 (100.0)	4 (50.0)	3 (75.0)	3 (75.0)	47 (71.2)
ⅣB	0 (0.0)	3 (10.7)	1 (10.0)	1 (12.5)	2 (50.0)	1 (25)	8 (12.1)
Ⅳv	0 (0.0)	0 (0.0)	0 (0.0)	0 (0.0)	0 (0.0)	0 (0.0)	0 (0.0)

表Ⅱ-10 高度異型腺腫・早期癌における pit pattern

LST-G-H

	ⅢL-1	ⅢL-2	ⅣB	ⅣV	VI	VN
病変数	28	15	29	13	35	3
高度異型腺腫 (%)	9 (32.1)	3 (20.0)	9 (31.0)	5 (38.5)	4 (11.4)	0 (0.0)
m 癌	1 (3.6)	0 (0.0)	4 (13.8)	1 (7.7)	20 (57.1)	1 (33.3)
sm 癌	0 (0.0)	0 (0.0)	0 (0.0)	0 (0.0)	3 (8.6)	2 (66.7)

LST-G-M

	ⅢL-1	ⅢL-2	ⅣB	ⅣV	VI	VN
病変数	4	1	3	7	20	3
高度異型腺腫 (%)	2 (50.0)	1 (100.0)	2 (66.7)	2 (28.6)	5 (25.0)	0 (0.0)
m 癌	0 (0.0)	0 (0.0)	0 (0.0)	0 (0.0)	10 (50.0)	0 (0.0)
sm 癌	0 (0.0)	0 (0.0)	0 (0.0)	0 (0.0)	4 (20.0)	3 (100.0)

LST-NG-F

	ⅢL-1	ⅢL-2	ⅣB	ⅣV	VI	VN
病変数	44	77	11	5	32	2
高度異型腺腫 (%)	15 (34.1)	20 (26.0)	4 (36.4)	3 (60.0)	11 (34.4)	0 (0.0)
m 癌	5 (11.4)	2 (2.6)	0 (0.0)	0 (0.0)	12 (37.5)	0 (0.0)
sm 癌	0 (0.0)	0 (0.0)	0 (0.0)	0 (0.0)	4 (12.5)	2 (100.0)

LST-NG-PD

	ⅢL-1	ⅢL-2	ⅣB	ⅣV	VI	VN
病変数	3	16	2	0	21	2
高度異型腺腫 (%)	2 (66.7)	7 (43.8)	1 (50.0)	0 (0.0)	1 (4.8)	0 (0.0)
m 癌	0 (0.0)	1 (6.3)	1 (50.0)	0 (0.0)	11 (52.4)	0 (0.0)
sm 癌	0 (0.0)	0 (0.0)	0 (0.0)	0 (0.0)	7 (33.3)	2 (100.0)

数が少なく有意とはいえないと判断した．

d．LST の pit pattern のまとめ

　LST における pit pattern について，LST 亜分類およびIII_L型，IV型も亜分類して検討を行った．LST の肉眼形態の変化には pit pattern の構成要素も対応する傾向があり，腫瘍径との比較においても構成要素が変化することが示され，pit の発育との関連が示唆された．

　また癌の診断にはV_N型を示す病変はほぼ sm 癌と診断可能であった．しかしV_I型では LST-G-H 群を除いて sm 癌の比率が高く，特に LST-NG-PD 群では常に sm 癌を意識した診断，治療方針が要求される．

11. pit pattern 診断と癌の発育進展

　腫瘍の診断・治療にあたっては，その病変が発生から発育のどの stage で診断されているかを判断して，治療を検討することが大切である．すなわち，発見された腫瘍が今後どのような速さで発育し，癌として宿主を死に至らしめるか否かを考慮することが必要である．癌の発育の概念のない，また発育速度の感覚のない診断学は無駄を生じ，内視鏡検査そのものを意味のないものにしてしまう．

　以前は，ポリープとしか診断できず，均一に polypectomy が行われ，早期癌の診断は，生検や polypectomy 後に病理医が治療を判断していた．そして，m 癌の臨床診断は不可能とされていた．しかし近年は，陥凹型癌や LST などの表面型の内視鏡診断学が展開され，それぞれの pit pattern も同定され，sm 浸潤率もわかってきた．それに伴い，治療をすべきもの，治療を最優先すべきもの，治療を必要としないものなどが同定されるようになってきた．すなわち，現在では腫瘍の発育を考慮した内視鏡診断が求められるようになり，それに基づいた治療が行われるようになった（図Ⅱ-86）．

a．病理学的にみた大腸癌の発育進展

　大腸癌の組織発生には発生過程で腺腫を介さず正常粘膜から直接発生するという *de novo* cancer と，腺腫を介して発生する adenoma-carcinoma sequence とがある[53,54]．大腸癌発生と発育形態については，病変が陥凹型病変か平坦型病変かそれとも隆起型病変かが問題となり，それによって癌の進展速度も違うと考えられている．すなわち，隆起型腫瘍は大きなポリープから腺腫内癌が発生し，その後 sm 層へ進行するという時間的長さを有するのに対し，陥凹型早期大腸癌は粘膜全層性の straight 腺管が粘膜筋板に向かって垂直に伸びるという特徴的な病理像を有し，腫瘍径が小さくとも他の肉眼形態に比較し sm 癌率が極めて高いという事実がある．そのことは *de novo* 発生の陥凹型癌は他の形態に比し発育の速さが異常に速いことを示している．この両者の発生の違いが腫瘍のその後の発育進展速度，悪性度，転移などを決定していくと考えられる．早期大腸癌の発育進展と pit pattern の関連について図Ⅱ-87 に示す．

b．陥凹型の発育進展

　陥凹型の粘膜全層性の腺腫腺管は，隆起型に見られるような分枝した腺管ではなく，丈の低い straight 腺管が粘膜筋板に向かって垂直に伸びているという極めて特徴的な病理組織学的特徴を有する．pit pattern はⅢs 型 → V_N 型という特徴的な pit の変化を呈する（図Ⅱ-88）．陥凹型早期癌は 5〜7 mm で，Ⅱc，Ⅱc＋Ⅱa の形態を呈し，sm 浸潤を来す．10 mm ぐらいの腫瘍径で sm 深部浸潤を来しⅡa＋Ⅱc 形態へと変化をするといった一連の発育を示す．そして一部間質反応（desmoplastic reaction：DR）の強いものはⅠs＋Ⅱc へと進展する（図Ⅱ-89）．

　われわれの症例の中で，Ⅱa＋Ⅱc 病変は m，sm1 で平均腫瘍径 7.3 mm，sm2，3 群では平均腫瘍径 13.6 mm であった．また，15 mm 以上のⅡa＋Ⅱc 病変はすべて sm 深部浸潤を呈しており，これらⅡa＋Ⅱc 病変で 15 mm 以上の病変には絶対的に手術的治療が必要である[55]．

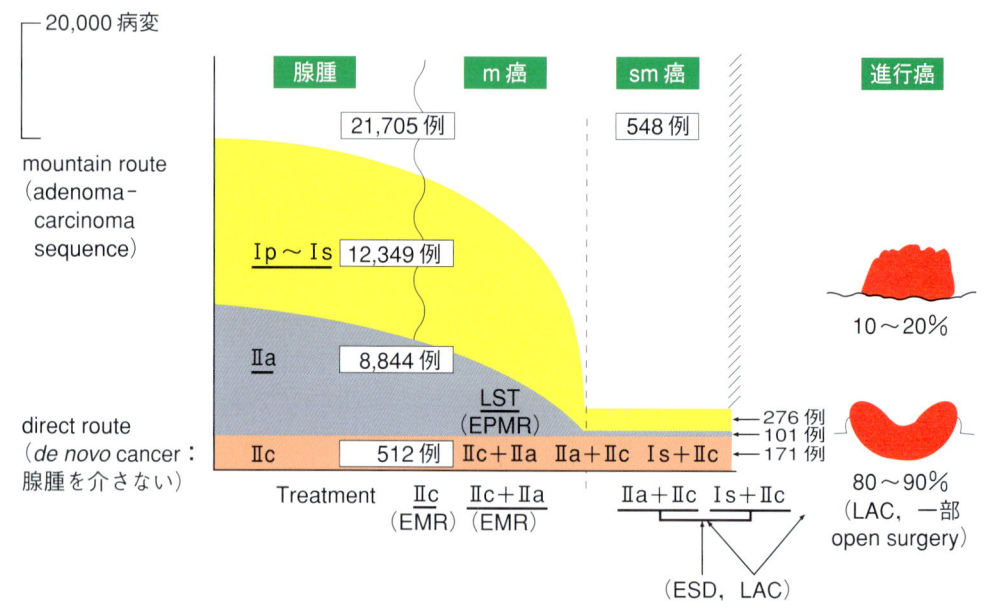

図Ⅱ-86　腫瘍の発育進展を考慮した大腸癌の治療方針

direct route をたどる *de novo* cancer は，100 m 競争を 50～70m 地点からスタートしているようなもので，極めて発育が速い．それに対し mountain route をたどる adenoma は遅い発育であり，その多くは宿主（人間）と共存する可能性が高い．

direct route をたどる Ⅱc は発見が難しく，多くは見逃されている可能性が高い．この direct route をたどるものは，臨床における実際の数よりはもっと多いことが示唆される．

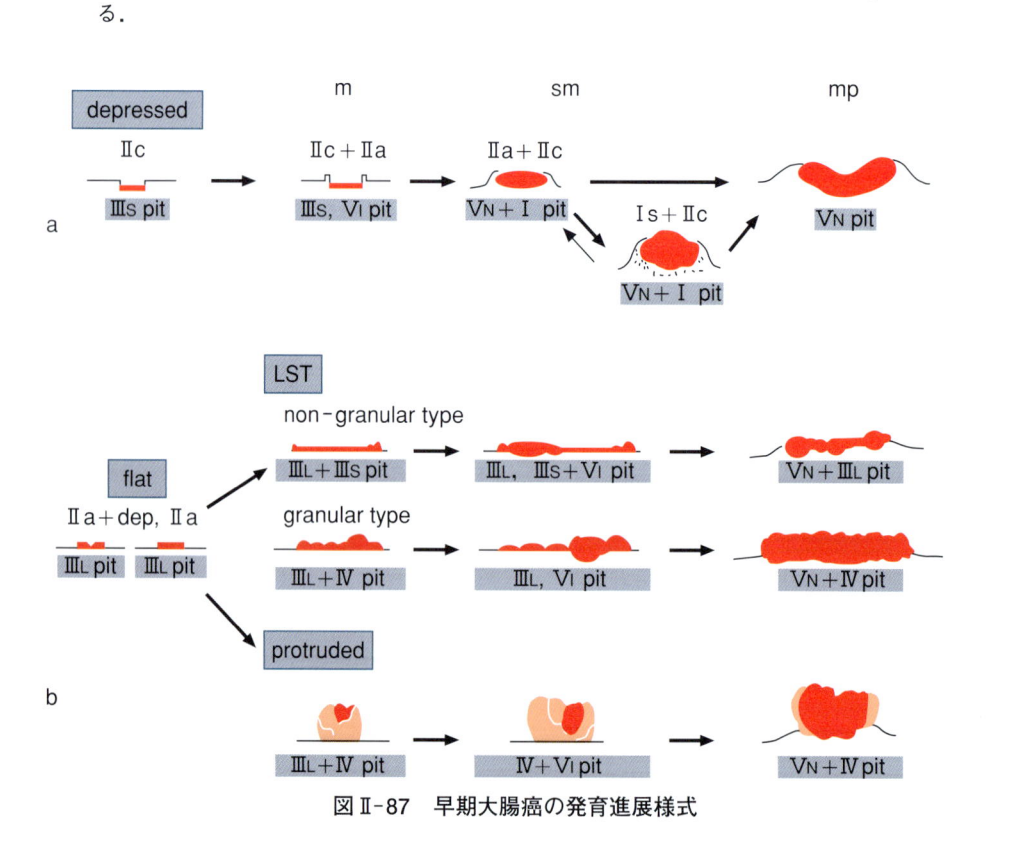

図Ⅱ-87　早期大腸癌の発育進展様式

72 ● 第Ⅱ章　pit pattern 分類の基本

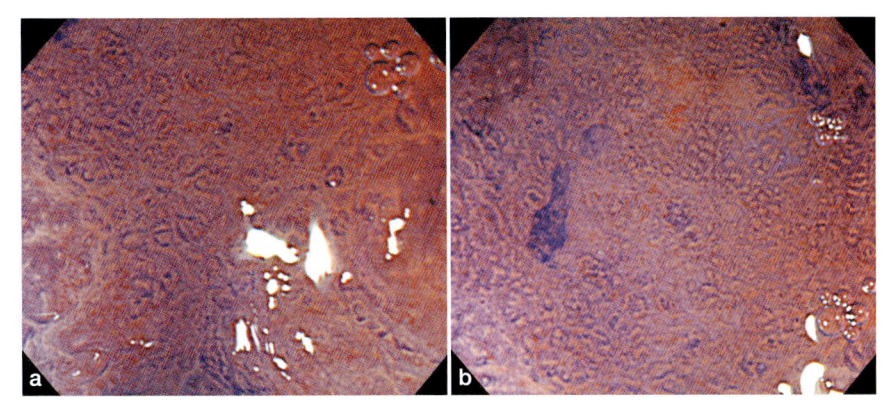

図Ⅱ-88　陥凹型癌の特徴を示す pit pattern

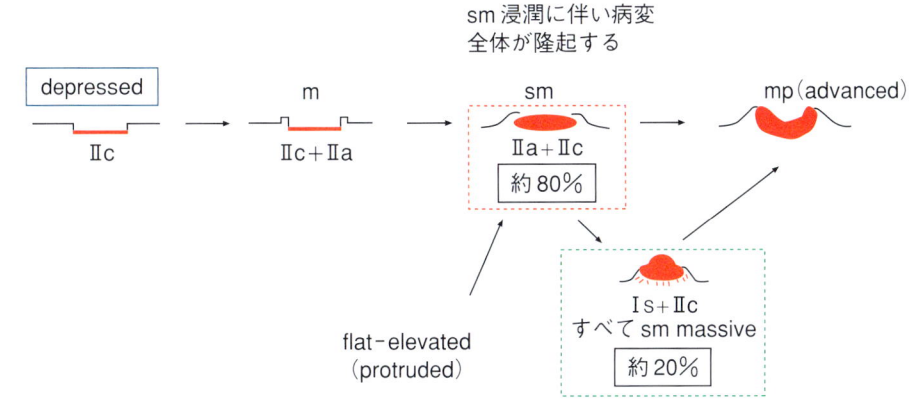

図Ⅱ-89　陥凹型病変とは

　Ⅰs＋Ⅱcとは，一見するとⅠsとして認識できるものであるが，Ⅱa＋Ⅱcと同様に陥凹局面を有した陥凹内隆起型を示すものである．われわれはそれらをⅠs＋Ⅱcと呼称し，Ⅱc→Ⅱa＋Ⅱc→Ⅰs＋Ⅱcの発育形態変化であると報告してきた．Ⅰs＋Ⅱcはすべてsm1c以深の深部浸潤を来しており，また大きさも10mm前後である．このⅠs＋Ⅱcは内視鏡的治療を行うにあたり注意が必要な病変である[56,57]（図Ⅱ-90〜92）．

c．小さい平坦型腫瘍（Ⅱa，Ⅱa＋dep）の発育進展

　5mm前後のⅡa，Ⅱa＋depといった小さな平坦型病変のpit patternはほとんどがⅢL型である．当院で2001年4月から2004年8月までに切除が可能でかつⅢL型と診断した病変は885例であった．そのうちadenomaは821例（92.8％），m癌は28例（3.2％），その他（炎症性ポリープ，過形成性ポリープなど）36例（4.1％）であり，sm癌は認めなかった．すなわち，平坦型のpitがⅢL型であった病変は基本的には急な治療を必要としないものである（表Ⅱ-11）．この結果は1986年以来のⅢL型約1,000病変のデータでも同じである．そのような病変は，長い経過の中でⅣ型へ変化していくか，ほとんど変化せず経過を追える可能性が示唆される．今後はどのようなⅢL型がⅣ型になりⅤ型になるのか見極めることが重要であるが，現在のところは明確な鑑別ができない．したがってⅢL型pitはsm

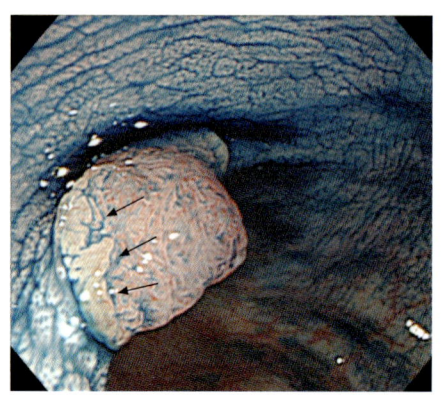

図Ⅱ-90　Ⅰs+Ⅱc
インジゴカルミン色素撒布を行うことで陥凹局面が明瞭になる．

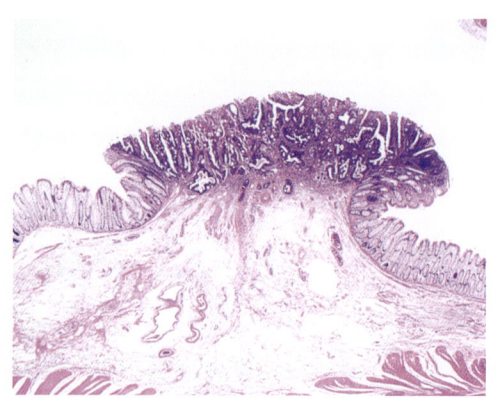

図Ⅱ-91　sm癌，sm1c（浸潤距離 1,840μm）

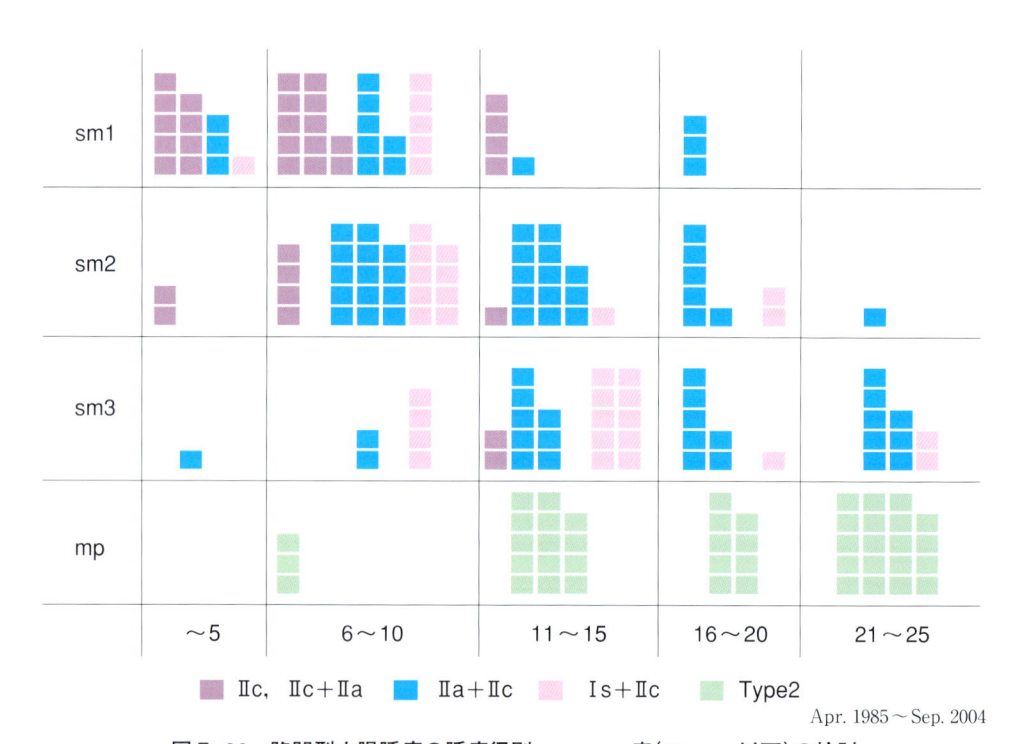

図Ⅱ-92　陥凹型大腸腫瘍の腫瘍径別 sm，mp癌（25 mm 以下）の検討

■ Ⅱc, Ⅱc+Ⅱa　■ Ⅱa+Ⅱc　■ Ⅰs+Ⅱc　■ Type2

Apr. 1985～Sep. 2004

癌がないことから経過を追えるという考え方と鑑別ができないから摘出するという2つの考え方がある．

　ⅢL型 pit を示す小さなⅡa，Ⅱa+dep は経過を追える．

d．大きい平坦型腫瘍（LST）の発育進展

　LST の発育進展は側方方向を主体とするもので，陥凹型や隆起型と比較し腫瘍径が大

表Ⅱ-11　Ⅱa，Ⅱa＋dep(n=885)でⅢL型 pit pattern と診断された病変

	ⅢL型 pit pattern(腫瘍径＜10 mm)
adenoma	821(92.8%)
mucosal cancer	28(3.2%)
submucosal cancer	0(0%)
others	36(4.1%)

Apr. 2001～Aug. 2004

表Ⅱ-12　肉眼型別 sm 浸潤度と術前 pit pattern(*n*=105)

pit pattern ＼ 肉眼型	隆起型 (*n*=56)		平坦型 (*n*=25)		陥凹型 (*n*=24)	
	sm1a, b	sm1c-3	sm1a, b	sm1c-3	sm1a, b	sm1c-3
V_N	0	24	1	13	1	21
V_I, Ⅲs, Ⅳ	9	24	7	4	2	0

Apr. 2001～July 2003

きくなってから sm 浸潤するものが多い．しかし非顆粒型は顆粒型腫瘍に比較し腫瘍径が 10 mm 台から sm 浸潤を伴うものがあり 2 cm 以上では過半数を越える．すなわちこのタイプは小さくとも sm 浸潤を来す陥凹型に近いものである．この LST 非顆粒型は陥凹型と同様に大腸進行癌への発育ルートの 1 つである．LST そのものは，もともとはⅡa あるいはⅡa＋dep といった病変から発育したと考えられ，隆起型(Is, Isp, Ip)の形態変化を来すものと LST へ発育するものが存在すると考えられている．LST の pit pattern はⅢL型 pit が主体であるが，顆粒型(LST-G)はⅢL型 pit のみで構成されるⅢL-1 型が多いが，非顆粒型(LST-NG)はⅠ型 pit を混在するⅢL-2 型が特徴的である．比較的，小型ⅢL あるいはⅢL＋Ⅲs pit を経て V 型に変化する．顆粒型は pit がⅢL からⅣ型と変化し隆起型と同じ経過をたどって V 型へ変化する．

> LST-NG の特徴的 pit はⅢL-2 型である．

e．隆起型の発育進展

　隆起型は内視鏡を施行した際によく認められるが，そのほとんどが腺腫であり pit pattern はⅢL型ないしⅣ型である．pit pattern と sm 浸潤癌の関係をみると，V_N型を認めた場合はほとんどが sm 深部浸潤(sm1c 以深)であるが，V_I型 pit pattern を呈した場合も深部浸潤を来すことがある(表Ⅱ-12)．隆起型では平坦型，陥凹型に比較し，sm 癌で V_N 型を呈する割合が少ないので深達度診断においては十分に注意する必要がある．もっともエコーでも隆起型は精度が低くなることは周知の事実である．

f．経過観察例からみた大腸ポリープの自然史

　6 か月以上経過観察可能であった，小さい平坦型および隆起型腫瘍(平均径 4.1 mm)236 病変の検討(観察期間 6～148 か月)では，初回観察時と最終観察時の比較で 2 mm 以上増大したものは数％にすぎず，しかもその 2 mm の増大に 4 年以上の時間がかかっていた(表Ⅱ-13)．また，形態や pit pattern にもほとんど変化を認めなかった(表Ⅱ-14, 図Ⅱ-93, 94)．

表Ⅱ-13 経過観察例における大きさの変化と観察期間

a. 平坦型腺腫（130例）

大きさの変化	腺腫数	観察期間（月）
2 mm 以上増大	6（4.6%）	48.2 ± 47.8
不変	124（95.4%）	24.5 ± 26.9

b. 隆起型腺腫（106例）

大きさの変化	腺腫数	観察期間（月）
2 mm 以上増大	7（6.6%）	48.6 ± 42.6
不変	99（93.3%）	19.2 ± 17.0

表Ⅱ-14 経過観察例における肉眼形態の変化

初回肉眼形態（病変数）	最終肉眼形態					
	Ip	Isp	Is	Ⅱa	Ⅱa＋dep	LST
Ip（10）	8（80%）	2				
Isp（44）		43（97.7%）	1			
Is（52）		7	45（86.5%）			
Ⅱa（97）		2		93（95.9%）	2	
Ⅱa＋dep（31）			2	1	28（90.3%）	
LST（2）						2（100%）
計	8	54	48	94	30	2

不整のないⅢL型 pit pattern のみからなる，平坦型ないし隆起型腺腫は，数年の経過ではほとんど変化しない．したがってそれらの病変に対しては，早急な内視鏡治療の必要はないといえる．

g. 発育形態分類別 sm 浸潤度

発育形態分類別 sm 浸潤度を表Ⅱ-15に示す．10 mm 以下で sm 癌であった割合は陥凹型 21.3%，平坦型は 0.05%，隆起型は 0.5% であった．21 mm 以上では陥凹型 5.2%，平坦型 21.1%，隆起型 27.7% であった．このことは陥凹型病変は小さいうちから sm 浸潤をすることを示しており，それに対し陥凹型以外の他の形態はゆっくりと側方へ進展し平坦型は，20 mm を超えて 1/4 が sm へ移行，粘膜下層へ浸潤し，隆起型は同サイズで 1/3 が sm 癌に進行している．このことは，陥凹型の深達度進展の速さは 3 倍以上の速さがあることを教えている．

h. 早期大腸癌の発育進展様式― sm 浸潤度と pit pattern

Ⅱc は小さな段階で sm 浸潤を開始する．これらは深部浸潤の過程とともに若干の腫瘍増大を来し，その形態は多くがⅡa＋Ⅱcへと変化する．そして，一部間質反応の強いものは癌量を増大し陥凹内隆起が著明となりⅠs＋Ⅱcへと変化する．そしてこれらは 2 型進行

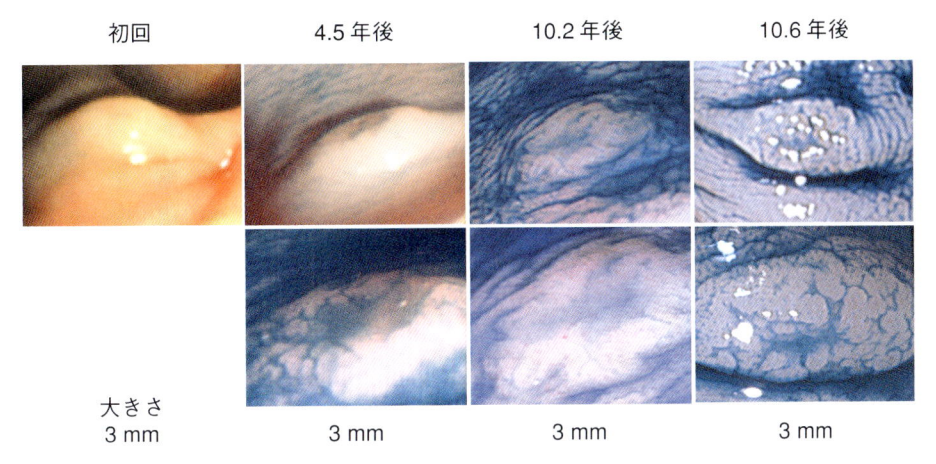

初回	4.5年後	10.2年後	10.6年後
大きさ 3 mm	3 mm	3 mm	3 mm

図Ⅱ-93 長期観察例（Ⅱa＋dep，ⅢL型 pit pattern）
下段は拡大観察10年以上の経過で，形態も大きさもほとんど変化していない．

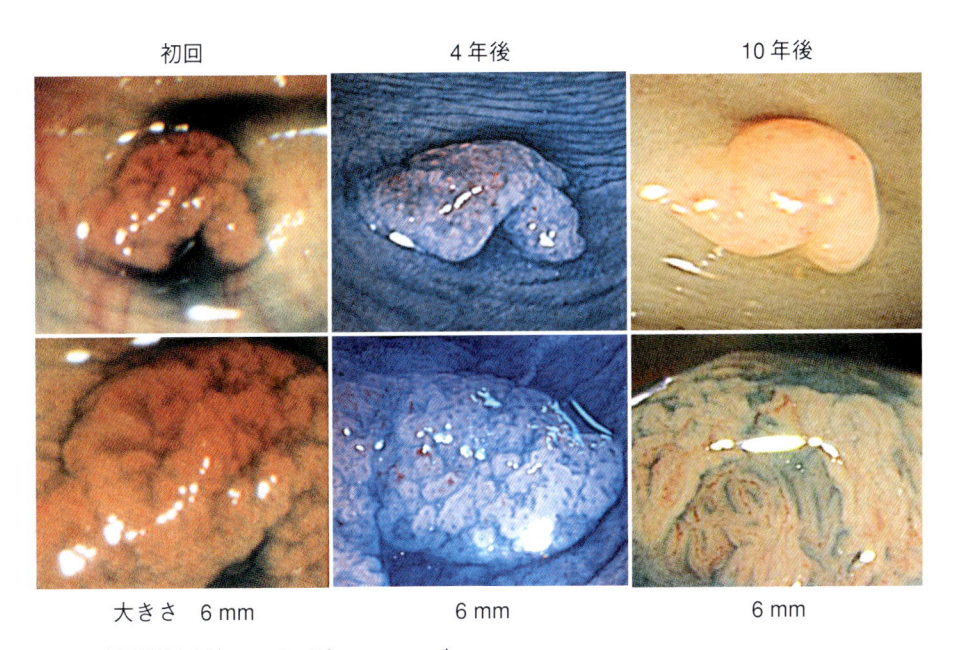

初回	4年後	10年後
大きさ 6 mm	6 mm	6 mm

図Ⅱ-94 長期観察例（Ⅱa，ⅢL型 pit pattern）
下段は拡大観察10年の経過で，形態も大きさもほとんど変化していない．

癌へと発育する．早期発見，早期治療の観点からは，内視鏡的治療が可能なⅡc，Ⅱc＋Ⅱaを発見し，EMRで治療することが重要と考える．

> EMRで治療するには，Ⅱc，Ⅱc＋Ⅱaの段階で発見する必要がある．

i．陥凹型早期癌と小型進行癌からみた大腸癌の成り立ち

陥凹型は10 mm以下のsm癌頻度が高く，15 mm以上の大きさでsm癌の数が減少する．このことは陥凹型が小さな段階で進行癌に移行する可能性を示している．これらの陥

表Ⅱ-15　大腸腫瘍における sm 以深癌の比率

	腫瘍径（mm）			計
	1〜10	11〜20	21〜	
陥凹型	83/390 （21.3%）	64/101 （63.4%）	14/269 （5.2%）	161/760 （21.1%）
平坦型	4/7,574 （0.05%）	27/699 （3.9%）	59/280 （21.1%）	90/8,553 （1.1%）
隆起型	56/10,184 （0.5%）	147/1,451 （10.1%）	65/235 （27.7%）	268/11,870 （2.3%）
計	143/18,148 （0.8%）	238/2,251 （10.6%）	138/784 （17.6%）	519/21,183 （2.5%）

Apr. 1985 〜 Mar. 2004　Apr. 2001 〜 Mar. 2004（進行癌含む）

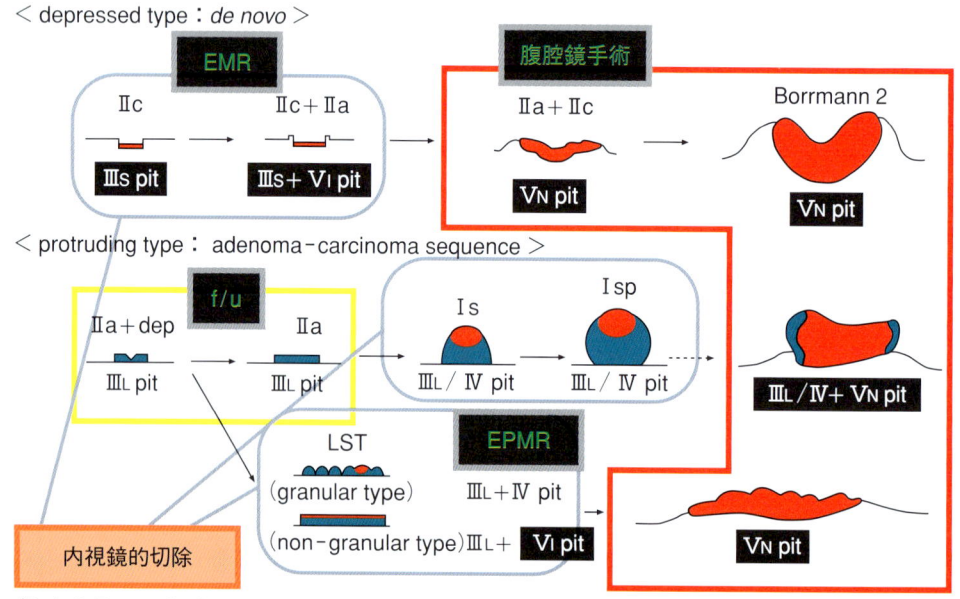

（Kudo S, Tamura S, Hirota S, et al. The problem of *de novo* colorectal carcinoma. Eur J Cancer 31A : 1118-1120, 1995 より引用）

図Ⅱ-95　大腸腫瘍の pit pattern からみた発育進展と内視鏡治療の基本[58]

凹型 sm 癌や小型進行癌は便潜血反応（FOBT）も陰性が多く，すなわち現状の検査体系では FOBT を含め症状のない人には内視鏡検査を行うことが少ない．換言すれば検査の機会を与えられることがないためにこれらの小さな sm 癌や小型進行癌が発見されることがなかった．将来癌年齢の人達を内視鏡ですべて screening する時代が来るならば，陥凹型の実際の頻度が証明されていくだろう．いずれにしても臨床的に捉えにくい病変である．

j. pit pattern からみた発育進展

　pit pattern と発育進展を考えると図Ⅱ-95 で示したような発育進展様式が成り立つと考えられる．direct route, *de novo* cancer の発育進展では pit pattern の変化はⅢ$_S$→V$_N$であり，mountain route の adenoma-carcinoma sequence はⅢ$_L$→Ⅳ→V$_I$→V$_N$である．Ⅲ$_L$型は発育が遅く 10 年でもほとんど変わらない．それに対し発育の速い大腸癌，*de novo* 発生の pit pattern はⅢ$_S$型，V$_N$型が key word であり，それをいかに実際の臨床で早期発見し，内視鏡治療を行うかが重要なことである．

> *de novo* 癌はⅢ$_S$型，V$_N$型 pit pattern が重要．

k. 大腸癌の遺伝子異常

　K-ras 変異の異常は adenoma-carcinoma sequence の早期に関与しており，腺腫の形態と関係する．*K-ras* 変異の頻度は隆起型の腺腫に高く，陥凹型には低率である．

　Ⅱc の他の遺伝子は，いまだ不明であるが，藤井らの検討では，LOH 5q17p, 18p が関与していることが示唆されている．Ⅱc, *de novo* cancer の遺伝子解析は，いずれ本邦の遺伝子学者から明らかにされるであろう．

> Ⅱc, *de novo* 癌の遺伝子特徴
> *K-ras*(−)
> LOH 5q17p, 18p が関与

12. sm癌からmp癌における形態の急激な変化

a. 逆追跡されたsm癌および3cm以下の進行癌

　大腸癌は初期像から終末像への形態変化の乖離が激しく，その途中経過を観察することは困難である．しかし近年，逆追跡症例の集積[59〜66]とともに，sm癌からmp癌に至る急激な変化を示す例が経験されている．これらの例では，陥凹型sm癌，特にsm1c以深のsm massive癌の形態変化は激しく，その陥凹辺縁部の形態はいわゆるI型pitに囲まれ，玉葱様外観を呈する逆噴射所見を伴う例と，陥凹部からVIないしVN型pit patternを呈する，腫瘍pitの辺縁へのはみ出し・不規則な陥凹辺縁を形成する例に大別される（図II-96〜99）．特に，逆噴射所見（逆浸潤像）は，癌が深部浸潤するにしたがって，その出現頻度は高くなる（表II-16）．

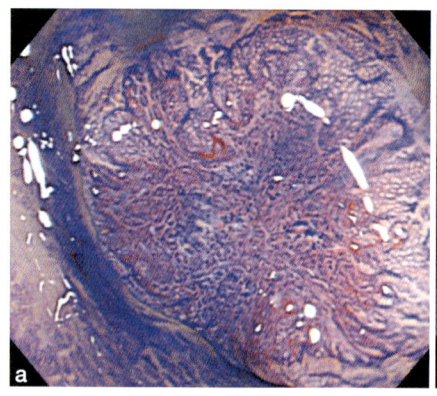

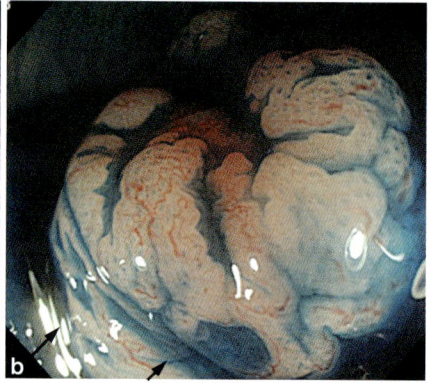

図II-96　陥凹型sm癌の陥凹辺縁部形態
a　逆噴射所見のない陥凹型sm癌．陥凹辺縁に腫瘍部分のはみ出しを認め，不規則な境界を示す．
b　逆噴射所見を伴った陥凹型sm癌．陥凹局面の周囲にI型pitで囲まれた玉葱様の外観を呈する逆噴射所見を認める．

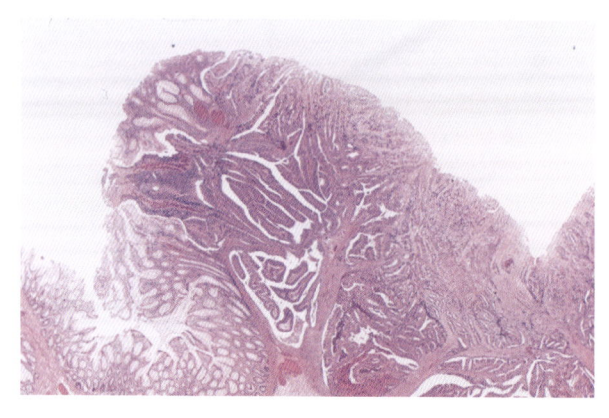

図II-97　逆噴射所見（逆浸潤像）の組織像

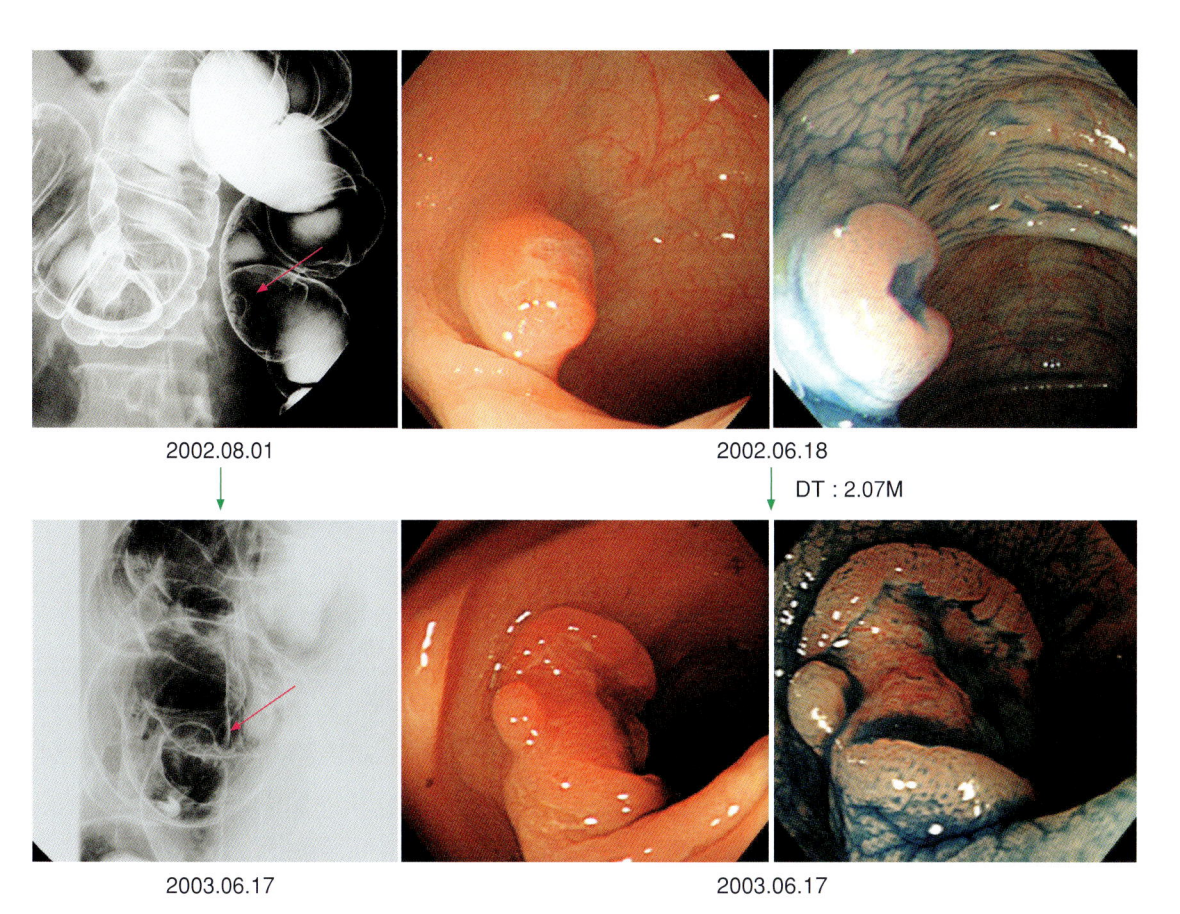

2002.08.01		2002.06.18
		DT：2.07M
2003.06.17		2003.06.17

図Ⅱ-98　11か月の経過で大きさ5mmのⅡa+Ⅱc型sm癌（推定深達度sm2）から大きさ17mmの2型進行癌へ発育した症例
tumor doubling time（DT）は2.07か月で急速な発育進展を示した．

　同様に，検討を行った9例のLST症例では2例（22.2%）にⅤ型pit patternを示す病変内隆起の増大（図Ⅱ-100），2例（22.2%）に陥凹領域の拡大，1例に腫瘍の部分的な自然脱落を認めた．同時に，隆起型sm癌でも病変内陥凹領域の拡大が観察された．3cm以下のmp癌の検討例では，陥凹型sm癌より，陥凹局面および辺縁において周堤様の変化，逆浸潤像の出現頻度が高かった（図Ⅱ-101）．

b．陥凹型sm癌の陥凹辺縁の拡大内視鏡所見の意義

　陥凹型早期大腸癌は，その多くは初期には星芒状陥凹を有し大きさ5mm前後でsmへ浸潤する（initial stage）．そして，7～10mmにおいてsm1c以深へ浸潤し不整形陥凹を呈し，Ⅱa+ⅡcないしⅠs+Ⅱc型へ変化し（invasive stage），最終的には2型進行癌（advancing stage）に至るであろう（図Ⅱ-102）ことを報告した[67~69]．

　陥凹型癌の陥凹境界においてはⅢs型ないしⅤ型pitの側方へのはみ出し様所見，並びに逆浸潤像（逆噴射所見）が観察される．このうち逆浸潤像は浸潤癌の陥凹辺縁隆起においてしばしば観察される所見で，粘膜下癌巣から正常粘膜内への浸潤像を示す．sm1c以深

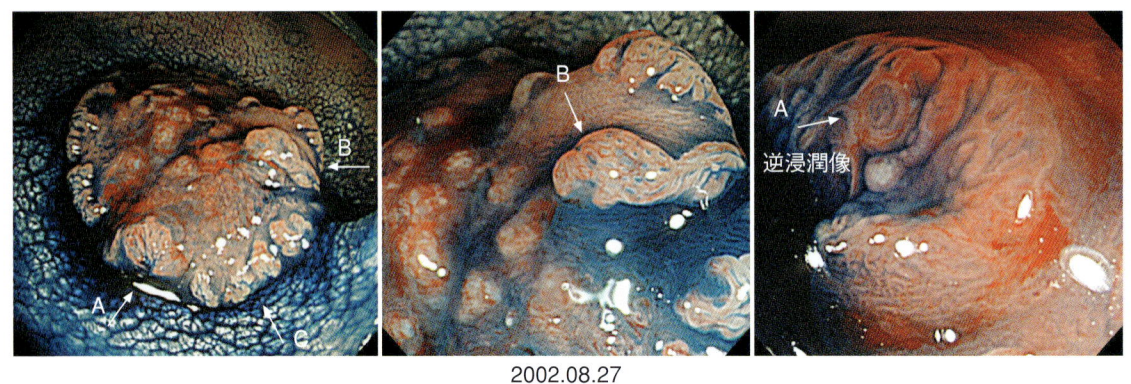

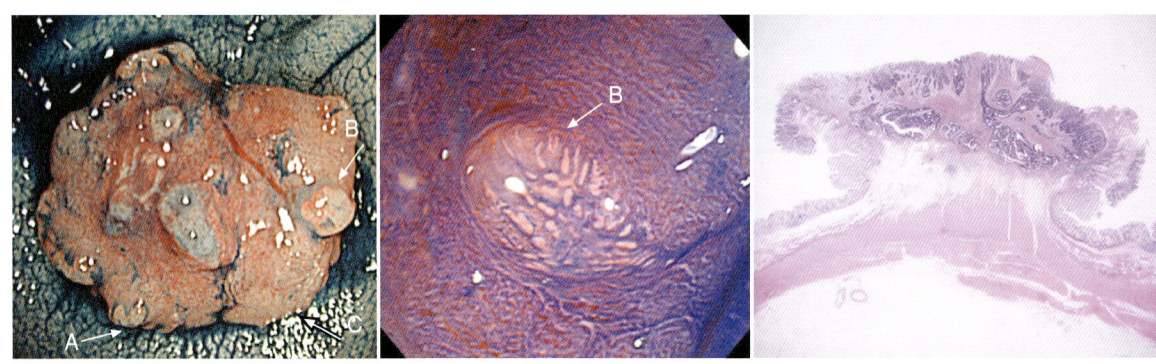

図Ⅱ-99 17日の経過で陥凹辺縁部に形態変化を認めたⅡa+Ⅱc型sm癌症例
2002年8月27日の拡大内視鏡像ではBに陥凹辺縁と連続する正常粘膜を認め，またAに逆浸潤像(逆噴射所見)が観察される．2002年9月13日の拡大内視鏡像ではBの正常粘膜は島状となった．

表Ⅱ-16 逆噴射所見(逆浸潤像)の出現度と癌の浸潤度

($n=52$)

		―	1+ ≦1/3周	2+ 1/3〜2/3周	3+ 2/3周≦
A	sm1a〜b ($n=9$)	4 (100%)	0	0	0
B	sm1c〜2 ($n=12$)	8 (66.7%)	4 (33.3%)	0	0
C	sm3 ($n=14$)	6 (42.9%)	3 (21.4%)	3 (21.4%)	2 (14.3%)
D	mp ($n=17$) ≦2.5 cm	4 (23.5%)	5 (29.4%)	3 (17.6%)	5 (29.4%)

B：C；$p=0.18$　B：D；$p=0.0101$　C：D；$p=0.193$　B+C：D；$p=0.027$

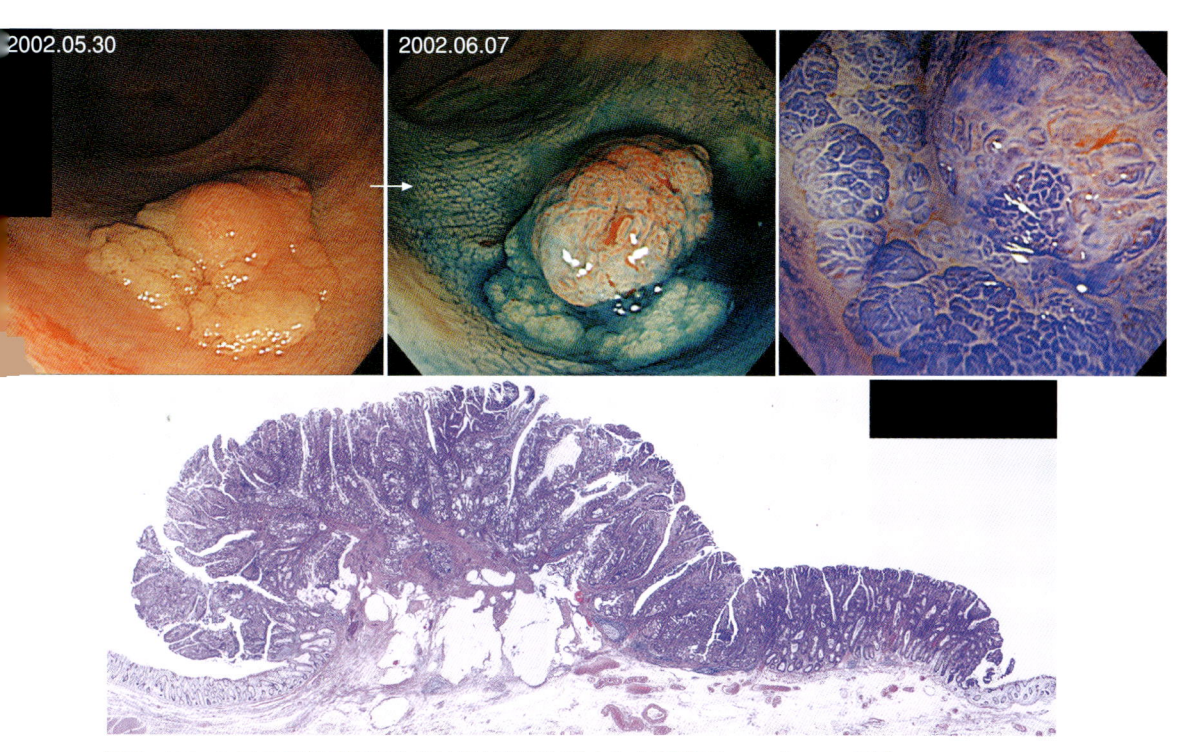

図Ⅱ-100　8日の経過で病変内の結節が急速に増大した深達度 sm3 の LST 症例
2002年5月30日の内視鏡像で発赤した結節を認める．8日後の2002年6月7日の内視鏡像ではⅤ$_I$型 pit pattern を呈する結節部分は明らかに増大した．

　癌に特有なこの所見は通常内視鏡では観察困難で，拡大観察において玉葱様を呈し pit pattern はⅤ$_N$型を示す．また，周囲はⅠ型 pit の正常粘膜で囲まれる[68,69]．この逆浸潤像は陥凹型の深部浸潤癌では辺縁隆起に複数個出現し，自然経過において陥凹局面に癒合・吸収され複雑な境界模様を形成する．すなわち，2型進行癌の周堤隆起に見られるⅤ型 pit とⅠ型 pit の入り組んだ不規則な境界へと変化する．今回の検討から，陥凹型 sm1c 以深癌では平均約1か月という短期間において癌の逆浸潤や側方進展を背景に陥凹局面が変化し，また境界線も複雑不明瞭化し辺縁へ移行することが確認された．

　今回，LST-G（顆粒型）では sm 浸潤部であるⅤ型 pit pattern を示す粗大な隆起や陥凹部において，短期間ではあるが癌浸潤を背景に隆起の増大あるいは陥凹領域の拡大が見られ，周囲の腫瘍部分を置換して発育する所見が見られた．さらに，LST-NG（非顆粒型）病変では病変内隆起の平坦化，あるいは腫瘍の部分的な自然脱落などの変化が見られた．すなわち，浸潤部における癌の増殖と間質反応（desmoplastic reaction；DR），並びに粘液結節の形成などは比較的短期間に進行し，これら病変深部の変化が表面の pit pattern に反映される．

　同様に，隆起型では癌先進部に相当する結節状隆起や陥凹部に同様に腫瘍 pit の変化が見られた．特に，陥凹を伴ったⅠs 様病変からⅤ$_N$型 pit pattern を示す陥凹が出現し，2型進行癌様へ形態変化した症例を経験したが，隆起型から2型進行癌への発育進展様式を示す症例と思われた．

12．sm 癌から mp 癌における形態の急激な変化

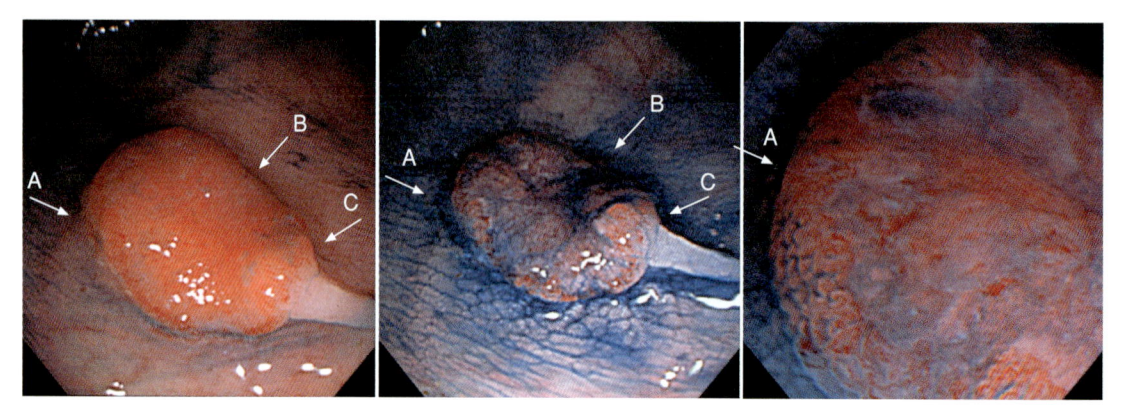

1999.11.25

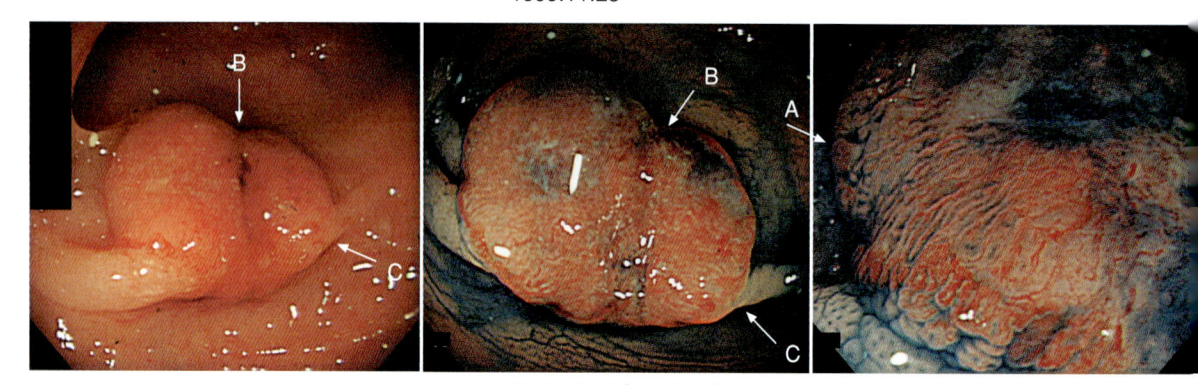

2000.03.09（104days）

図Ⅱ-101 104日の経過で陥凹境界の外側辺縁へ移行し，また病変全体の厚みが増して相対的に中央が凹んだ深達度 mp の進行癌症例

1999年11月25日の内視鏡像のA, Cは陥凹辺縁，Bは凹凸を示す陥凹面を示す．2000年3月9日（104日後）の拡大内視鏡像では病変は全体に厚みを増し，相対的にBは深くなった．またA, Cの陥凹境界は外側へ移行した．

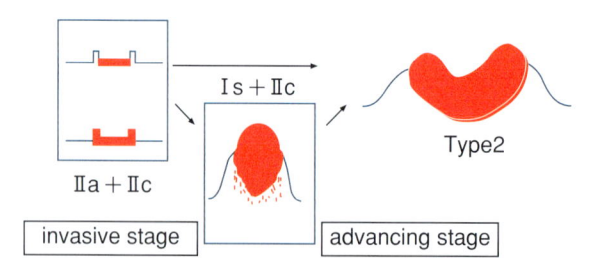

図Ⅱ-102 protruding and flat type（adenoma-carcinoma sequence）
invasive から advance における陥凹面の形態変化は速い．

84 ● 第Ⅱ章　pit pattern 分類の基本

大腸癌の発育進展に伴う形態変化は，主として癌の深部浸潤に伴う高さの増大と陥凹局面の変化，並びにLSTや隆起型では，陥凹の出現ないし潰瘍形成に規定される．以上の形態変化は癌の深部浸潤，および側方への進展と間質の反応性変化と密接に関連し，病巣表面のpit patternやマクロ的所見の変化へと表現される．したがって，以上の形態変化を捉えることは大腸癌の発育進展におけるドミノ的なひとつひとつの変化の解析となる．すなわち，臨床の場で対峙した病変がどの時相に相当するのかを知ることにもつながり，治療方針を決定するうえでも重要である．

> **陥凹内隆起の目立つI$_S$ + IIcはV$_N$型pit patternを呈しすべてsm massive癌である．**

13. scratch sign と逆噴射所見の典型像

a. 箱根合意におけるV_N型

箱根合意によるV_I型では粘膜内癌から進行癌まで広く含まれることになり，V_N型はほとんどが sm massive を示唆するものとなった．したがって，臨床の現場ではV_I型すなわち不整な構造を認める病変において粘膜下深部以深への浸潤を示唆する所見を拾い出すことが sm 癌の診断には重要になる．

b. scratch sign と逆噴射所見

従来のV_N型 pit pattern を呈する病変の表面に爪で掻いたような構造を認めるものがあり，それが粘膜下深部浸潤癌に多いことに気づき，われわれはこれを scratch sign（図Ⅱ-103）と名づけた[70]．また，粘膜下深部浸潤癌，進行癌の癌病巣辺縁や周囲の正常粘膜部に噴火口様の辺縁のスムーズな類円形の陥凹を形成し，この陥凹底部には玉葱状の構造が見られることがままあり，この部分の組織像で深部浸潤した癌が，粘膜下層から粘膜層に浸潤し表面に顔を出したと考えられたため，これを逆噴射所見（図Ⅱ-104）と名づけた．

1990年4月から2000年4月までの期間に，当施設にて切除された粘膜下深部浸潤癌（sm2，sm3）および進行癌のうちで実体顕微鏡像と病理組織との詳細な対応が可能であっ

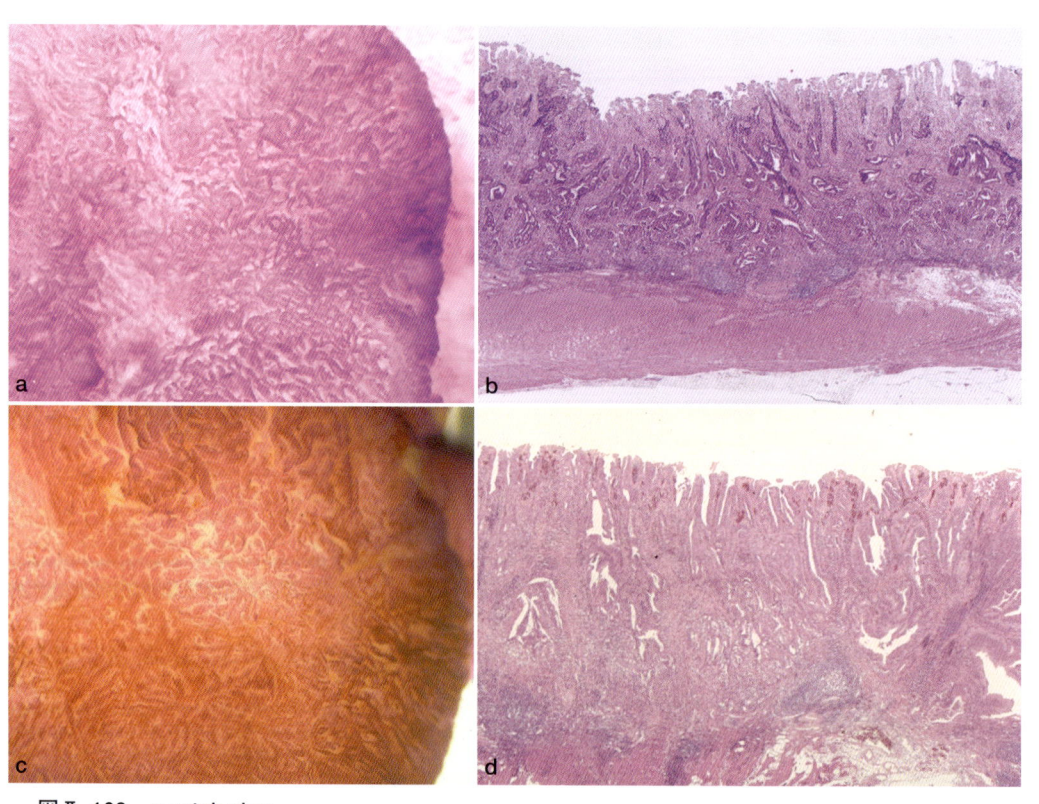

図Ⅱ-103 scratch sign
a，b 間質の亀裂．
c，d 比較的密在した癌腺管．

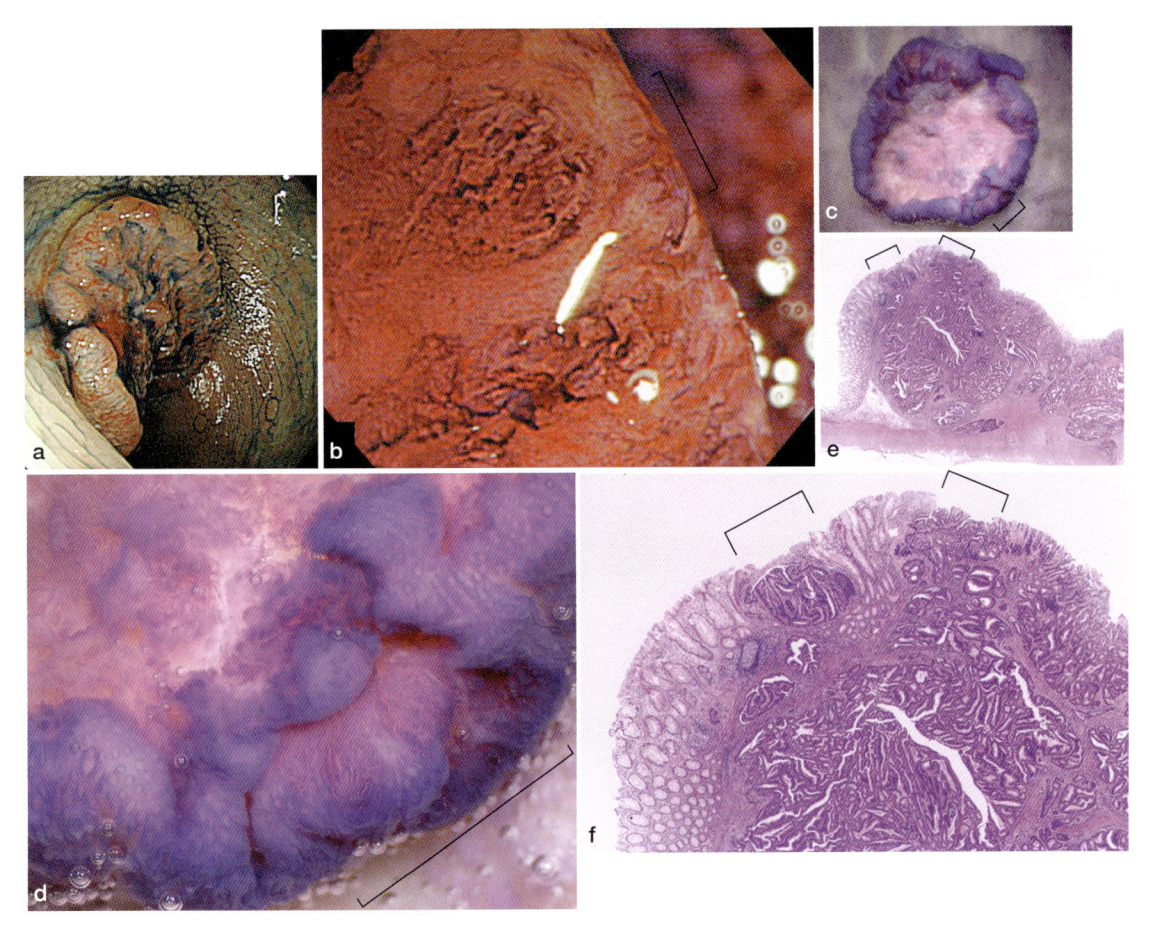

図Ⅱ-104 逆噴射所見
a type2病変のインジゴカルミン撒布の内視鏡像.
b 染色法による拡大内視鏡像. 病変の辺縁と逆噴射所見を認める.
c, d 実体顕微鏡像.
e, f 病理組織像.

表Ⅱ-17 scratch sign 逆噴射所見の検討の対象病変

sm2 Ca	14	LST	7
sm3 Ca	12	Ⅱc	1
mp Ca	21	Ⅱa+Ⅱc	13
ss 以深 Ca	18	Is+Ⅱc	7
計	65	adv Ca	37
		計	65

たものからランダムに65症例65病変を抽出し(表Ⅱ-17), 深達度別にscratch signの有無, その性状, 逆噴射所見の有無を検討した. 深達度ごとのscratch signの有無では特に傾向はみられなかったが(図Ⅱ-105), 病理組織標本上でscratch signを比較的密在した癌腺管からなるものと腺管を認めない間質の亀裂状のものとに分けて検討したところ, 比較的密在した癌腺管からなる場合はsm2では全例に, sm3の約半数弱にみられ, 間質の亀

13. scratch signと逆噴射所見の典型像

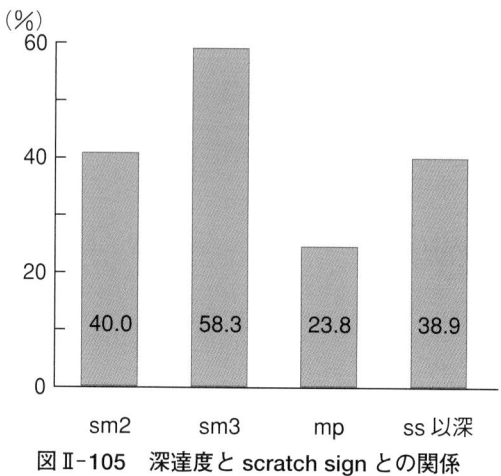

図Ⅱ-105　深達度と scratch sign との関係

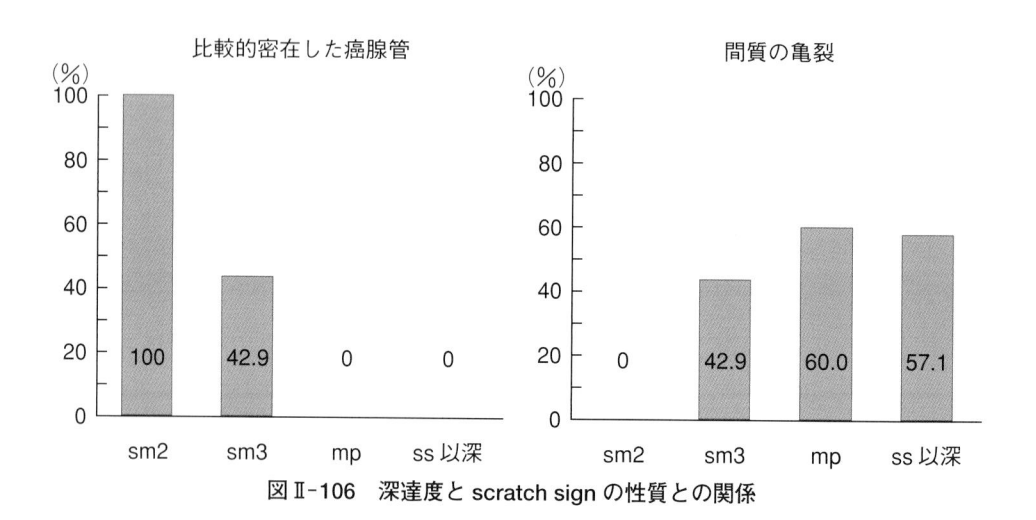

比較的密在した癌腺管

間質の亀裂

図Ⅱ-106　深達度と scratch sign の性質との関係

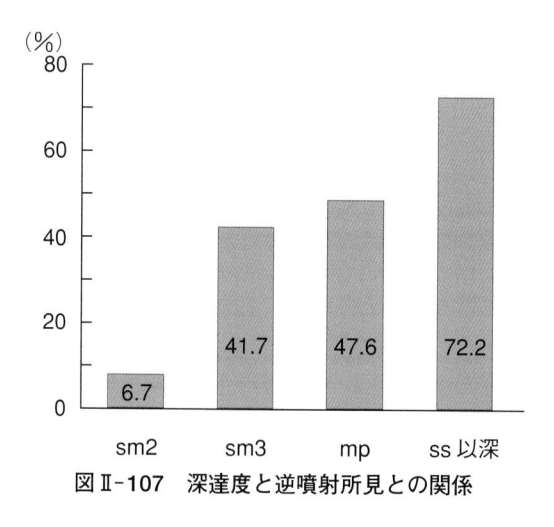

図Ⅱ-107　深達度と逆噴射所見との関係

裂状のものは mp 癌，ss 以深癌の半数以上に，sm3 癌の半数弱にみられた（図Ⅱ-106）．また，逆噴射所見は sm2 癌ではほとんど認められなかったが，sm3 癌，mp 癌の半数弱，ss 以深癌の 7 割以上にみられた（図Ⅱ-107）．

scratch sign，逆噴射所見とも箱根合意では V_I 型に分類されるが，この結果が示すとおり，粘膜下深部以深への浸潤癌の診断に極めて有用な所見である．

実際には不整な pit 様構造の間隔の増大や被覆上皮野の破壊像を認める V_I 型で，不整な pit 様構造が比較的密で腺管と思われる場合は sm2，3 癌を，その構造が間質の変化と思われる場合や逆噴射所見を認める場合は sm3 以深の癌を予測できる．

また scratch sign は単独で存在することは少なく，周辺に V_N 型の無構造領域を伴うことが多い．

scratch sign は V_N 型 pit を伴うことが多く，sm2 以深の浸潤癌の指標となる．

14. 深達度診断における Invasive pattern

a. 拡大内視鏡による pit pattern 診断の臨床分類

　藤井らは工藤分類のⅠ・Ⅱ型 pit を治療不要病変(Non-neoplastic pattern)，ⅢL・ⅢS・Ⅳ型 pit を内視鏡治療の適応病変(Non-invasive pattern)，Ⅴ型を内視鏡治療の適応外病変(Invasive pattern)と3型に大別した診断を行っている[71,72]．図Ⅱ-108 では，ⅤI 型不整 pit は，Invasive・Non-invasive の両分類の中に(　)で示している．その理由として，ⅤI 型 pit を示す病変では，早期癌はほぼ間違いないが，m 癌～sm massive 癌までの幅広い病変に認められることが挙げられる．これら早期癌の中でも内視鏡治療の適応外となる sm massive 癌を抽出することが臨床的に大切なことであり，藤井らはⅤI 型 pit で構成される sm massive 癌の Invasive pattern と m～sm1 癌の Non-invasive pattern をそれぞれⅤI(Invasive)，ⅤI(Non-invasive)と表現している．

　Invasive pattern の定義；不整形(ⅤI)または無構造(ⅤN)pit が陥凹面・びらん面・結節などの領域に一致して認められるもの．

　Invasive pattern は，癌浸潤により粘膜筋板の破壊・消失を生じ，sm 癌巣が露出した状態の表面構造より診断するものである．色素撒布を含めた通常観察によって表面構造の異なる領域(陥凹面・びらん面・粗大結節面など)を探し，その領域に一致して周囲腫瘍部粘膜と明らかに異なる不整 pit 構造を認める場合に Invasive pattern と診断する(図Ⅱ-109)．Invasive pattern が sm2 以深癌の表面構造を捉えている根拠として，組織所見上 sm2 以深癌を示す癌巣は1つの塊を形成し，その塊は表面構造に領域性として反映される．したがって，通常観察で判定されたある領域に一致した不整形 pit，逆に不整形 pit を捉えた場合にそれらが領域として認識できるかどうかが sm2 以深癌の診断に重要と考える(図Ⅱ-110)．以下に，実際の症例を通して Invasive pattern を解説する(図Ⅱ-111)．

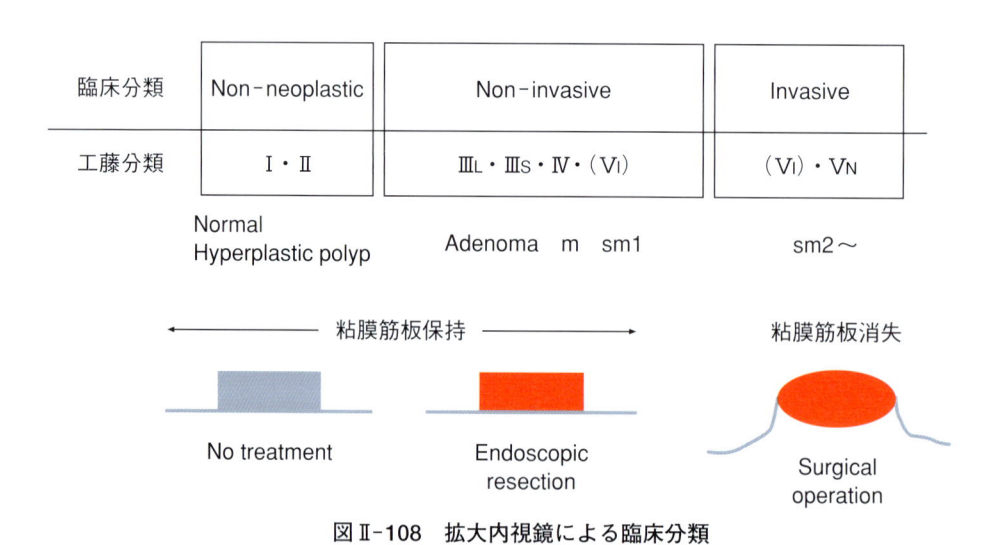

図Ⅱ-108　拡大内視鏡による臨床分類

領域性＆不整形 pit が不規則に配列

Case1　　　　　　　　　　　　　　Case2

領域性

不整形 pit が不規則に配列

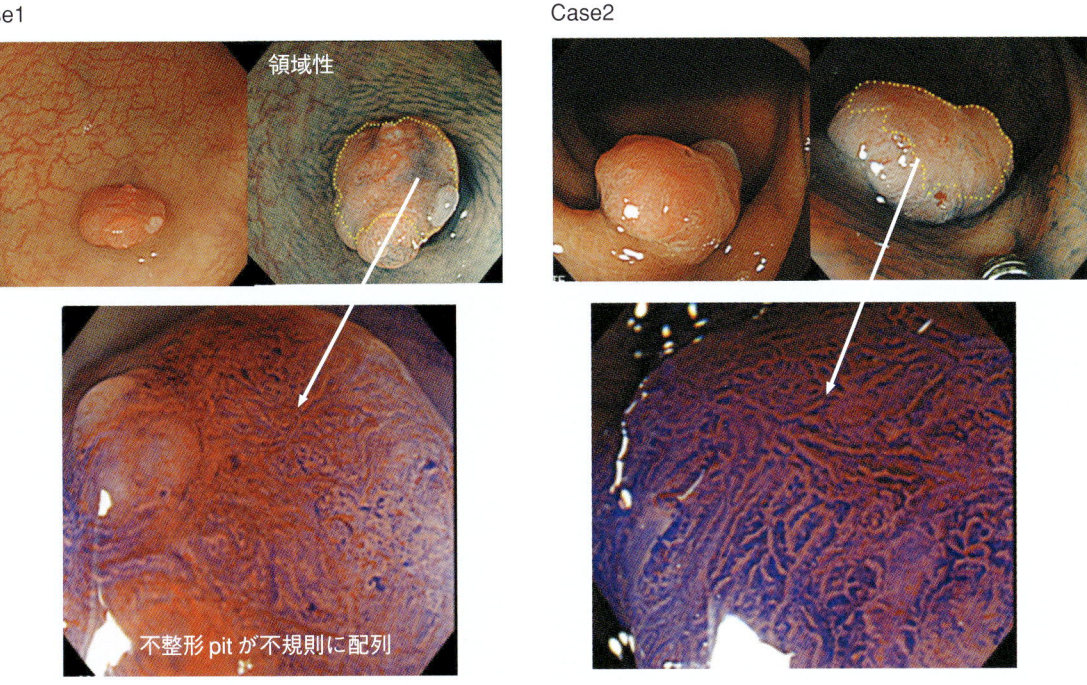

図Ⅱ-109　Invasive pattern の定義

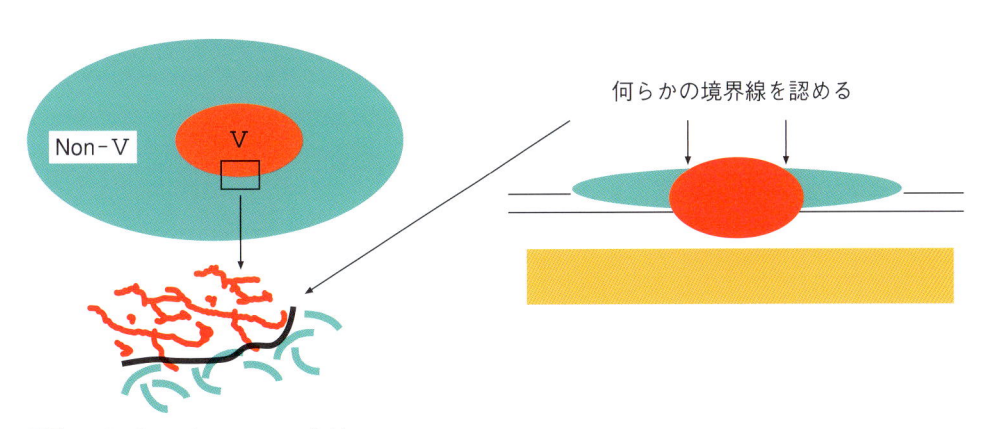

何らかの境界線を認める

Non-V　　V

図Ⅱ-110　Invasive pattern とは
V型 pit と Non-V型 pit の境界が，通常・拡大観察においてわずかな段差や一線を画した明瞭な境界（いわゆる front 形成）として捉えられる．その境界をたどり，その境界線をほぼ全周に追うことができ，その局面内に一致して V型 pit が存在すれば sm2 以深癌であることは，ほぼ間違いない．その根拠として，V型 pit は高異型度の癌腺管であることがほとんどであり，それが領域を持つような場合には，それは癌塊として構成され，sm2 より深く入った癌が想定できる．

b．実際の症例

　患者は 64歳，女性．盲腸に 15 mm 大の Ⅱa + Ⅱc 型早期癌を認める．通常・拡大観察ともに SM2 癌と診断し外科的手術を施行．深達度診断においては，通常観察による SM2 癌の疑い診断を拡大観察によって確診し，手術がなされた症例である．通常観察のみでは確

14．深達度診断における Invasive pattern

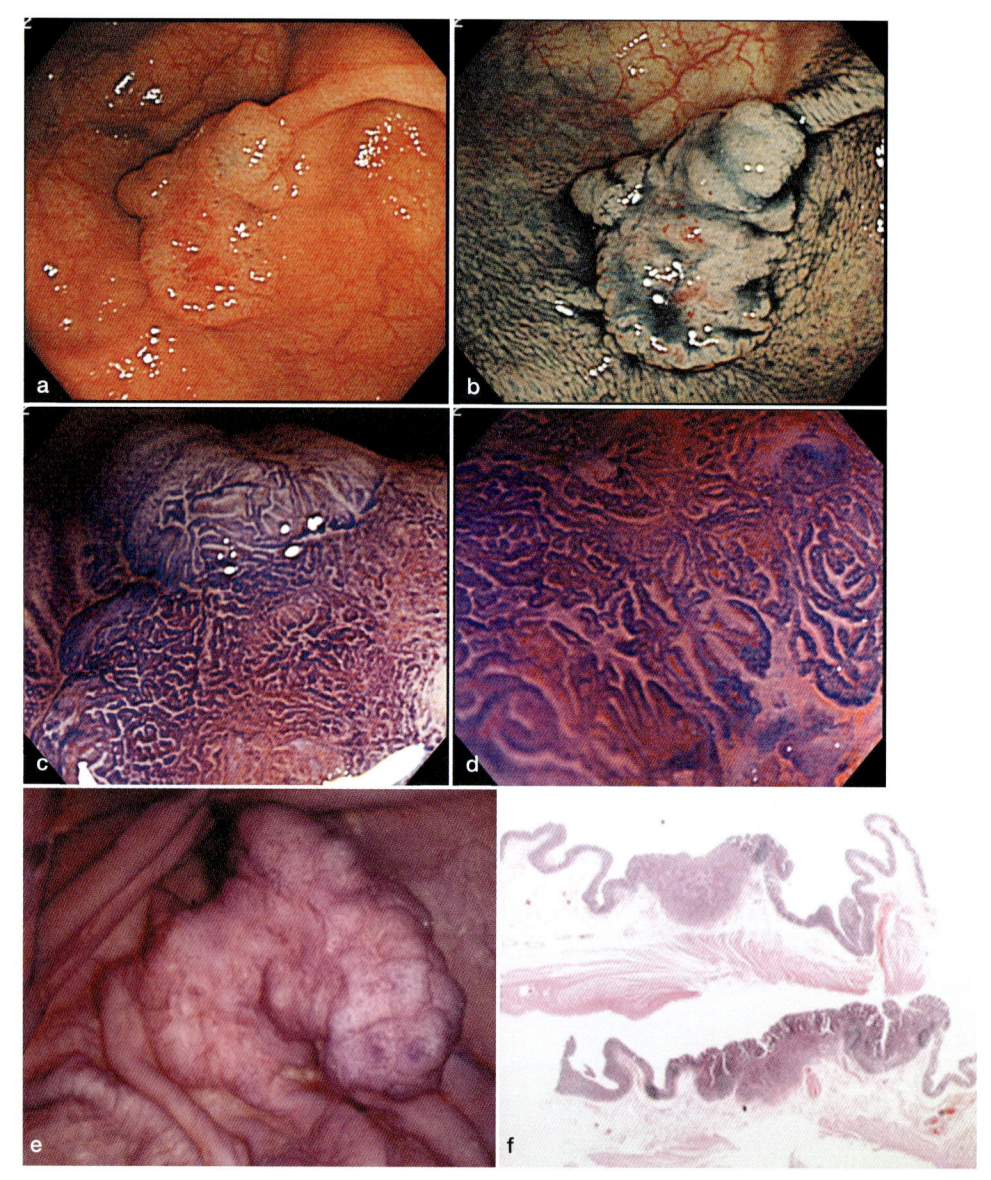

図Ⅱ-111 Invasive pattern の実例
a, b　ひだのひきつれを伴うⅡa＋Ⅱc型早期癌．通常観察上，陥凹局面の存在とひだのひきつれ所見からSM2癌が疑える．
c, d　陥凹局面に一致して不整形Ⅵ型pitを認めることよりinvasive patternと診断．通常・拡大ともにSM2癌と診断され，手術を施行した．
e　実体顕微鏡像．腫瘍径15mmのⅡa＋Ⅱc型早期癌．
f　組織ルーペ像．陥凹面に一致して固有筋層近傍に達する中～低分化腺癌(sm3)．

診には至らないためEMRも考慮されるが，拡大観察診断からEMRを適応外と判断する症例である．

15. SA pattern

a. pit pattern が示すもの

　今から十数年前,拡大内視鏡による pit pattern 診断が確立され,たとえ通常内視鏡で診断困難な症例であっても,V_N(無構造)型 pit pattern を手がかりに sm 深部浸潤癌の診断ができるようになった.そして,これにより癌の浸達度診断は飛躍的に進歩した[5].

　当時,より多くの sm 深部浸潤癌が V_N 型 pit pattern によって診断できるようになったが,われわれは,臨床現場において pit が多数認められるにもかかわらず,結果的に,sm 深部浸潤している症例に悩まされることがあった.

　当初は,このような病変では,pit 形態がより不整なことが sm 深部浸潤癌診断の確かな指標になるのではないかと考えていたが,時に,一見,腺腫のような不整に乏しい形態の pit であっても,sm 深部浸潤している症例に出会うことがあった.

　そこで,まず pit 形態の複雑さが組織の何を反映しているのかを調べてみた.図Ⅱ-112 に示すように,pit 形態が複雑なものほど,その対応腺管の異型度が高いことがわかってきたが,pit 形態が複雑だからといって sm 垂直浸潤距離がより深くなるわけではないこともわかってきた[73].また,sm 深部浸潤癌,微小浸潤癌,m 癌にかかわらず,またその組織構築にかかわらず,表面に開口している腺管が高異型度癌であれば,pit 形態の複雑さに大差がないこともわかってきた[74].このような検討を通して,当初,pit 形態が複雑なものほど sm 深部浸潤しているとの印象を持ったのは,sm 深部浸潤癌の中に高異型度癌がより多いことに由来していたことがわかってきた.

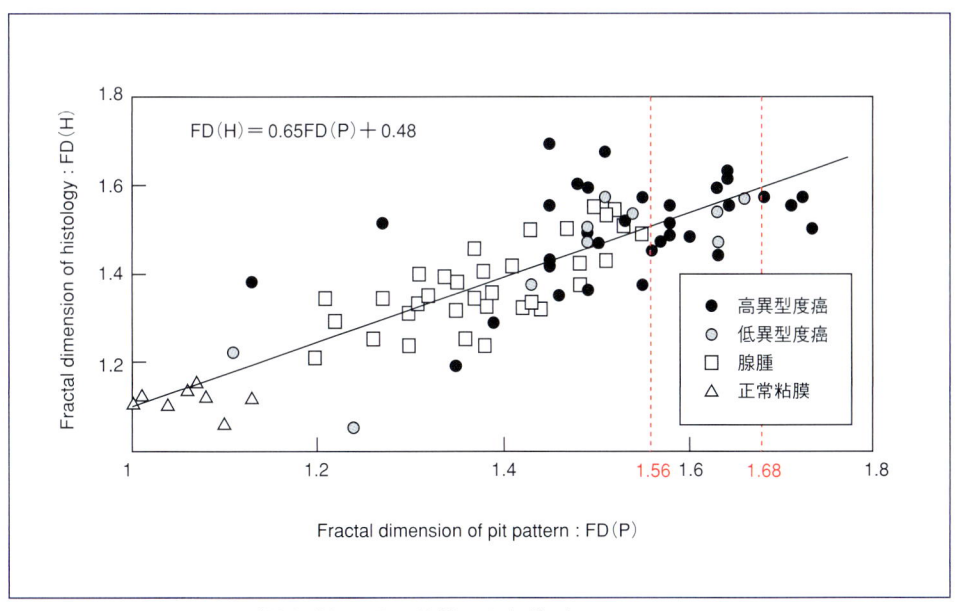

図Ⅱ-112　pit 形態および対応腺管形態の複雑さと組織型
フラクタル解析により数値化した pit 形態と対応腺管組織形態.いずれも複雑な形態ほど高い値をとる.横軸の pit 形態の複雑さに着目すると,図に示した 1.56 より高い値の部分はすべて癌であり,さらに 1.68 以上の部分はすべて高異型度癌である.

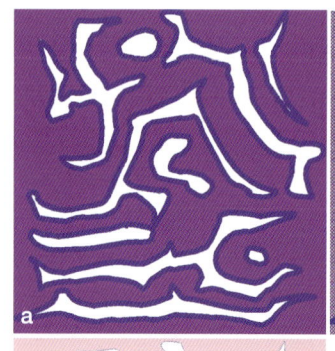

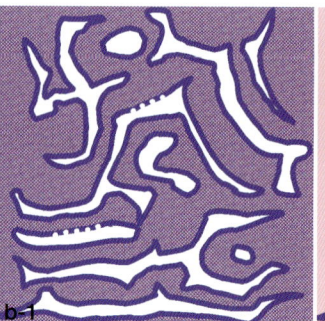

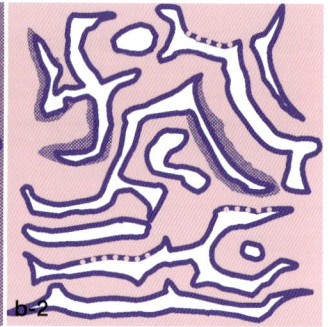

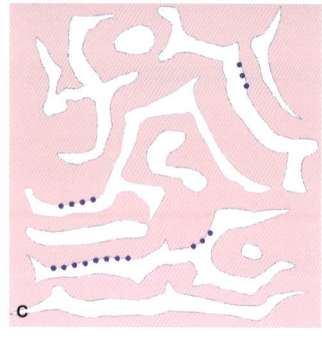

図Ⅱ-113　SA pattern 分類
a　染色性温存．SA は均一な濃い紫色に染まる．
b　染色性低下．SA は染色性低下し斑状に不均一に染まる（b-1）ものから，さらに染色性低下し，pit 周囲のみがかろうじて濃い紫色に染まる（b-2）ものまでを含む．
c　染色性消失．濃い紫色に染まる部分はほとんどなく，pit 周囲もほとんど染まらない．

b．SA pattern が示すもの

　このように，pit 形態の不整さと sm 浸潤度の関係が不確実になる中，あるとき，不整さに乏しい pit しか認められないにもかかわらず sm 深部浸潤をした病変のピオクタニン染色拡大内視鏡像を見直してみると，今まで，pit にばかりとらわれていて気づかなかった本来濃い紫色に染まるはずの pit と pit の間の部分が，ほとんど染まっていないのが認識された．pit の輪郭部分は染まっているため，pit 形態は十分わかるのだが，それ以外の部分が腺腫・粘膜内癌で観察されるように，濃い紫色で均一には染まっていないのである．

　この pit と pit の間に拡がる部分は，粘膜病変では被覆上皮で覆われているが，その直下では粘膜固有層の間質と直接連続している．さらに，癌が sm 浸潤すると，断裂した粘膜筋板の隙間を通して浸潤部の間質とも連続性を持つようになる．このように，pit が腺管と直接連続しているように，pit と pit の間の部分は間質（stroma）と直接連続しているといえる．このことから，林らはこの部分を「間質と連続する部分」という意味で stromal area（SA）と呼び，SA のピオクタニンによる染色パターンを，図Ⅱ-113 に示すように 3 つに分け，SA pattern として検討し，SA pattern は sm 浸潤に連動して起こる病変浅層の組織変化を反映するとともに，sm 浸潤度を反映していることを示した[73]．

　図Ⅱ-114 は SA の実例である．SA pattern が「染色性温存」の a は粘膜内癌，「染色性低下」の b と「染色性消失」の c は sm 深部浸潤癌である．図Ⅱ-115 は同じ病変の中に「染色性温存」の部分と「染色性低下」の部分があり，両者が境界明瞭に接している症例である．組織像では，拡大内視鏡観察した SA pattern に一致して，粘膜内癌と粘膜内部残存 sm 深部浸潤癌が認められた．この症例の sm 浸潤部は粘膜内部に覆われており，sm 浸潤部腺管が直接表面に開口しているわけではないが，浸潤に連動して起こった間質の変化が，病変表層に影響を与え，これが SA pattern の差として認識されたものと考えられる．

図Ⅱ-114　SA pattern の実例
a　染色性温存．
b　染色性低下．
c　染色性消失．

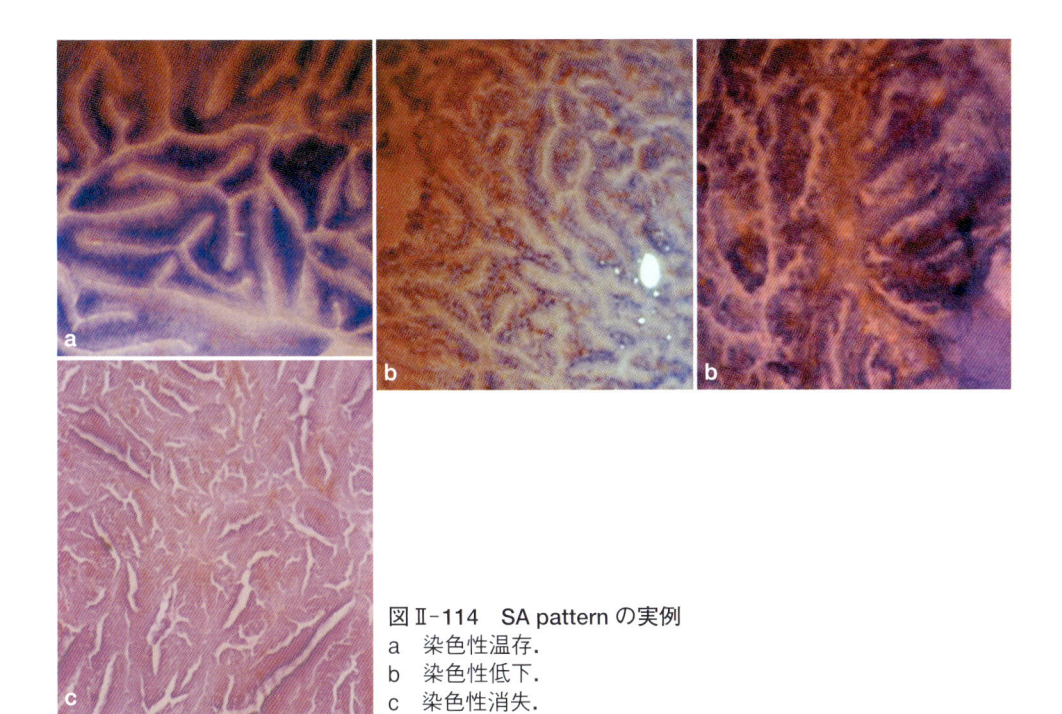

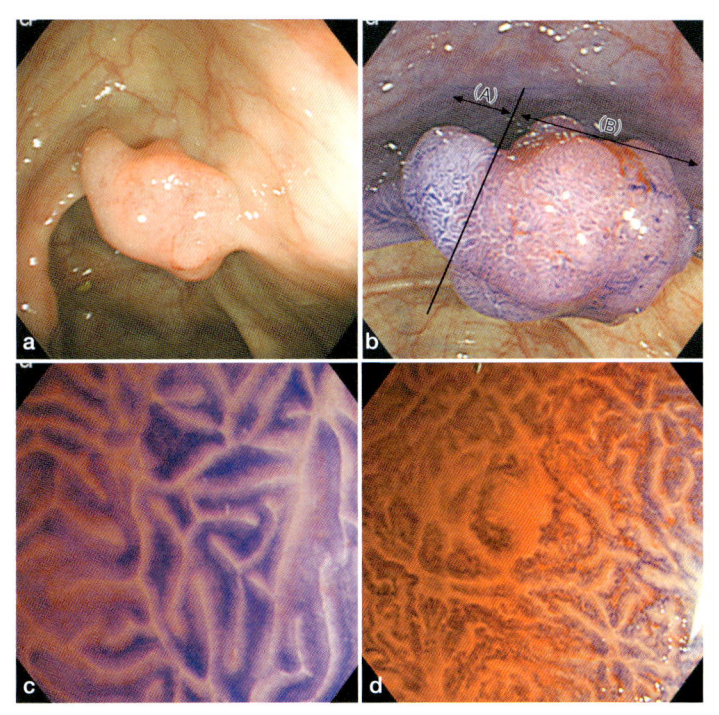

図Ⅱ-115　SA pattern の実例
a　最大径 18 mm の Isp 病変．
b　0.03％ピオクタニン染色を行ったところ．均一な濃い紫色に染まっている A 部分（染色性温存）と，染色性が低下している B 部分（染色性低下）が境界明瞭に接している．
c　A 部分の強拡大像．濃く均一に染まっている．
d　B 部分の強拡大像．斑状に不均一に染まっている．　　　（つづく）

15. SA pattern

染色性温存(A) 染色性低下(B)

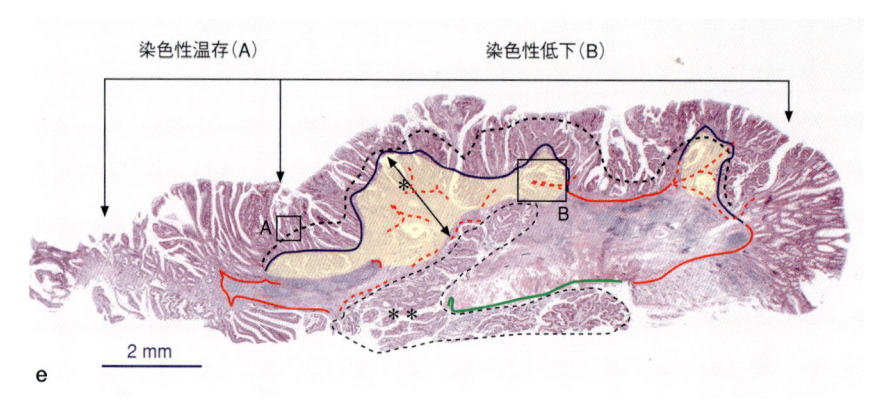

2 mm

e

＊＊周囲組織の回り込み ― musclaris mucosae ― borderline of mucosal layer ・・・ upper margine of desmoplastic reaction ― cut end ☐ sm invasion

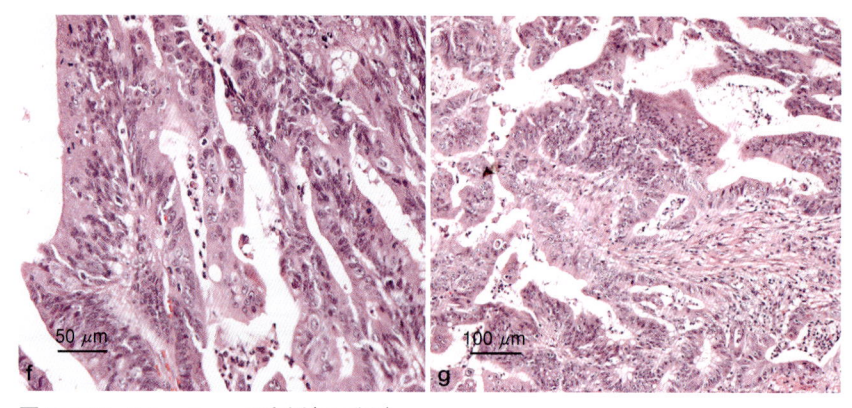

図Ⅱ-115 SA pattern の実例(つづき)
e 染色性温存(A部分)に一致して高異型度粘膜内癌を認め，染色性低下(B部分)に一致して筋板は断裂し，表層付近にまで desmoplastic reaction(DR)の波及を認める．B部分で垂直浸潤距離 1,500μm の massive invasion を認めた．
f Aの高異型度粘膜内癌の拡大．
g Bのsm浸潤部の拡大．高異型度癌を認める．

　sm浸潤癌の診断を難しくしている原因の1つにpit密度が温存されたsm深部浸潤癌の存在がある．これを組織学的にみるとこの中には，粘膜内部残存病変と，浸潤部が直接表面に露呈していても腺管密度が低下していない病変の2つに大きく分けることができる[74]．間質の状況を反映するSA patternは，このようなsm深部浸潤癌と，粘膜病変・sm微小浸潤癌をより客観的に鑑別し，治療方針を決定するための指標になる．

染色性低下および消失したSA patternはsm深部浸潤癌の指標となる．

III pit pattern 診断と治療

1. pit pattern 診断に基づく腫瘍・非腫瘍の鑑別

a. 腫瘍・非腫瘍の鑑別

　大腸腫瘍は腺腫をはじめとする良性上皮性腫瘍，腺癌をはじめとする悪性上皮性腫瘍，カルチノイド腫瘍，非上皮性腫瘍，リンパ系腫瘍，腫瘍様病変などに分類される[41]（表III-1）．拡大内視鏡では，原則として非腫瘍性病変にはI型 pit およびII型 pit が認められ，腫瘍性病変にはIII型 pit からV型 pit が認められる．大腸の非腫瘍性病変と pit pattern の関係については表III-2を参照されたい．pit pattern 診断は，大腸の上皮腺管開口部（pit）の集合体を，形態や配列の特徴によりパターン化し診断しているので，上皮性病変の鑑別に特に有用である．つまり，pit pattern 診断を行うことにより，必要のない内視鏡治療が回避される[18, 21, 43, 75]．

b. 非腫瘍性病変[76]

1) 過形成性ポリープ（hyperplastic polyp）（図III-1）

　通常観察では正色調から白色調であり，扁平隆起であることが多いが，大きくなると有茎性となることもある．拡大観察では典型例では星芒状のII型 pit を認めるが，serrated adenoma との鑑別に苦慮するものもある．

2) 若年性ポリープ（juvenile polyp）

　通常観察では発赤調を呈するが，毛細血管の増生拡張によるものと考えられる．また，表面に粘液の付着を認めることが多く，びらんを形成することもある．有茎性のものが多いが，小さなものでは無茎性のものも認める．拡大観察では，I型 pit に類似するが，pit の大きさは大小不同で，類円形から桿状の歪んだ形を呈する．間質が浮腫状に拡張しているため，pit は疎に存在している（図III-2, 3）．

3) 炎症性ポリープ（inflammatory polyp）

　潰瘍性大腸炎，Crohn 病，腸結核，細菌性赤痢，アメーバ赤痢などの炎症性疾患に伴って生じることが多く，ほとんどが多発性である．通常観察では，無茎性，半球性のものから指状，紐状のもの，これらが癒合していわゆる粘膜橋を形成しているなど，多様な形態を認める．色調も潰瘍性大腸炎では赤色調，Crohn 病では黄白色調と様々である．拡大観察ではI型 pit を呈する．

表Ⅲ-1 大腸腫瘍および腫瘍様病変の病理組織学的分類

1. 良性上皮性腫瘍
    1.1 腺腫　Adenoma
        1.1.1 管状腺腫　Tubular adenoma
        1.1.2 絨毛管状腺腫　Tubulovillous adenoma
        1.1.3 絨毛状腺腫　Villous adenoma
    1.2 腺腫症　Adenomatosis
2. 悪性上皮性腫瘍
    2.1 腺癌　Adenocarcinoma
        2.1.1 高分化腺癌　Well differentiated adenocarcinoma(wel)
        2.1.2 中分化腺癌　Moderately differentiated adenocarcinoma(mod)
        2.1.3 低分化腺癌　Poorly differentiated adenocarcinoma(por)
    2.2 粘液癌　Mucinous adenocarcinoma(muc)
    2.3 印環細胞癌　Signet-ring cell carcinoma(sig)
    2.4 扁平上皮癌　Squamous cell carcinoma(scc)
    2.5 腺扁平上皮癌　Adenosquamous carcinoma(asc)
    2.6 その他の癌　(Miscellaneous carcinomas)
3. カルチノイド腫瘍　Carcinoid tumor
4. 非上皮性腫瘍
    4.1 良性非上皮性腫瘍
        4.1.1 平滑筋腫　Leiomyoblastoma
        4.1.2 神経症腫および神経線維腫　Neurilemoma and neurofibroma
        4.1.3 脂肪腫および脂肪腫症　Lipoma and lipomatosis
        4.1.4 脈管性腫瘍　Vascular tumors
        4.1.5 その他
5. リンパ系腫瘍
    5.1 非 Hodgkin リンパ腫 Non-Hodgkin's lymphoma
        5.1.1 濾胞性　Follicular
        5.1.2 びまん性　Diffuse
    5.2 Hodgkin 病　Hodgkin's disease
    5.3 その他
6. 分類不能
7. 転移性腫瘍
8. 腫瘍様病変
    8.1 Peutz-Jeghers 症候群　Peutz-Jeghers syndrome
    8.2 Cronkhite-Canada 症候群　Cronkhite-Canada syndrome
    8.3 若年性ポリープおよびポリポーシス　Juvenile polyp and polyposis
    8.4 良性リンパ濾胞性ポリープおよびポリポーシス　Benign lymphoid polyp and polyposis
    8.5 過形成性ポリープ　Hyperplastic polyp
    8.6 過形成性結節　Hyperplastic nodule
    8.7 炎症性ポリープおよびポリポーシス　Inflammatory polyp and polyposis
    8.8 大腸深在性嚢胞症　Colitis cystica profunda
    8.9 子宮内膜症　Endometriosis
    8.10 異所性胃粘膜　Heterotopic gastric mucosa
    8.11 その他

〔大腸癌研究会(編):大腸癌取扱い規約 第6版. 金原出版, 1998〕

表Ⅲ-2 非腫瘍性病変の pit pattern

	色調	pit pattern
過形成性ポリープ	正色調〜白色調	Ⅱ型
若年性ポリープ	発赤調	類円形から桿状のⅠ型に類似した pit が疎に存在
炎症性ポリープ	様々	Ⅰ型
Peutz-Jeghers 症候群	白色調	Ⅳ型とⅡ型が混在
Cronkhite-Canada 症候群	発赤調	類円形から桿状のⅠ型に類似した pit が非常に疎に存在

図Ⅲ-1 過形成性ポリープ

a，b 上行結腸に 15 mm 大の扁平隆起性病変を認める．表面はやや白色調である．
c インジゴカルミン撒布後の拡大観察では星芒状のⅡ型 pit を認める．
d，e クリスタルバイオレット染色後の拡大観察でも同様に星芒状の pit を認め，Ⅱ型 pit pattern を示す．過形成性ポリープと考えた．
f，g 病理組織標本では，異型のない鋸歯状を呈した腺管が認められた．
病理組織診断は過形成性ポリープであった．

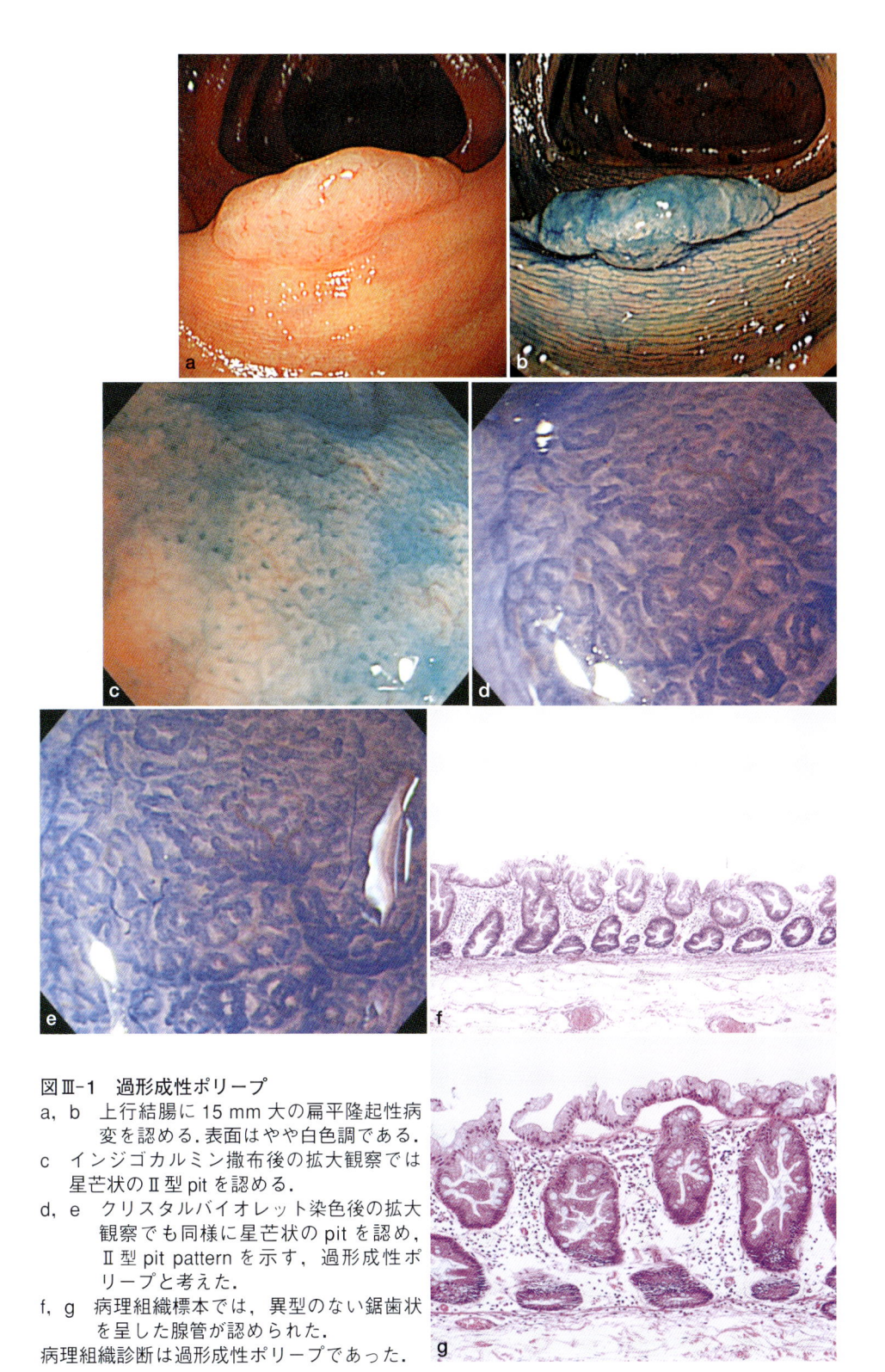

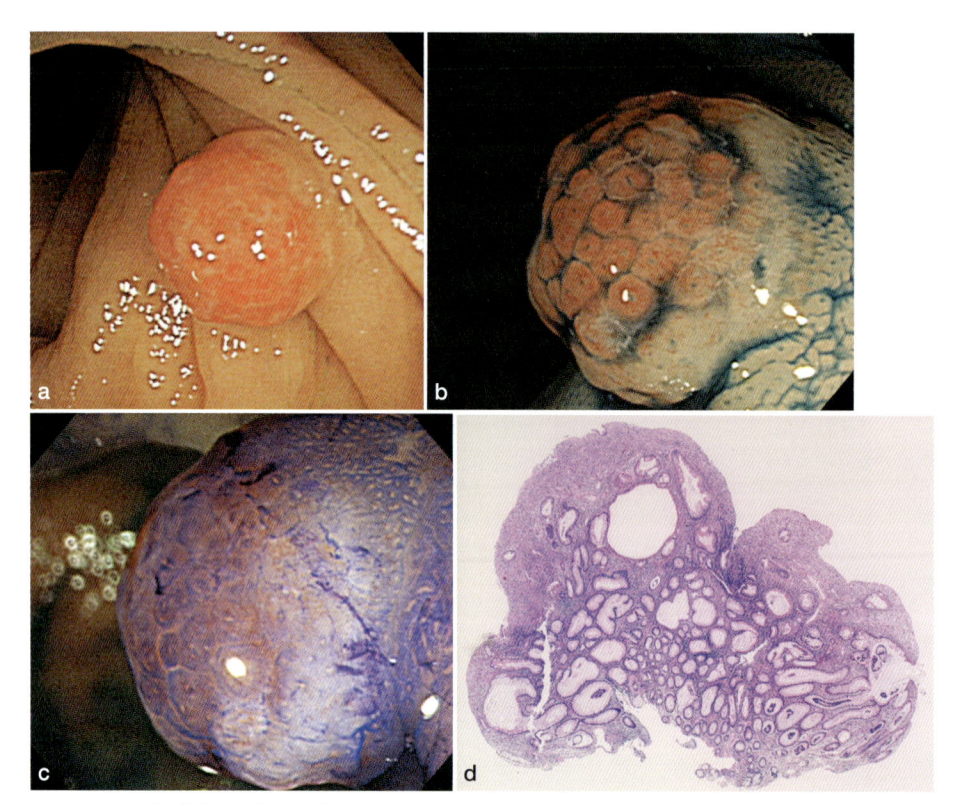

図Ⅲ-2 Is型若年性ポリープ
a 通常内視鏡像．
b インジゴカルミン撒布拡大像．
c クリスタルバイオレット染色拡大像．
d 組織像．

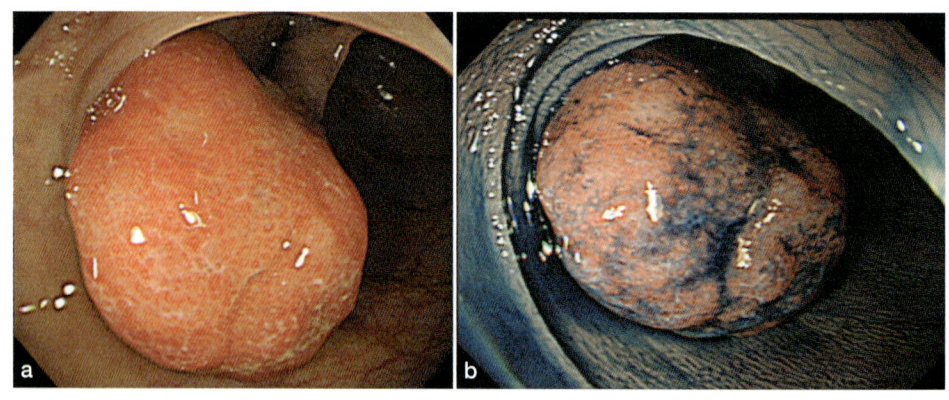

図Ⅲ-3 Ip型若年性ポリープ
a, b 通常内視鏡観察にて下行結腸に20mm大の有茎性隆起性病変を認める．表面は比較的平滑であり，分葉傾向に乏しく，色調は発赤調である．一部にびらんを認める．

（つづく）

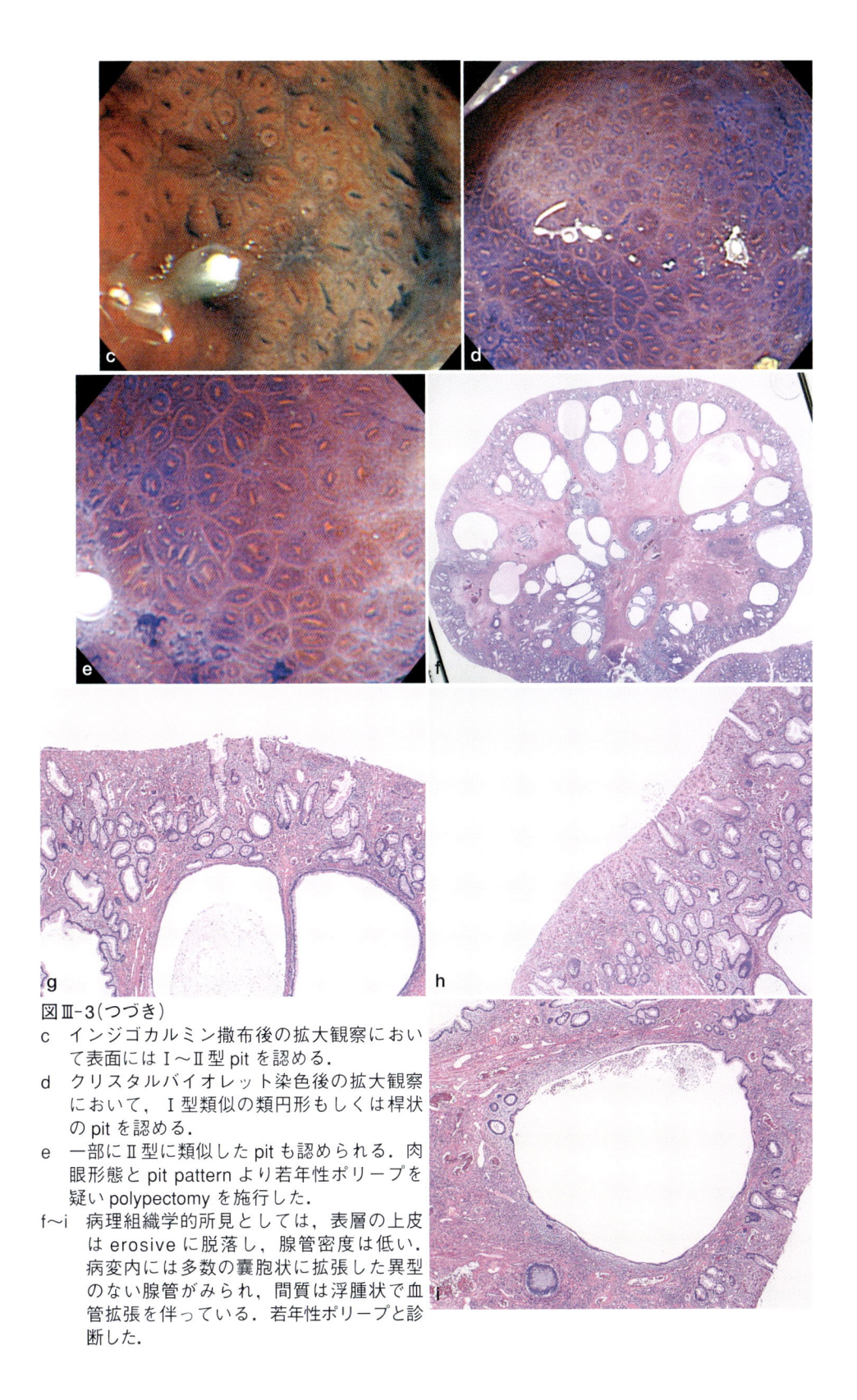

図Ⅲ-3(つづき)
c インジゴカルミン撒布後の拡大観察において表面にはⅠ～Ⅱ型 pit を認める．
d クリスタルバイオレット染色後の拡大観察において，Ⅰ型類似の類円形もしくは桿状の pit を認める．
e 一部にⅡ型に類似した pit も認められる．肉眼形態と pit pattern より若年性ポリープを疑い polypectomy を施行した．
f～i 病理組織学的所見としては，表層の上皮は erosive に脱落し，腺管密度は低い．病変内には多数の囊胞状に拡張した異型のない腺管がみられ，間質は浮腫状で血管拡張を伴っている．若年性ポリープと診断した．

4）Peutz-Jeghers 症候群（Peutz-Jeghers syndrome）

通常観察では色調は杯細胞の過形成により白色調を呈する．単発のこともあるが，多発することが多い．大きくなると有茎性となり，表面に複数の結節を形成し，分葉状，八つ頭状となる．拡大観察ではⅣ型 pit とⅡ型 pit が混在して認められ，serrated adenoma に類似するが，通常観察で鑑別可能である．

5）Cronkhite-Canada 症候群（Cronkhite-Canada syndrome）

罹病部粘膜は浮腫状で発赤を呈するだけのこともあるが，通常はそのような粘膜に大小様々なポリープが多発して認められる．カーペット状に密生するものが多いが，散在するものもある．ポリープは若年性ポリープに類似し，発赤調で粘液の付着やびらんを認めることもある．拡大観察も若年性ポリープと同様にⅠ型に類似した類円形から桿状の pit が認められるが，病理学的に間質の高度の炎症細胞浸潤と浮腫状変化が著明であるため，若年性ポリープよりもさらに間質の拡張を認め，pit は疎になる（図Ⅲ-4）．

c．腫瘍性病変・非腫瘍性病変の鑑別

腫瘍性病変・非腫瘍性病変の鑑別で最も拡大内視鏡が有用と考えられるのは，過形成性ポリープと腺腫，癌との鑑別と考えられる．過形成性ポリープは前述のようにⅡ型 pit pattern を呈する．腺腫（adenoma）は管状（tubular），絨毛管状（tubulovillous），絨毛状（villous）に分類されるが，管状腺腫はⅢ型 pit pattern を呈し，ⅢL 型 pit は表面隆起型腫瘍に多く見られ，ⅢS 型 pit は，表面陥凹型腫瘍に多く見られる．絨毛管状腺腫，絨毛状腺腫はⅣ型 pit pattern を呈し，大きな隆起性病変に多く認められる．高度異型腺腫から m 癌ではⅤI 型 pit pattern を呈し，sm 深部浸潤癌ではⅤN 型 pit pattern を呈する．

通常，過形成性ポリープは積極的な治療対象とはならないが，われわれは，2003 年 7 月 1 日〜2004 年 6 月 30 日の 1 年間にⅡ型 pit と診断した 51 病変について病理組織学的検討を行った．その結果，hyperplasia が 46 病変（90.2％），inflammatory polyp が 3 病変（5.9％），serrated adenoma が 2 病変（3.9％）であった．すなわち，Ⅱ型と診断した病変には通常の腺腫，癌は認めず，唯一 serrated を除く，96.1％が非腫瘍であった．

d．過形成性ポリープと serrated ademoma [77〜89]

過形成性ポリープに形態的にも組織学的にも類似するものとして serrated adenoma が挙げられる．1990 年に Longacre と Fenoglio-Preiser [77] が，過形成性ポリープに類似した鋸歯状腺管構造を持ち，腺腫に類似した腫瘍性細胞異型を有するものを serrated adenoma（鋸歯状腺腫）として報告した．

大腸の serrated adenoma 発生頻度は大腸腺腫の 0.45〜3.4％と報告されているが，当センターで 2001 年 4 月〜2004 年 3 月の 3 年間に切除され，病理学的に serrated adenoma と診断されたのは，88 症例 94 病変で，同時期に切除された大腸腺腫全体の 3.3％であった．男性に多く，男女比は 1.13〜10.25 と報告されているが，当センターでは 1.6 であった．年齢は 29〜86 歳，平均 59.7 ± 12.9 歳であったが，従来の報告でも好発年齢は 50〜60 代とされ，通常型腺腫や過形成性ポリープと同様である．好発部位は，欧米，日本ともに S 状結腸，直腸とされ，53.6〜69.4％と報告されている．当センターでは直腸が最も多かったが，S 状結腸と併せて 68.1％であった．過形成性ポリープと同様に通常腺腫と比較して左側結腸に多く認められた．大きさの分布は 2〜50 mm で，5〜9 mm の病変が最も多く

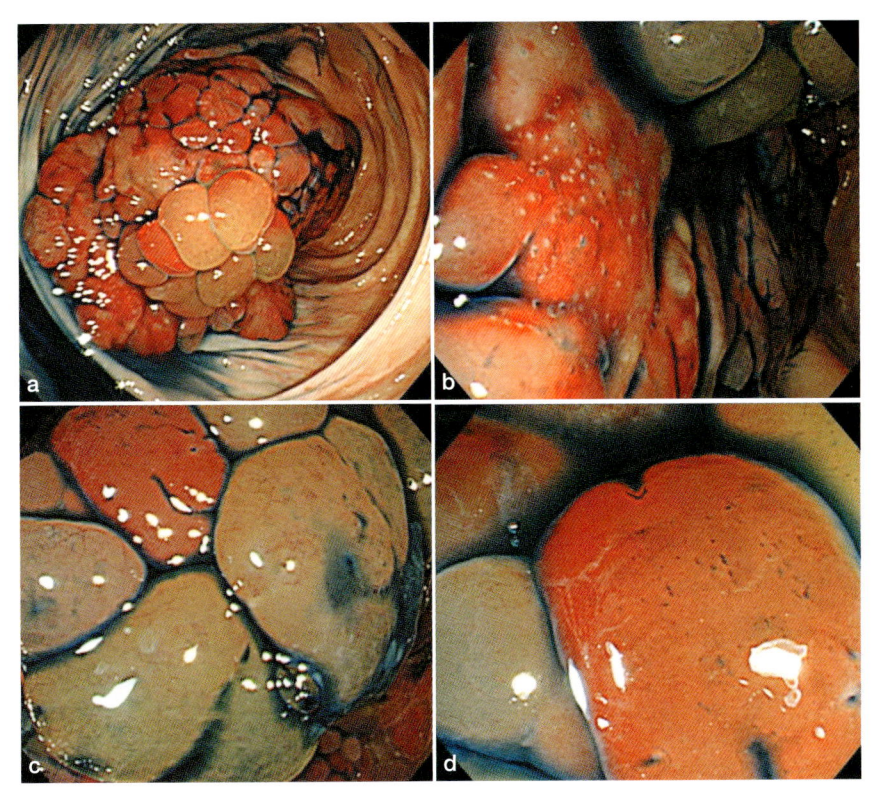

図Ⅲ-4 Cronkhite-Canada 症候群
上行結腸の発赤し分葉した巨大なIsp ポリープ．拡大観察では間質は浮腫状に拡張し類円形のI型pitが疎に認められた．

表Ⅲ-3 鋸歯状腺腫の大きさと肉眼形態

大きさ (mm)	肉眼形態					計
	Ip	Isp	Is	IIa	LST	
～4		2	11 61.1%	5 27.8%		18
5～9	4	13 33.3%	20(6) 51.3%	2		39(6)
10～14	11 61.1%	3	1		3(2)	18(2)
15～		4	2	1	12(7) 63.2%	19(7)
計	19	20	33(6)	7	15(9)	94(15)

( )は二段型病変

（表Ⅲ-3），平均10.1±7.5 mm であった．文献的にも平均径は8～15 mm であった．

肉眼形態は，隆起型がほとんどであり，有茎性隆起型（Ip，Isp）では，分葉状や顆粒結節状を呈することが多く発赤調のものが多い．IIaでは，同色調や褪色調のものもあり，過形成性ポリープと鑑別を要する．

表Ⅲ-4 鋸歯状腺腫の肉眼形態と pit pattern

肉眼形態	pit pattern				計
	松毬状	シダ状	星芒状	二段状*	
Ip	21 53.8%	11 28.2%	7		39
Isp Is	10	12 30.0%	12 30.0%	6	40
Ⅱa LST	1	2	3	9 60.0%	15
計	32	25	22	15	94

*二段状は，松毬状+(シダ状 or 星芒状)

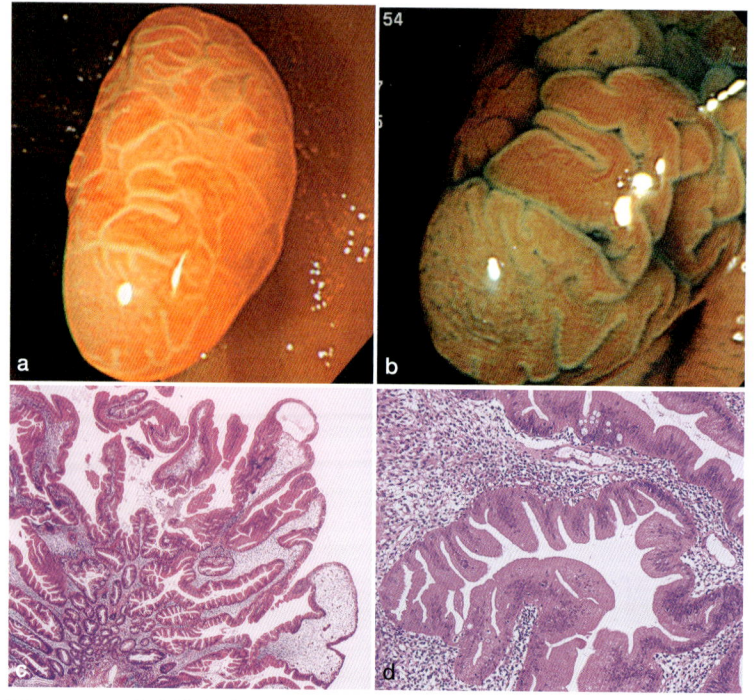

図Ⅲ-5 Isp 鋸歯状腺腫―松毬状
a 上行結腸に 12 mm 大の発赤調の亜有茎性隆起性病変を認める．
b インジゴカルミン撒布後の拡大観察でⅣ型に類似し，絨毛部の先端が太くいわゆる「松毬状」を呈しているが，serration を認め，serrated adenoma と内視鏡診断される．
c, d 病理組織でも腺管の分岐や鋸歯状の増殖が目立つ serrated adenoma が認められる．
病理組織診断 serrated adenoma with moderate atypia．

　当センターでの結果を表Ⅲ-3 に示す．隆起型，平坦型の他に，無茎性や平坦な隆起の上に松毬状の隆起部分を有し，二段構造をとるものが認められた．この二段隆起所見は鋸歯状腺腫の特徴の1つと思われ，組織的にも中心隆起部と辺縁の平坦部では異なる組織像であった．われわれの解析（表Ⅲ-4）では，絨毛状のⅣ型に似ているが，絨毛状の先端が太く

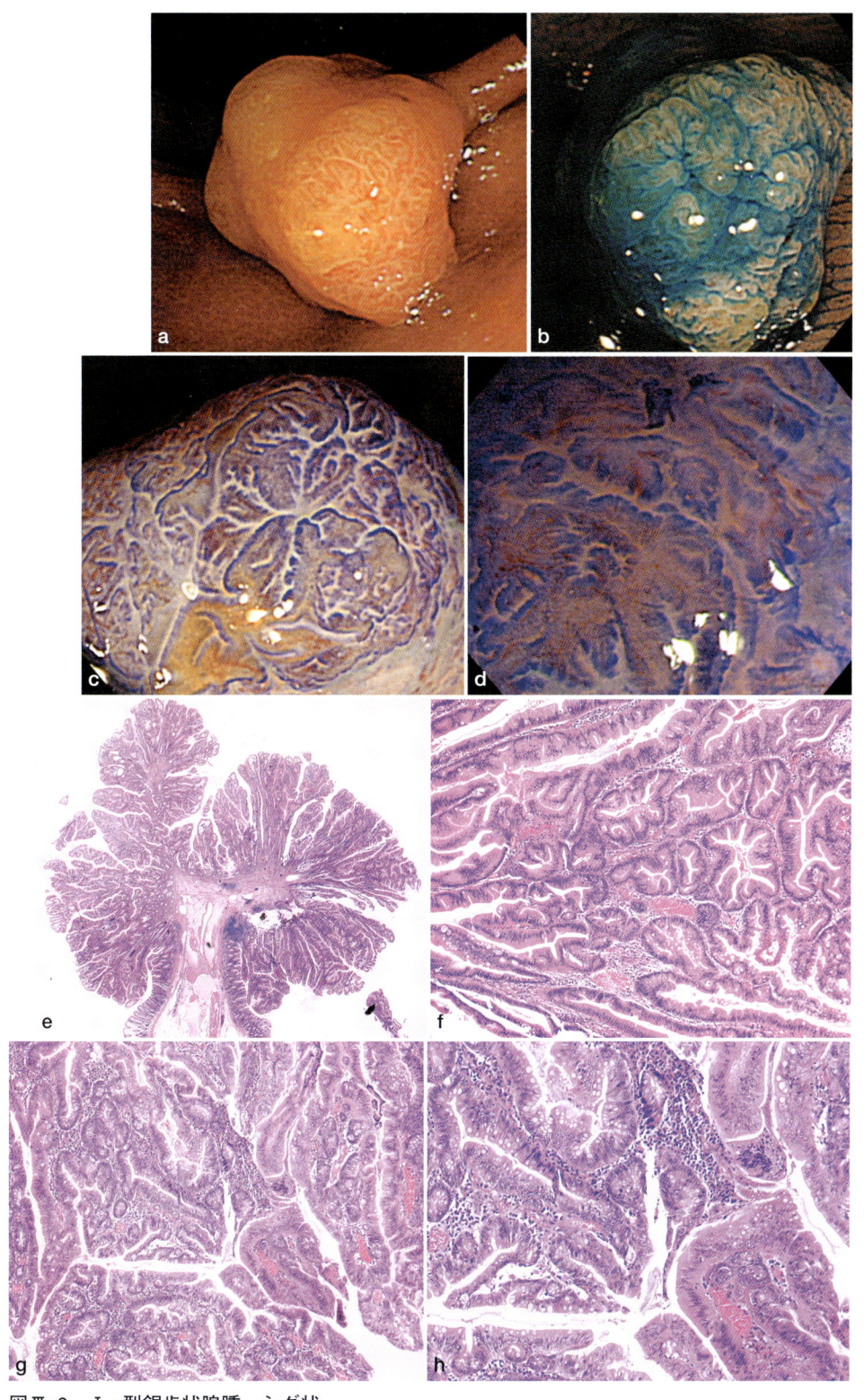

図Ⅲ-6 Ip型鋸歯状腺腫―シダ状
a 通常内視鏡像．b インジゴカルミン撒布像．c, d クリスタルバイオレット染色拡大像．
e〜h 組織像．m癌の部分を認める．

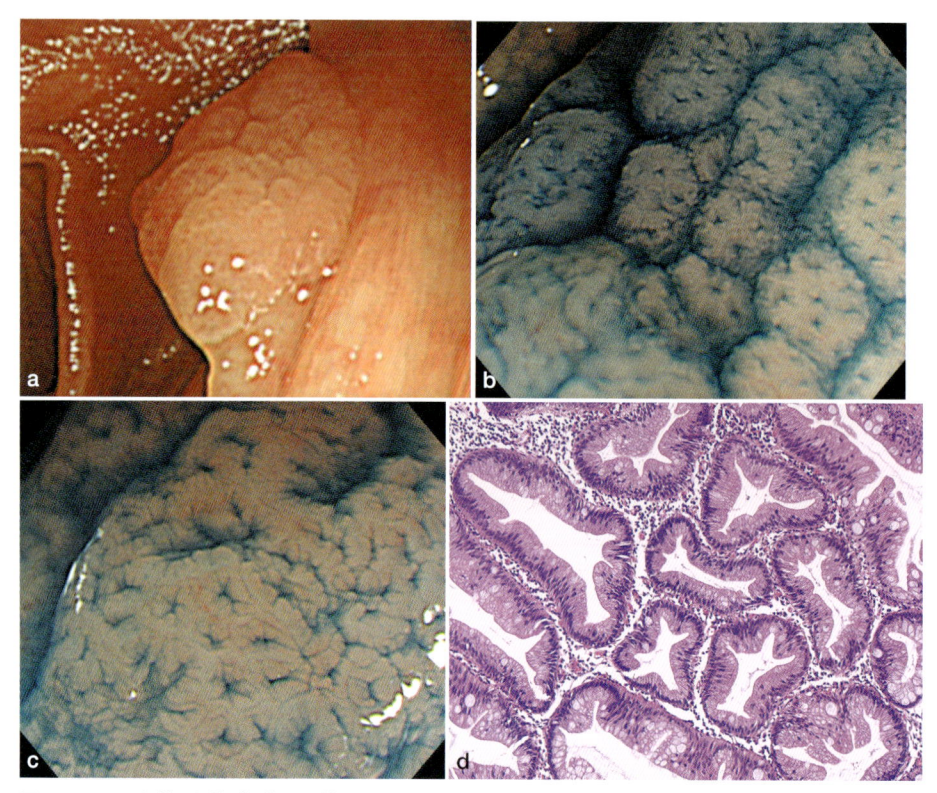

図Ⅲ-7　Ⅱa型鋸歯状腺腫—星芒状
a　通常内視鏡像．b, c　インジゴカルミン撒布拡大像．d　組織像．

（松毬状：図Ⅲ-5），ⅢL型や分枝型のⅣ型に似ているが，ギザギザしているもの（シダ状：図Ⅲ-6），Ⅱ型に似ているが腺口が大きく開口しているもの（星芒状：図Ⅲ-7），などのパターンに分けられる．松毬状のものは32病変（34.0％）認められ，有茎性隆起型（Ip，Isp）に多く認められた．シダ状のものは25病変（26.6％）認められた．星芒状のものは22病変（23.4％）に認められ，IsやⅡaに多く認められた．二段隆起を呈するものは15病変（16.0％）に認められ，中心隆起部では鶏冠様ないし松毬状，辺縁の平坦部では星芒状やシダ状を呈するのが特徴であり（図Ⅲ-8），LSTに多く認められた．

癌化率については，これまでの報告では1.5〜10％とまちまちであるが，最近の報告では通常の腺腫より低率であるとする報告が多い．われわれの経験では，m癌の合併は94病変のうち5病変，5.3％であった．本邦と欧米のserrated adenomaの診断基準は大きく異なっている．それに伴い欧米での頻度と本邦のものは非常に異なり癌化率も異なる．本邦ではserrated adenoma由来のsm癌の報告は極めて少ない（108頁，コラム参照）．

serrated adenomaを通常の腺腫と区別する必要性に関しては，診断基準が明確でないので異質なものがひとまとめに診断されている可能性もあり，疑問視する意見も少なくない．通常の腺種より低率とは思われるが，malignant potentialを有するとの報告もあるので，現時点での治療方針としては，通常の腺腫と同様の取り扱いでよいと思われる．

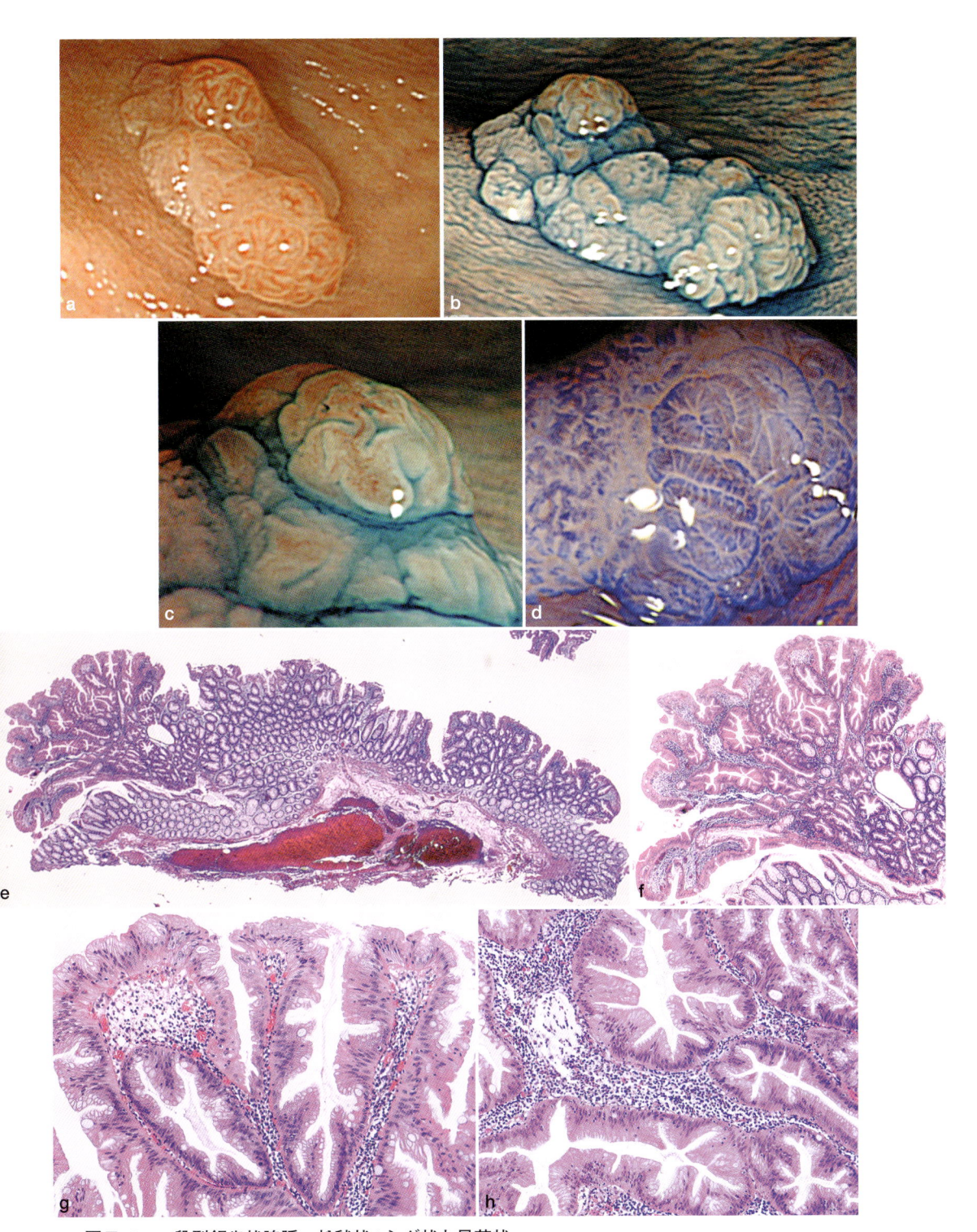

図Ⅲ-8 二段型鋸歯状腺腫―松毬状+シダ状と星芒状
a 通常内視鏡像．b 色素内視鏡像．c インジゴカルミン撒布拡大像（松毬状構造）．
d クリスタルバイオレット染色拡大像（シダ状構造）．
e～h 組織像（serrated adenoma）．

e. カルチノイド腫瘍，非上皮性腫瘍[90,91]

曽我ら[92]も述べているように，カルチノイド腫瘍や非上皮性腫瘍は，通常観察では立ち上がりのなだらかな隆起性病変として認められるが，小さなものではIs様の隆起となり，腺腫と鑑別を要することもある．カルチノイド腫瘍も非上皮性腫瘍も表面が正常粘膜で覆われているため，拡大観察ではⅠ型pitを呈するので腺腫との鑑別が可能となる．カルチノイドでは，腫瘍径が増大すると，散在したⅠ型pitの開大が認められる．それはちょうどモミ殻のような形を呈する(モミ殻現象)．2001年4月〜2004年3月までの3年間に当センターで病理学的検索が可能であった粘膜下腫瘍は25病変あり，カルチノイド腫瘍(図Ⅲ-9)はそのうち15病変(60％)に認められ，非上皮性腫瘍は10病変(40％)に認められた．非上皮性腫瘍の内訳は脂肪腫4病変(16％)，平滑筋腫3病変(12％)，悪性リンパ腫(図Ⅲ-10)2病変(8％)，GIST 1病変(4％)であった．大腸における非上皮性腫瘍の発生頻度は，脂肪腫が最も多く，次いで平滑筋腫，リンパ管腫，血管腫，神経系腫瘍の順であるといわれている．当院でも脂肪腫や平滑筋腫の頻度が高かった．消化管カルチノイドの部位別発生頻度は直腸36.4％，胃28.4％，十二指腸16.2％，虫垂7.6％，空腸・回腸4.2％，結腸3.3％，食道2.4％，回盲部1.5％といわれており，直腸に最も多い．特に下部直腸に好発し，当院で認められた15病変もすべてRaとRbであった．

コラム

本邦と欧米における大腸癌定義・serrated adenomaの診断の違い

先に出版した『大腸内視鏡治療』(2000年，医学書院)のコラムで，私は「WHO分類，ウイーン分類の癌の定義の違い」と題して大腸癌の定義・診断の国際的流れを取り上げた．

  1996年(パリ)：UEGW(工藤特別招待講演)
  1998年(ウイーン)：ウイーン分類
  1999年(リヨン)：WHO International Agency for Research on Cancer
  1999年(ローマ)：UEGW(ヨーロッパⅡc研究会)

これに2002年，われわれとProf. Lambertらの主導で国際会議(パリ会議)が開催され，日本と欧州・米国の間での消化管癌についての定義・概念のすり合わせの会議が開催された．これらの努力の中で，われわれ日本の癌の考え方が大きく受け入れられるようになって，文章としても明確に記載されるようになった．大腸癌が世界的な勢いで増大している中で，国際的に対応していくことが求められている．その中で，膨大なデータをもとに科学的な見地から積極的に発言していかなければならない．それにしても，WHO分類の改訂作業の際も苦労したが，欧米の病理医にはⅡcのsm癌をserrated adenomaのpseudo-invasionと診断する人が多い．これには辟易させられる．この背景には癌の定義もさることながら，serrated adenomaの診断基準の違いが大きい．

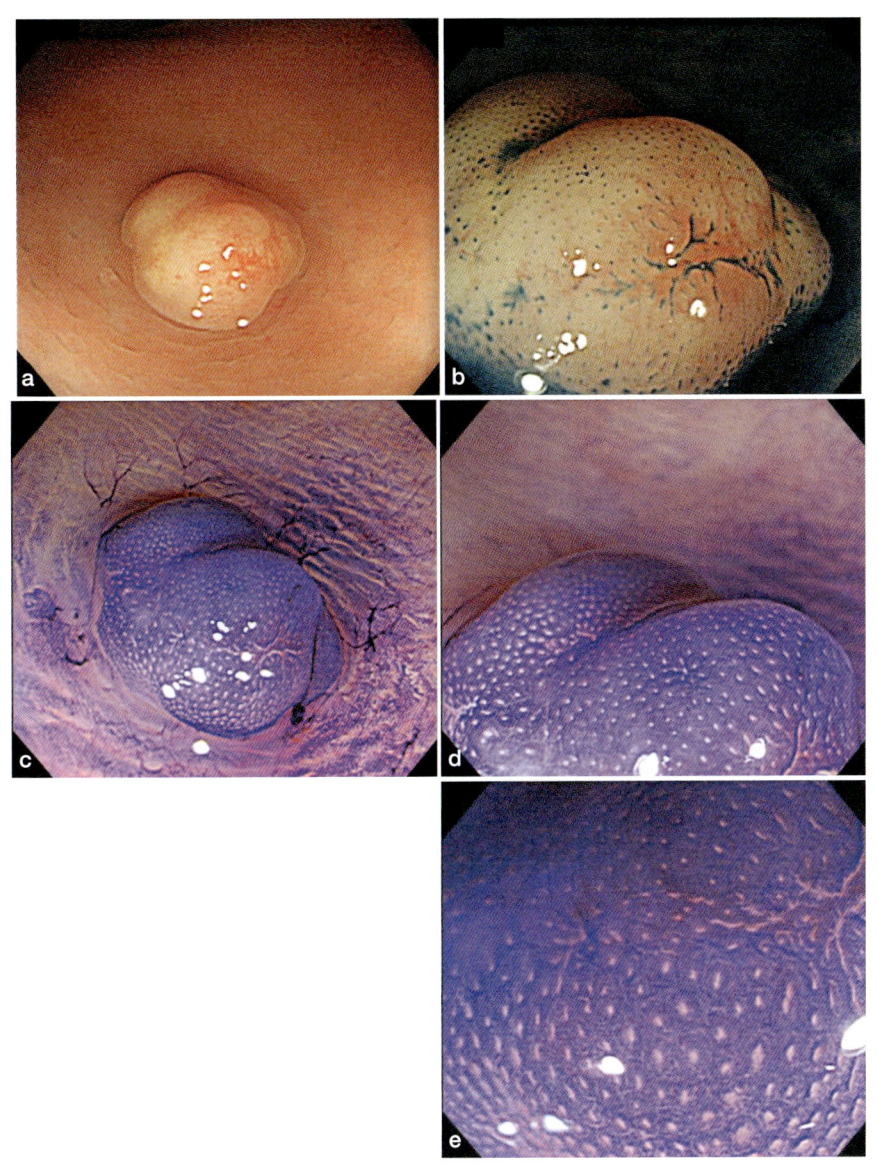

図Ⅲ-9 カルチノイド腫瘍(Rb, 8 mm)
a 通常内視鏡観察にて直腸(Rb)に 8 mm 大の表面黄白色調で一部に発赤を伴う病変を認める．立ち上がりは比較的なだらかであり，粘膜下腫瘍と考えられる．
b インジゴカルミン撒布後の拡大観察にて表面にⅠ型 pit を認める．
c〜e クリスタルバイオレット染色後の拡大観察では腫瘍表面には周囲の正常粘膜と同様，Ⅰ型 pit が認められる．カルチノイドを疑い EMR を施行した．　（つづく）

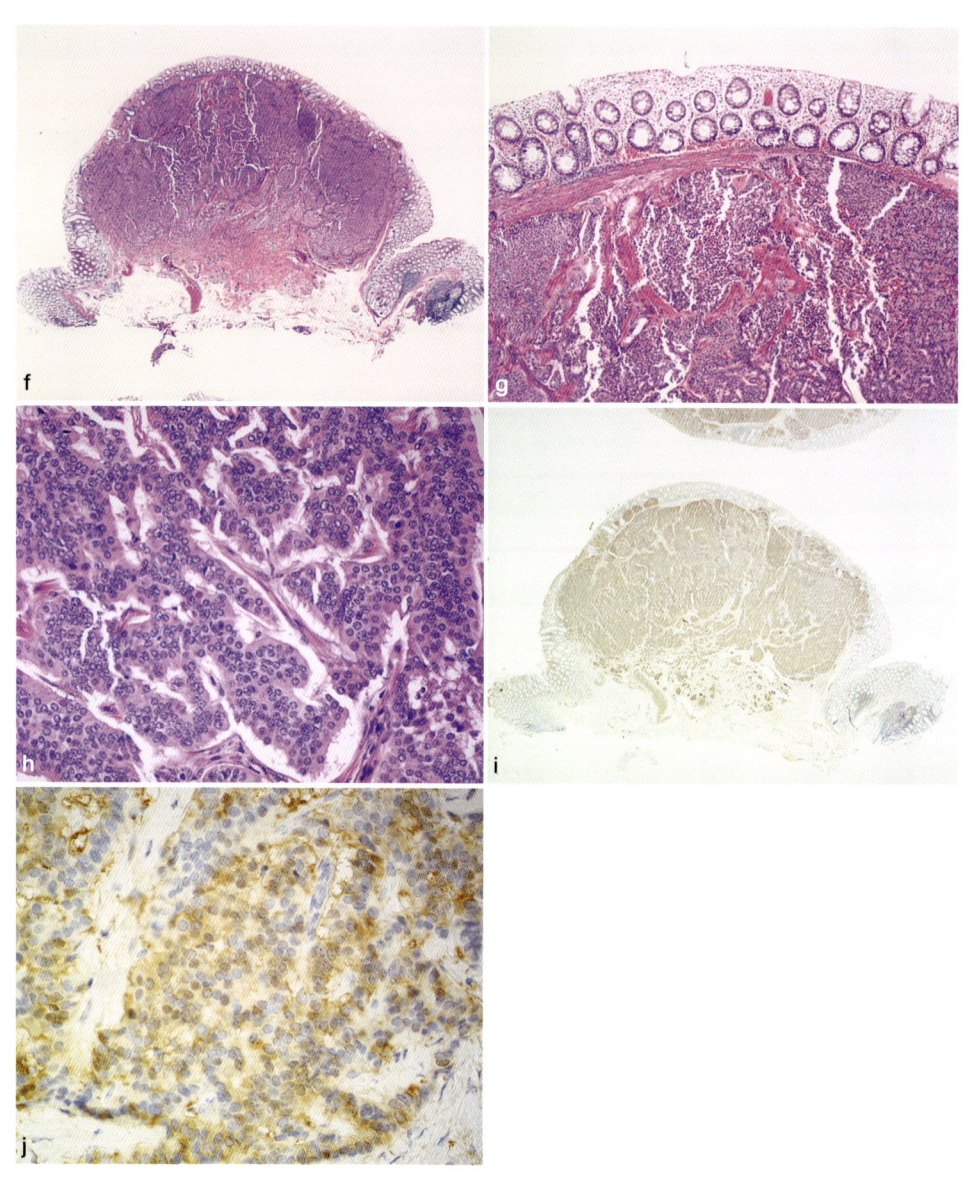

図Ⅲ-9 カルチノイド腫瘍(Rb, 8 mm)(つづき)
f〜h 病理組織標本では，類円形の核と淡好酸性の胞体を有する単調な細胞が充実性〜リボン状の増殖を示している．
i, j 免疫染色にて NSE および chromogranin-A が陽性でありカルチノイドと診断される．

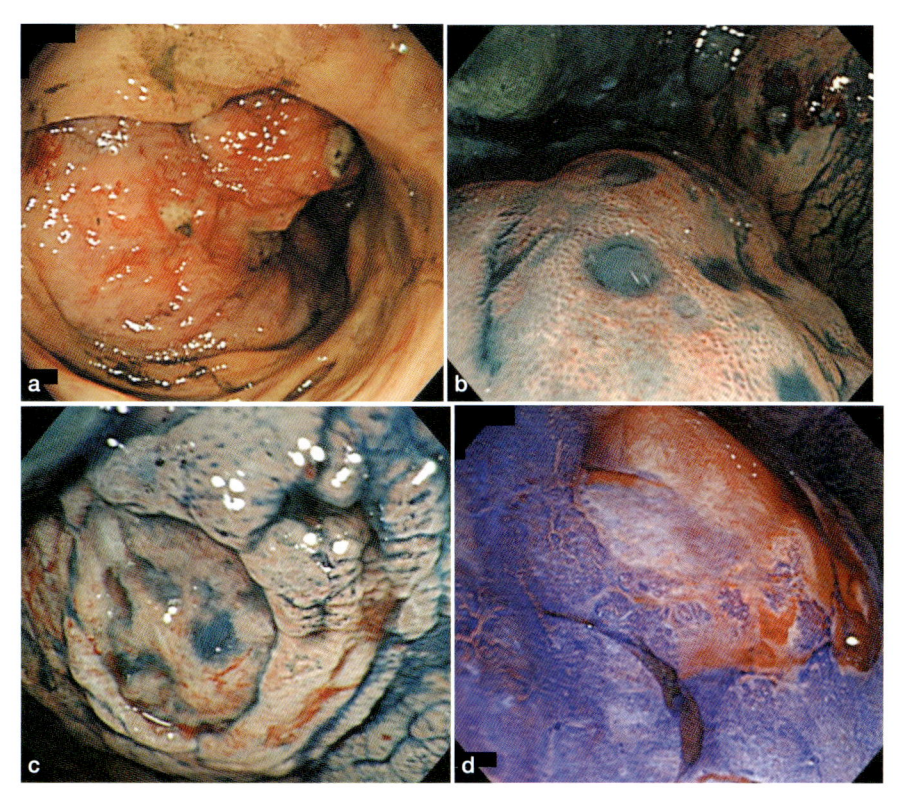

図Ⅲ-10 悪性リンパ腫(malignant lymphoma)
a　通常内視鏡像.
b, c　インジゴカルミン撒布拡大像. 多発陥凹所見とⅠ型 pit が認められる.
d　クリスタルバイオレット染色拡大像.

> **コラム**
>
> **形態診断とは物の形の見方である**
> 　表記のタイトルは,ある画家が述べた「デッサンとは(結局)物の形の見方である」という言葉のうち,「デッサン」を「形態診断」に置き換えてみたものである. 画家の言葉は続く.「ある形態を決定する唯一のものへの情熱が重要である」. もちろん芸術と医学は異なる. われわれはこの間,ある形態を決定する「唯一ではないが極めて重要なもの」として陥凹面を重視した形態観察を行ってきた. 時間軸も加えて,膨大なデータのもとに,大腸癌の発育形態分類に到達できたのである. 大腸腫瘍の診断には陥凹面を捉える物の見方が重要である.

1. pit pattern 診断に基づく腫瘍・非腫瘍の鑑別

2. pit pattern 診断に基づく深達度診断

a. 診断ステップと pit pattern 診断の導入

　大腸病変における内視鏡診断は，従来，肉眼形態や腫瘍径，硬さ，色などの通常内視鏡所見によって，質的，量的診断を行おうとするものであった．まず腫瘍・非腫瘍の鑑別に始まり，腫瘍の質的診断をし，癌であれば癌の深達度はどの程度かというステップを踏んで診断していき，その診断に基づいて治療方針を決定していくものであった．しかし拡大内視鏡の開発により生体内で腫瘍表面の腺口形態（pit pattern）の観察が可能となり，通常観察から瞬時に100倍までの拡大観察も可能となった．それにより，生検の結果を待つ必要なくリアルタイムに診断を行い，pit pattern 診断により組織を推測することが可能となった．pit pattern 診断により，病変の質的診断が従来と比べより高い精度でなされるようになり，Ⅴ型の診断の精度が上がり深達度まで推定できるようになった．この意義は大きく，拡大内視鏡と pit pattern 診断は，EMR や LAC の適応決定の重要な指標となった．

b. 肉眼形態別にみた担癌率と sm 癌率（表Ⅲ-5, 6）

　大腸腫瘍の内視鏡診断は通常観察と色素観察，およびその延長上の拡大内視鏡観察，pit pattern 診断から構築される．一般的に，通常観察，色素観察において腫瘍の質的，量的診断は肉眼形態，腫瘍径，硬さ，色調，表面性状，凹凸不整，陥凹，潰瘍やびらんの有無などから行われる．同じ腫瘍径であっても肉眼形態により腫瘍の担癌率，sm 浸潤率が大きく異なることがわかってきた．さらに肉眼形態により sm 浸潤を来す大きさの傾向がある程度認められることより，正しい肉眼形態と腫瘍径の判定が非常に重要となってくる．

　われわれの施設において肉眼形態別にみた担癌率と sm 癌率を検討してみると，隆起型（Ⅰp，Ⅰsp，Ⅰs）12,349 病変のうち，担癌率，sm 浸潤率は全体で 11.5%，2.2% であり，5 mm 以下の病変での担癌率は 1.6% と極めて低率で sm 癌は 1 例も認められなかった．腫瘍径が増大するとともに担癌率，sm 浸潤率が増加する．表面隆起型（Ⅱa，LST）8,844 病変のうち，担癌率，sm 浸潤率は全体で 5.9%，1.1% であった．5 mm 以下の病変では，担癌率，sm 浸潤率は 0.94%，0.03% と隆起型と同様に極めて低率であった．隆起型と同様に腫瘍径が増大するとともに担癌率，sm 浸潤率が増加する．しかし陥凹型（Ⅱc，Ⅱc＋Ⅱa，Ⅱa＋Ⅱc，Ⅰs＋Ⅱc）512 病変では，担癌率，sm 浸潤率は全体で 48.8%，33.4% であり，隆起型，表面隆起型と比較して両者とも極めて高率であった．5 mm 以下の微小病変においても担癌率，sm 浸潤率は 19.3%，8.0% であり，腫瘍径にかかわらず高率であった．

　すなわち，陥凹型は隆起型，表面隆起型と比べ異常に悪性度の高い病変と考えられた．陥凹型腫瘍は，腫瘍径 7 mm 程度から sm 浸潤を呈する病変が多い．腫瘍の肉眼形態によって sm 浸潤率が異なり，その的確な肉眼形態の診断が臨床的に重要となる．

c. sm 浸潤度分類

　早期大腸癌は，粘膜下層に癌が浸潤した段階でリンパ節転移，遠隔転移の危険性を生じ，さらに浸潤の程度に応じてその危険性は増大する．われわれは 1984 年に大腸 sm 癌の浸

表Ⅲ-5 肉眼形態別にみた腫瘍径と担癌率

	腫瘍径(mm)					計
	〜5	6〜10	11〜15	16〜20	21〜	
陥凹型	48/249	98/154	68/71	21/22	15/16	250/512
	19.3%	63.6%	95.8%	95.5%	93.8%	48.8%
表面隆起型	63/6,675	70/1,155	110/539	82/189	195/286	520/8,844
	0.94%	6.1%	20.4%	43.4%	68.2%	5.9%
隆起型	96/6,030	573/4,575	387/1,119	211/402	153/223	1,420/12,349
	1.6%	12.5%	34.6%	52.5%	68.6%	11.5%
計	207/12,954	741/5,884	565/1,729	314/613	363/525	2,190/21,705
	1.6%	12.6%	32.7%	51.2%	69.1%	10.1%

Apr. 1985〜Dec. 2004

表Ⅲ-6 肉眼形態別にみた腫瘍径と sm 浸潤率

	腫瘍径(mm)					計
	〜5	6〜10	11〜15	16〜20	21〜	
陥凹型	20/249	68/154	50/71	19/22	14/16	171/512
	8.0%	44.2%	70.4%	86.4%	86.7%	33.4%
表面隆起型	2/6,675	3/1,155	13/539	21/189	62/286	101/8,844
	0.03%	0.26%	2.4%	11.1%	21.7%	1.1%
隆起型	0/6,030	60/4,575	85/1,119	65/402	66/223	276/12,349
	0%	1.3%	7.6%	16.2%	29.6%	2.2%
計	22/12,954	131/5,884	148/1,729	105/613	142/525	548/21,705
	0.17%	2.2%	8.5%	17.1%	27.0%	2.5%

Apr. 1985〜Dec. 2004

潤度分類を提唱し検討を重ねてきた．この sm 浸潤度分類は，簡便に行える方法として現在は相対分類[93)]と呼称されているが original の sm 浸潤度分類である．具体的には sm 層を均等に 3 等分し，上から sm1，sm2，sm3 とし，さらに sm1 は癌の水平方向の拡がりを考慮し，病変の sm 浸潤部分の幅と粘膜部での幅の比をとり，その比が 1/4 以下を sm1a，1/2 以上を sm1c，その中間のものを sm1b として分類している（図Ⅲ-11）．内視鏡切除標本の sm 浸潤度の判定は，sm にわずかに浸潤したものを sm1 とし，断端陽性のものを sm3 以深，その中間のものを sm2 とする判定方法である．この切除標本の判定においては切除断端陽性を sm3 として，残りをほぼ 2 等分する鶴田ら[22)]の判定方法が有用である．しかし sm 浸潤度分類の重要な点は，深さではなく，横の拡がりのある sm1c 以下を区別することであり，sm1c 以下が臨床的な sm massive 癌とみなされることである．したがって粘膜筋板の断裂を考慮し癌の横の拡がりの割合で判定する sm 浸潤度分類は判定するのが簡便であり有用である．

　大腸 sm 癌の外科手術例を対象とした小平らのアンケート調査結果（表Ⅲ-7a）[94)]によると，大腸 sm 浸潤癌のリンパ節転移は，外科的切除例 1,806 例中 153 例に認められ，その陽性率は 8.5% であった．粘膜下層を 3 等分し，上から sm1，sm2，sm3 に分類した相対

sm1a
sm1b
sm1c
sm2
sm3

sm1 : upper 1/3
    sm1a : B/A ～1/4
    sm1b : B/A 1/4～1/2
    sm1c : B/A 1/2～

sm2 : middle 1/3

sm3 : lower 1/3

浸潤距離のみでなく，
浸潤部の水平方向の拡がりを重視

sm massive

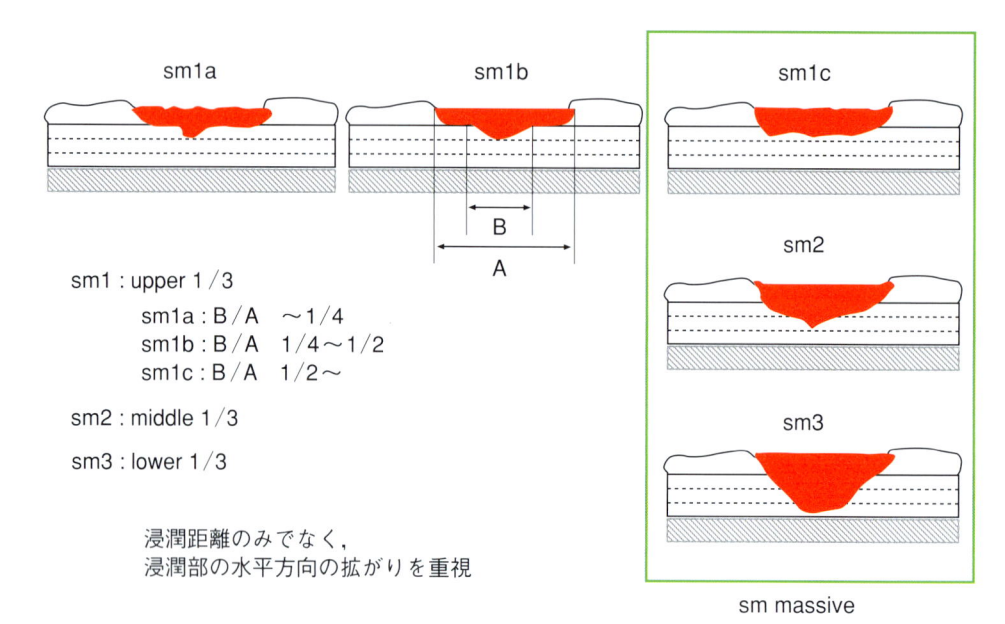

図Ⅲ-11　sm 浸潤度分類

表Ⅲ-7　sm 癌のリンパ節転移率

a　全国統計（小平，1994）

	切除例数	n(+)症例
sm1	655	21（ 3.2％）
sm2	619	68（11.0％）
sm3	532	64（12.0％）
計	1,806	153（ 8.5％）

b　第56回大腸癌研究会（新潟）　sm 癌 1,679 例の集計

$X \leqq 500\ \mu m$	6 例（ 2.3％）
$500 < X < 1,000\ \mu m$	17 例（ 6.9％）
$1,000\ \mu m \leqq X$	156 例（13.3％）

X；sm 垂直浸潤度
（小平　進，八尾恒良，中村恭一，他．sm 癌細分類からみた転移性大腸 sm 癌の実態．アンケート調査集計報告．胃と腸 29：1137-1142，1994）

分類に基づくリンパ節転移率は，sm1 3.2％，sm2 11.0％，sm3 12.0％と報告されている．われわれの施設において大腸 sm 癌 420 病変を sm 浸潤度分類に従って分類し，ly 因子，v 因子，リンパ節転移を検討してみると，sm 癌全体では，ly 因子 43.3％，v 因子 31.4％，リンパ節転移 7.6％であったが，sm 浸潤度分類別に検討すると，sm1a 病変では ly 因子，v 因子はほとんど認められず，リンパ節転移は 1 例も認められなかった．sm1b 病変では ly 因子 18.9％，v 因子陽性が 11.3％にみられるが，リンパ節転移は認められなかった．それに対し sm1c 病変では ly 因子 28.6％，v 因子 19.0％と陽性率が上昇し，1 群リンパ節転移例を認めた．さらに sm2 以深では脈管侵襲は高率になり，リンパ節転移も sm2 で 7.9％，sm3 で 17.3％と上昇し，2 群リンパ節転移も認めた（表Ⅲ-8）．

表Ⅲ-8　sm癌における脈管侵襲とリンパ節転移（自験例）

	vessel permeation		計	nodal metastasis		計
	ly(+)	v(+)		1	2	
sm1a	6(9.8)	0	61	0	0	61
sm1b	10(18.9)	6(11.3)	53	0	0	53
sm1c	18(28.6)	12(19.0)	63	3(4.8)	0	63
sm2	80(57.7)	56(40.3)	139	10(7.2)	1(0.7)	139
sm3	68(65.4)	58(55.8)	104	17(16.3)	1(1.0)	104
計	182(43.3)	132(31.4)	420	30(7.1)	2(0.5)	420

（　）：％　　　　　　　　　　　　　　　　　　　　　　　　　　　　Apr. 1985〜Mar. 2004

　以上より，sm浸潤度分類によりリンパ節転移のリスクをある程度規定することが可能であり，これに脈管侵襲の有無を加味することにより内視鏡治療の適応が決定される．すなわち，大きなLSTを除いては内視鏡治療のみで経過を追える病変は，脈管侵襲のないsm1bまでの病変ということになる．脈管侵襲のあるsm1a，sm1b病変や，sm1c以深の病変は，現在の一般的な知見からは内視鏡治療の限界であり，仮に内視鏡的に切除された場合にはリンパ節郭清を含めた腹腔鏡補助下の追加腸切除の適応となる．このsm浸潤度分類[95]の，sm1c以深の病変ではリンパ節転移を来す恐れがあるため，内視鏡治療の適応であるsm1a，bまでの病変とsm1c以深の病変を鑑別することが治療方法の選択のために極めて重要となる[95,96]．

　新潟大学第1外科時代からわれわれは，診断と治療を行った大腸sm癌およそ600例のうち，このsm浸潤度分類のsm1c以深を臨床的にsm massive癌と規定し，脈管侵襲と合わせて治療方針を決定し，治療を行ってきた．その中で肺・肝転移などで死亡した例を除けば，リンパ節転移診断と治療方針の誤りのために死亡した例や手術を行った例は現在まで1例も出ていない．筆者自身大腸sm癌診療にたずさわって治療方針を打ち立てて診療を行ってきたが，現在のところほぼ満足する結果となっていることは幸福である．

d．絶対値分類のあやしさ

　Ⅰ型およびⅡ型pit patternは粘膜下腫瘍などを除けば，非腫瘍性のpit patternである．これに対しⅢs，ⅢL，Ⅳ，Ⅴ型pit patternは腫瘍性のpit patternである．さらに癌の指標となるⅤ型pit patternについては，腺口形態の不整，配列の乱れ，規則性のない大小不同が認められるV$_I$型pit patternと，pitが消失し無構造になった領域が存在するV$_N$型pit patternに亜分類している（図Ⅲ-12）．早期大腸癌は，本邦が世界の中で最も多く診断している．これは，内視鏡を中心とした日本の診断学の勝利である．しかし，昨今sm癌を1,000μmで分類する方法や，さらなる適応拡大が議論されている．絶対値を論ずるには実体顕微鏡を用いたきめの細かい標本の取り扱いが必要であり，不適切な材料の取り扱いに基づく絶対値評価はあり得ない．決して絶対値のみ先行した不適切な治療を行ってはならない．絶対値は標本が斜め切りになると大幅に変動する．ほとんどのsm癌は斜め切りになることを考慮すれば，臨床ではより慎重にならなければならないと思う．同様に，筋板の起点の基準が定まっていないのに絶対値をあてはめることはほとんど意味をなさない．900μmがよくて1,100μmが陽性とはならないのである．元来，ファジーなものを測

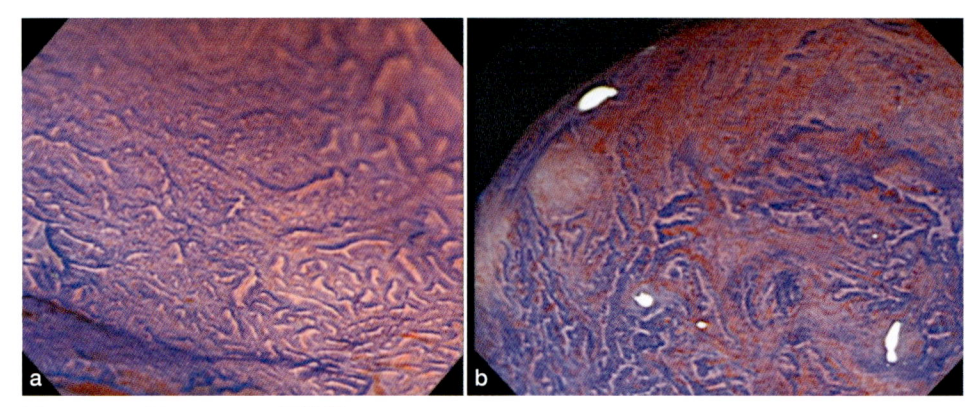

図Ⅲ-12　Ⅴ型 pit pattern 亜分類
a　Ⅴı 型 pit pattern．　　b　Ⅴℕ 型 pit pattern．

表Ⅲ-9　Ⅴ型 pit pattern と病理組織像の対比

	adenoma		cancer			計
	mild-mod	severe	m	sm1a, b	sm1c-3	
Ⅴı	20 (12.7%)	13 (8.3%)	91 (58.0%)	11 (7.0%)	22 (14.0%)	157
Ⅴℕ	0	0	1 (1.8%)	4 (7.0%)	52 (91.2%)	57
計	20	13	93	15	73	214

定するにはゾーンの診断で十分であり，そのほうが正しさを保てると筆者は考えている．切片の問題もあり絶対値を過信することにより，リンパ節再発例がどうなのか疑問が残る．**表Ⅲ-7** で示したごとく，実際 1,000μm 以下での転移例は多く報告されている．500μm 以下でも転移例があり絶対値を過信することには十分に注意が必要である．今後症例が増加すればますます転移例は増加するであろう．われわれ臨床医は早期癌の治療方針決定はより慎重にかつ謙虚に行うべきと筆者は考えている．

　Ⅴ型 pit pattern は構造異型を反映しているものと考えられている．Ⅴı 型 pit pattern は大小不同や，左右非対称な pit や異常分岐の出現，配列の乱れなどを示す所見で，病理組織像における表層腺管の構造異型と対応する．すなわち粘膜内腺管構造の比較的保たれた m 癌，あるいは一部の sm 浸潤癌に認められることが多い．一方，Ⅴℕ 型 pit pattern では構造異型がさらに強くなり，また癌組織が粘膜下層深部に浸潤することより病変表層に間質反応（desmoplastic reaction；DR）[97)] が認められる．desmoplastic reaction が著明な部位では，病巣の表層の腺管密度は低下しているため，表面構造を観察すると無構造または無構造に近い pit pattern として捉えられるものと考えられる．粘膜下浸潤癌巣の露出や荒廃した癌巣表面，および異常間質などの組織像と対応し，sm 深部浸潤癌に特徴的である．以上のように，pit pattern は組織構築を反映していると考えられ，結果として病理組織像を推測することが可能となる．

表Ⅲ-10　隆起型におけるⅤ型 pit pattern と病理組織像の対比

	adenoma		cancer			計
	mild-mod	severe	m	sm1a, b	sm1c-3	
V_I	13 (12.7%)	8 (7.0%)	57 (55.9%)	5 (4.9%)	19 (18.6%)	102
V_N	0	0	1 (4.8%)	1 (4.8%)	19 (90.4%)	21
計	13	8	58	6	38	123

表Ⅲ-11　表面隆起型におけるⅤ型 pit pattern と病理組織像の対比

	adenoma		cancer			計
	mild-mod	severe	m	sm1a, b	sm1c-3	
V_I	6 (12.5%)	4 (8.3%)	31 (64.6%)	4 (8.3%)	3 (6.3%)	48
V_N	0	0	0	2 (18.2%)	9 (81.8%)	11
計	6	4	31	6	12	59

e．拡大内視鏡の深達度診断能

当センターにおいて拡大内視鏡を用いて観察し，内視鏡的あるいは外科的に切除された大腸腺腫および早期癌2,502病変のうちⅤ型 pit pattern を呈した214病変を対象に，内視鏡観察時の pit pattern 診断と切除標本の病理組織診断の対比を行った（**表Ⅲ-9**）．

V_I 型 pit pattern を呈した病変は157病変認め，高度異型腺腫が13病変（8.3%），m癌が91病変（58%），sm癌が33病変（21%）であり，深達度がsm1a, bまでの病変が135病変（86%）であった．V_N 型 pit pattern を呈した病変は57病変認め，m癌が1病変（1.8%），sm癌が56病変（98.2%）であり，深達度がsm1c以深の病変が52病変（91.2%）であった．このことから大腸癌の深達度診断において拡大内視鏡で V_N 型 pit pattern を認めた場合，深達度がsm1c以深である可能性が極めて高いことが明らかとなった．また V_I 型 pit pattern を示せば深達度がsm1a, bまでの病変である可能性が高いことがわかった．われわれの成績[95, 96]ではリンパ節転移はsm1cの癌からみられ，それより以深では脈管侵襲も高率である．したがって，内視鏡治療の適応は脈管侵襲陰性のsm1bまでの病変で，sm1c・sm2-3癌ではリンパ節郭清を含めた根治手術の適応であり，両者の鑑別診断が極めて重要となる．すなわち V_N 型 pit pattern を呈する病変では，手術が必要となる場合が多く，V_I 型 pit pattern を呈した場合は m-sm1b 癌の可能性が高く，内視鏡治療の適応となることが多い．

肉眼形態別に検討してみると，隆起型では，V_I 型 pit pattern を呈した病変は102病変認め，深達度がsm1a, bまでの病変が81.4%であった．一方，V_N 型 pit pattern を呈した病変21病変の中でsm1c以深の sm massive 癌は90.4%であった（**表Ⅲ-10**）．表面隆起型では，V_I 型 pit pattern を呈した病変は48病変の中でsm1a, bまでの病変が93.7%であるのに対し，V_N 型 pit pattern を呈した病変は深達度がsm1c以深の病変が81.8%であった（**表Ⅲ-11**）．陥凹型では，V_I 型 pit pattern を呈した病変はすべてsm1a, bまでの

表Ⅲ-12 陥凹型におけるV型 pit pattern と病理組織像の対比

	adenoma		cancer			計
	mild-mod	severe	m	sm1a, b	sm1c-3	
V_I	1 (14.3%)	1 (14.3%)	3 (42.9%)	2 (28.5%)	0	7
V_N	0	0	0	1 (4.0%)	24 (96.0%)	25
計	1	1	3	3	24	32

表Ⅲ-13 肉眼型別にみた sm 癌とV型 pit pattern

	隆起型(n=44)		表面隆起型(n=18)		陥凹型(n=27)	
	sm1a, b	sm1c-3	sm1a, b	sm1c-3	sm1a, b	sm1c-3
V_I	5	19	4	3	2	0
V_N	1	19	2	9	1	24

病変であった．一方，V_N 型 pit pattern を呈した病変は深達度が sm1c 以深の病変が96.0％であった（表Ⅲ-12）．すなわち，V_I 型 pit pattern を呈した病変は正診率が隆起型で低い傾向にあった．V_N 型 pit pattern を示すものは箱根合意によりさらに sm1c 以深の massive 癌の可能性が高くなった．

肉眼形態別の sm 癌とV型 pit pattern について検討してみると（表Ⅲ-13），V_N 型 pit pattern を呈した病変は，肉眼形態にかかわらず高率に sm 深部浸潤癌であった．しかし隆起型 sm 深部浸潤癌では V_N 型 pit pattern を呈さない病変も多く認められた．これらの病変は表面構造が保たれたまま浸潤した病変である．pit pattern 診断の大きな弱点として病変の表面しか見ることができないことが挙げられる．つまり，pit pattern はその病変のうち表面に現われた部分の構造しか反映していないため，より深部の状態は間接的に推測するしかない．隆起型の病変では，深部の状態が表面に反映されない病変が存在するため，ここが現段階での pit pattern 診断の限界と考えられる．

拡大内視鏡を用いた pit pattern 診断は，組織診断とよく対応している．V型 pit pattern は V_I 型と V_N 型に分類され，病理組織所見における腫瘍腺管の構造異型や癌浸潤巣の露出，異常間質の出現と関連し，V_I 型 pit pattern は主として m-sm1b 癌に，V_N 型 pit pattern は sm1c 以深癌にほぼ対応した．V型 pit pattern の鑑別を行うことにより，早期大腸癌の深達度診断を正確に行うことが可能である．

以下に，pit pattern 診断に基づく深達度診断の実際について症例を呈示する（図Ⅲ-13～15）．

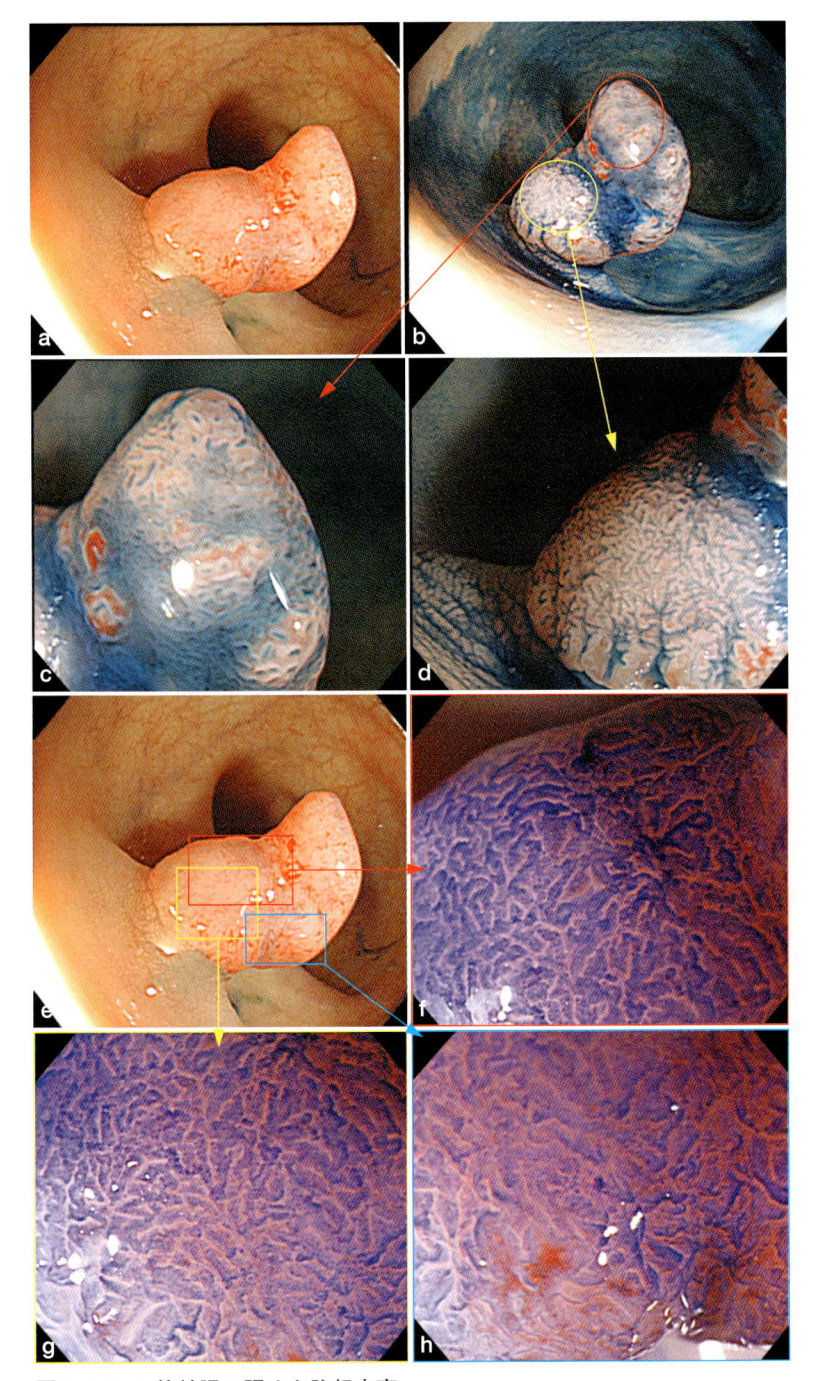

図Ⅲ-13 S状結腸に認めた隆起病変
a 通常内視鏡観察にてS状結腸に亜有茎性隆起性病変を認める．表面は弱赤調であり，一部発赤の強い部分を認める．
b〜d インジゴカルミン撒布後拡大観察では，〇部分は管状pitを認めるのに対し，〇部分は不整を伴うpitが密在している．
e〜h クリスタルバイオレット染色後の拡大観察では，複雑に分岐した辺縁不整なpitが密在している．Vi型pitと診断し，m癌ないしsm微小浸潤癌と考え，EMRを施行した． (つづく)

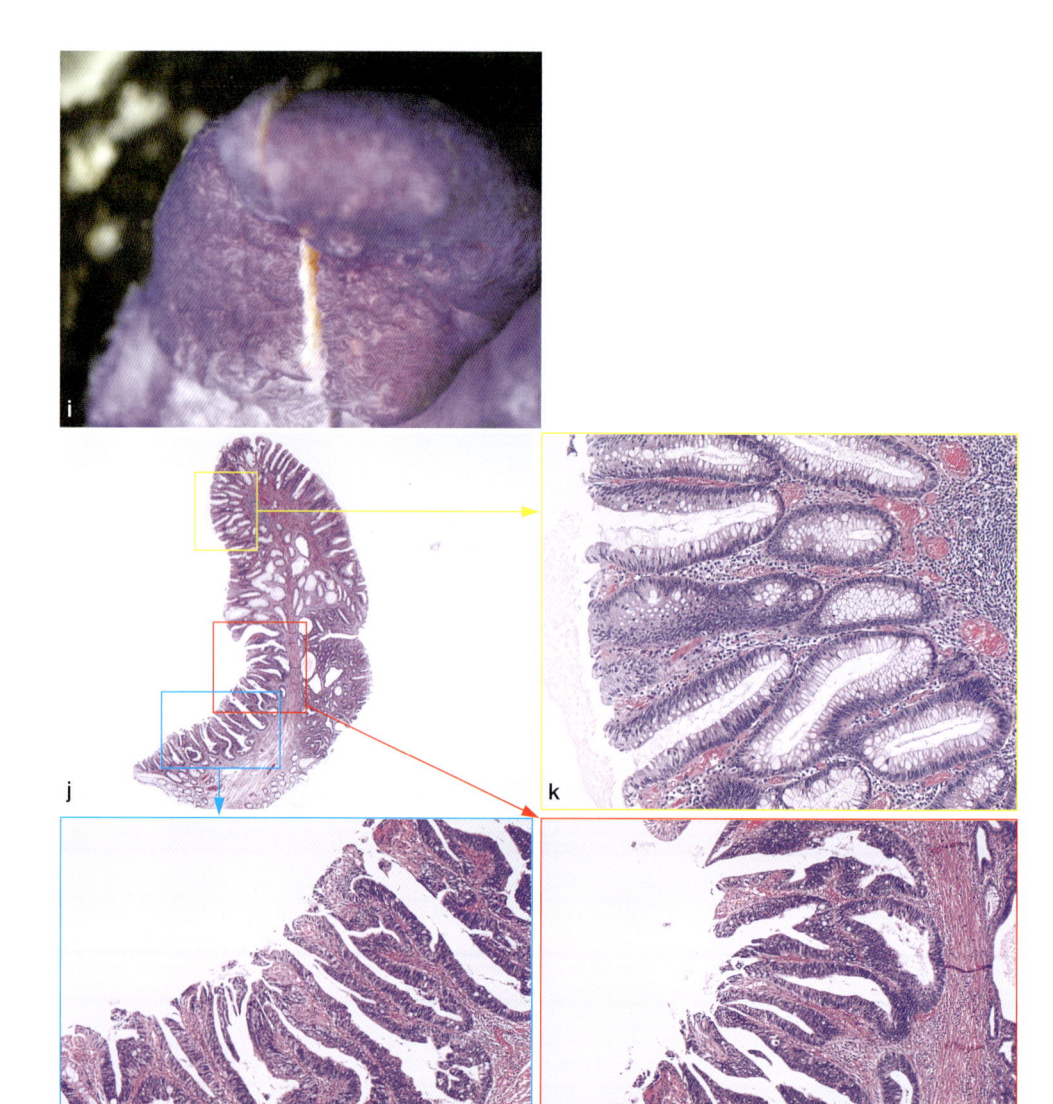

図Ⅲ-13 S状結腸に認めた隆起病変（つづき）
i〜k 病理組織標本では大部分は中等度異型の腺腫成分からなる．
l, m 一部に周囲より構造異型の目立つ領域を認め adenocarcinoma と診断した．拡大観察で不整の強い pit が見られた部位に一致している．
病理組織診断 well differentiated adenocarcinoma in tubular adenoma, m, ly_0, v_0.

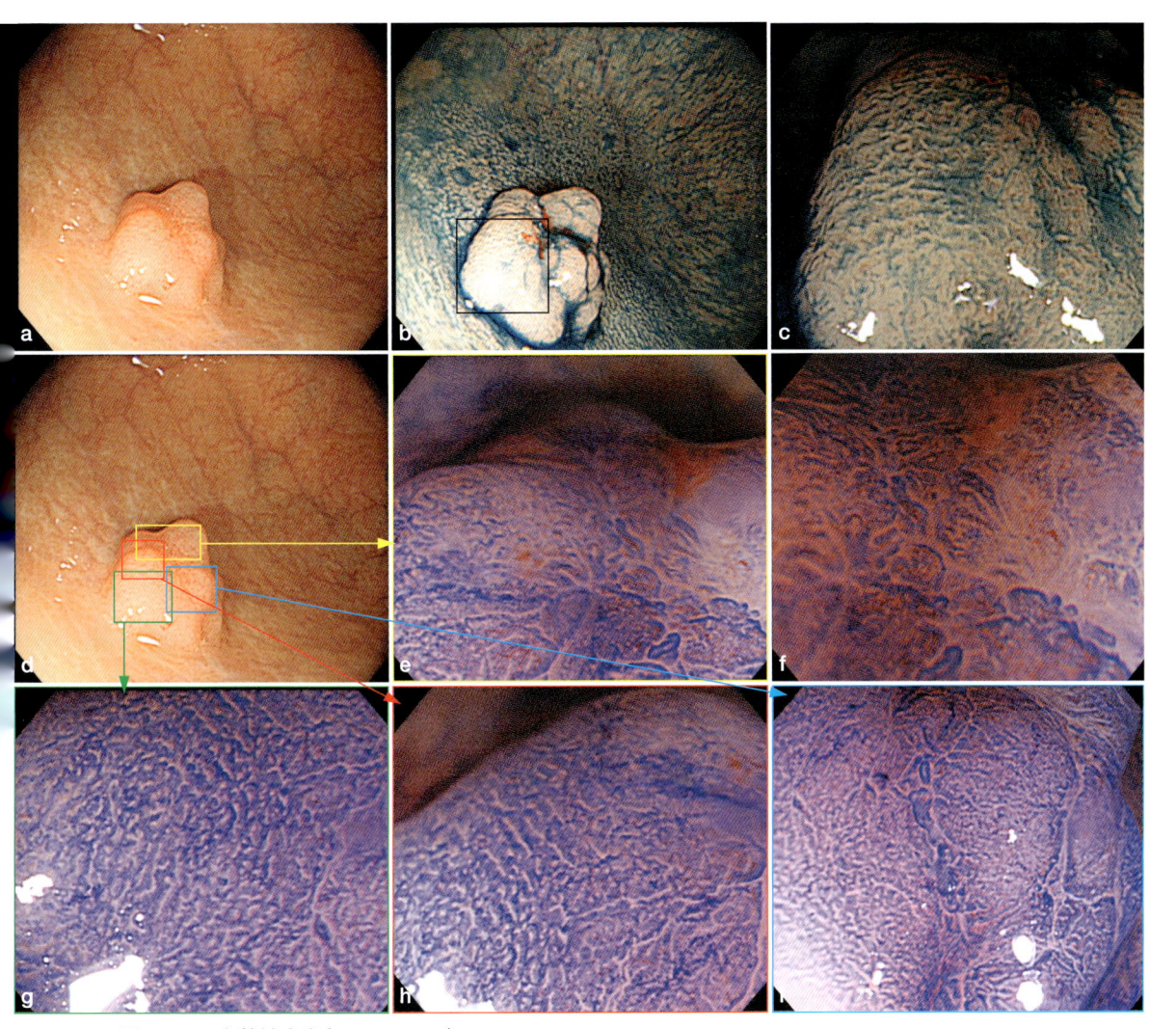

図Ⅲ-14 広基性病変(Rs, 13 mm)
- a 直腸(Rs)に 13 mm 大の隆起性病変を認める．表面は弱発赤調で凹凸不整が強い．肉眼形態は Is 型である．
- b, c インジゴカルミン撒布後の拡大観察にて表面の pit が不整であることがわかる．
- d～f クリスタルバイオレット染色後の拡大観察では，病変全体に不整な pit がみられる．特に頂部では pit の大小不同が目立ち，一部に pit が粗になった部分もある．
- g～i 病変の側面においては大小不同の不整な pit が密に増生しているのがわかる．

明らかな無構造領域は認めず，V_I 型 pit pattern と診断し EMR を施行した． (つづく)

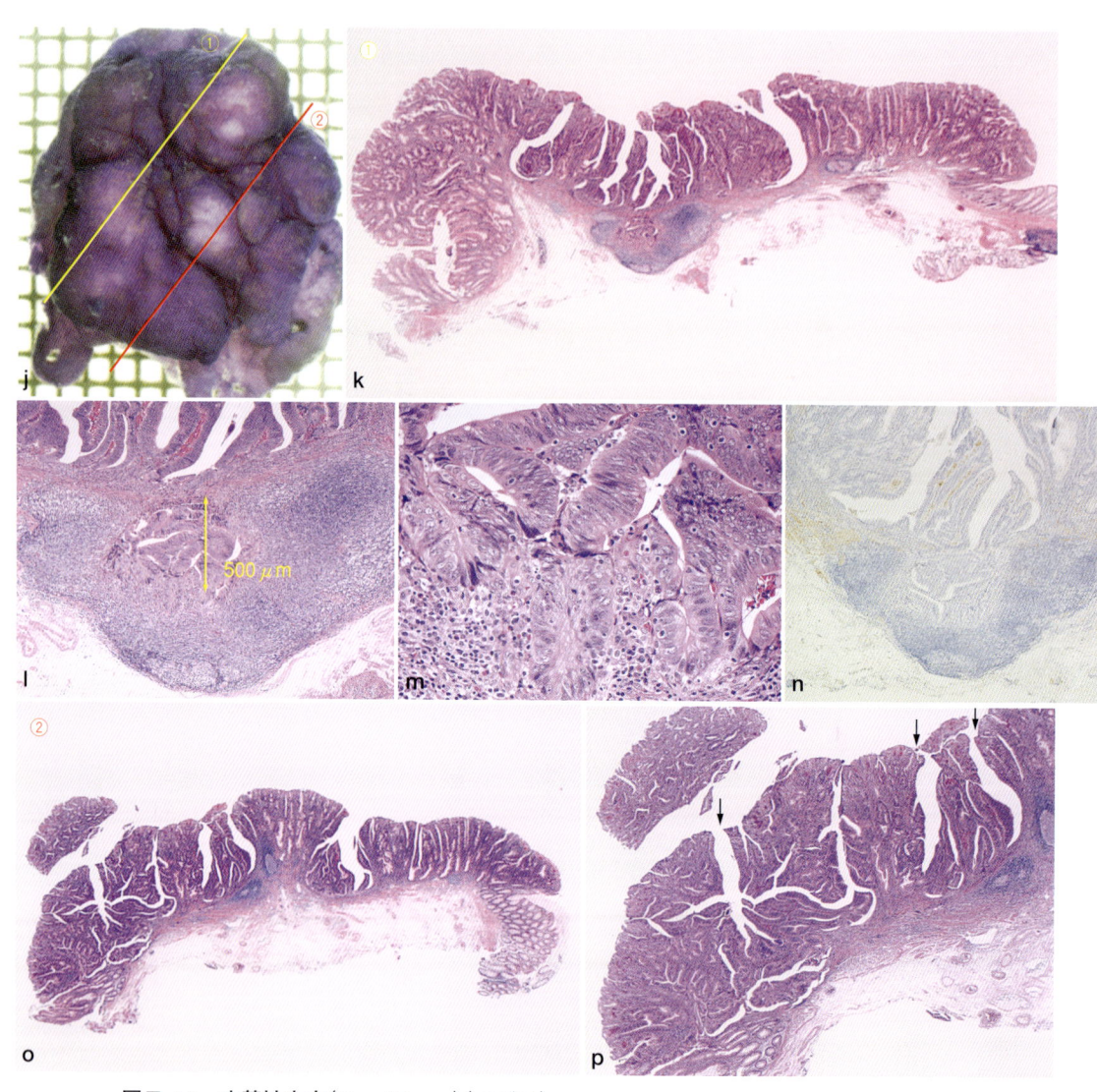

図Ⅲ-14　広基性病変（Rs，13 mm）（つづき）
j～p　病理組織標本では，異型の強い腺管が増生しており，癌は一部粘膜下層のリンパ濾胞内に浸潤している．粘膜下層への浸潤絶対値は 500 μm．
病理組織診断 well differentiated adenocarcinoma，sm1a，ly_0，v_0．

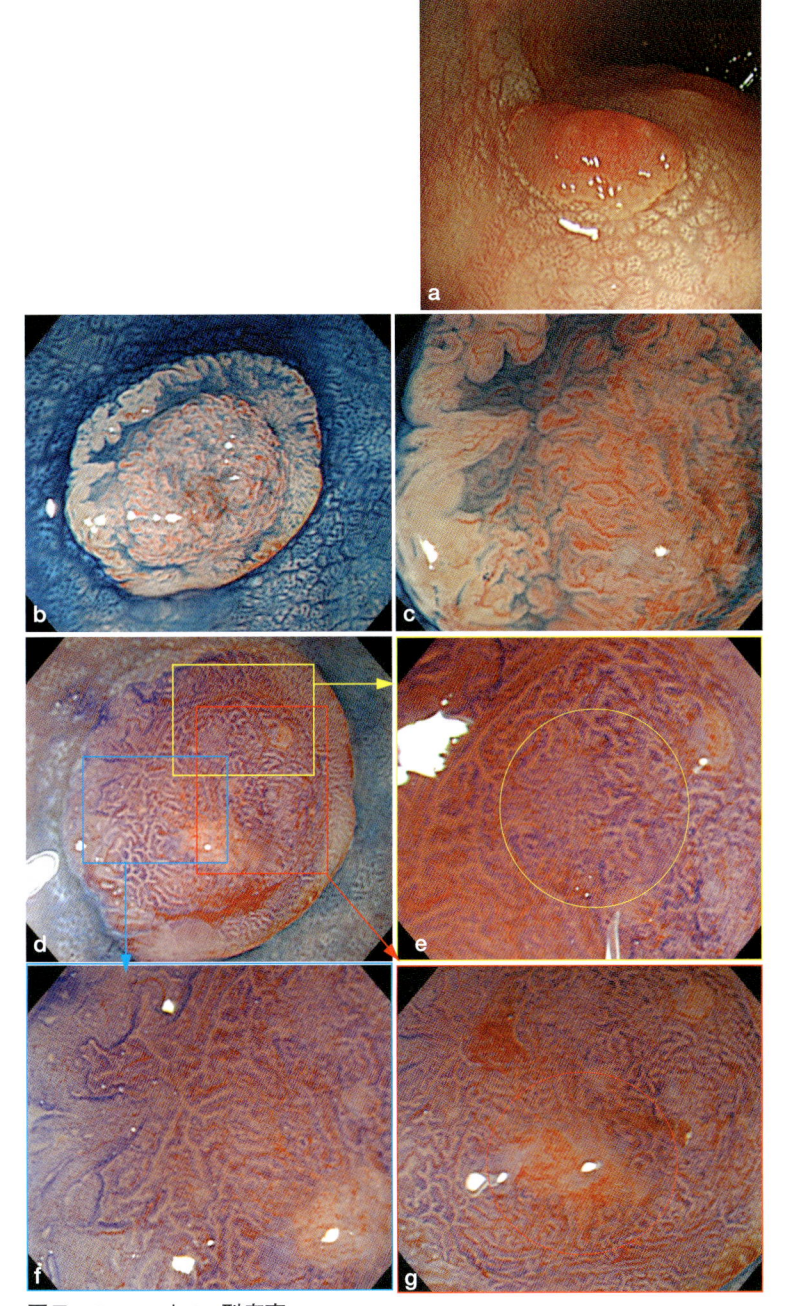

図Ⅲ-15　Ⅱa＋Ⅱc型病変
a　通常内視鏡観察にてS状結腸に周囲に白斑を伴う9mm大の扁平隆起性病変を認める．病変中央部は発赤が強く，やや隆起している．
b，c　インジゴカルミン撒布にて陥凹局面が明瞭となり，かつ陥凹内隆起を認める．隆起がわずかであることから肉眼形態としてはⅡa＋Ⅱc型と診断した．
d　クリスタルバイオレット染色後の拡大観察ではpitの大小不同・配列不整を認める．
e　○の部分で特に不整が強く，pit構造が保たれていない．
f，g　中央部はpitが高度異型腺管から次第に消失している．V_N型pit patternと診断され，sm癌と判断し手術を選択した．　　　　　　　（つづく）

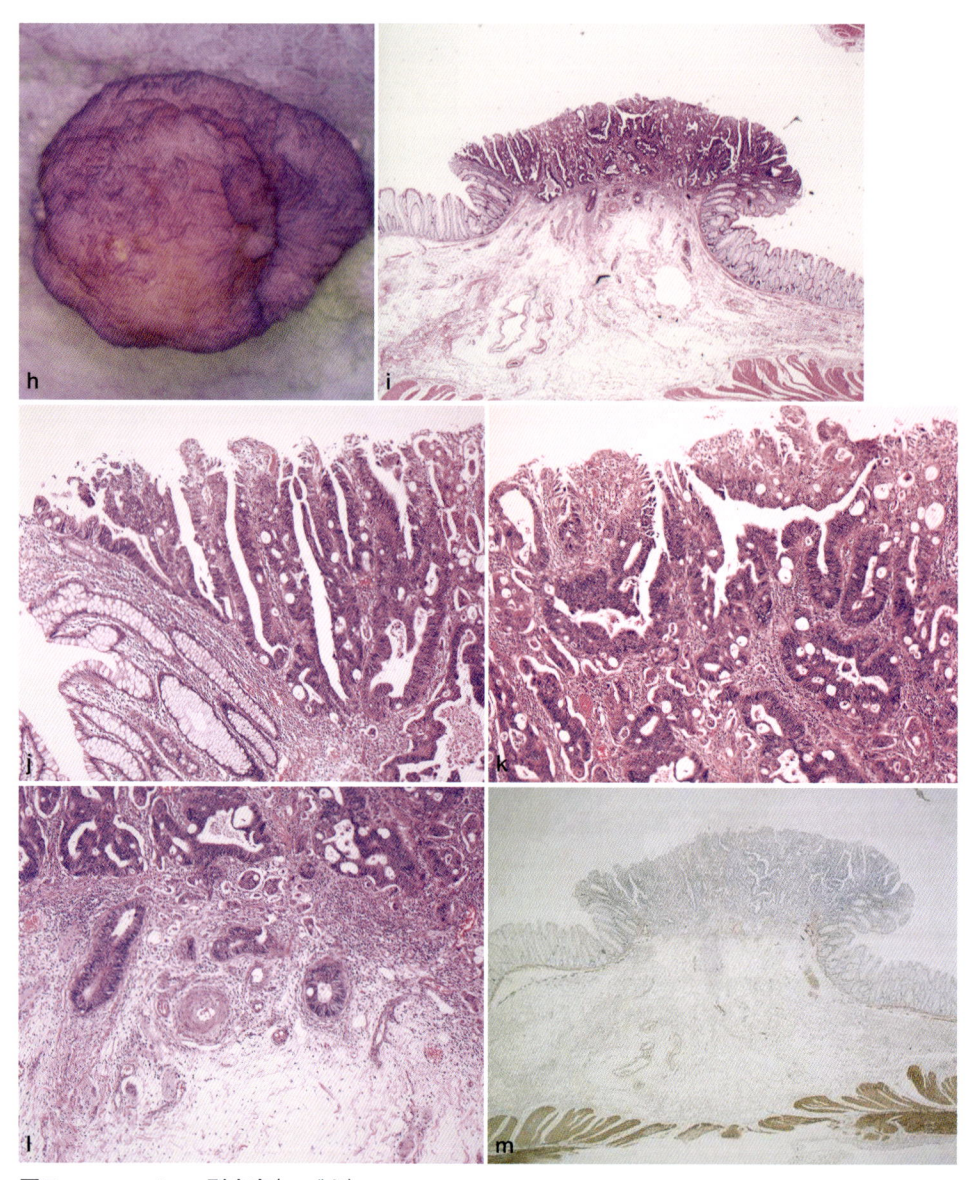

図Ⅲ-15 Ⅱa＋Ⅱc型病変（つづき）
h〜k 病理組織学的には，異型の強い腺管構造が増生しており，中分化型腺癌と診断できる．
　　　表層にsm層が露出しており，粘膜内病変の残存は認められない．
l 脈管侵襲陽性である．
m デスミン染色にて粘膜筋板は断裂している．
病理組織診断 moderately differentiated adenocarcinoma, sm1c, ly$_1$, v$_1$, n(−).
浸潤実測値 1,840 μm.

3. pit pattern 診断に基づく治療指針

われわれは 1984 年に大腸 sm 癌の sm 浸潤度分類[93]を発表して以来,肉眼形態と sm 浸潤度分類,脈管侵襲などを組み合わせた大腸早期癌の治療指針の決定を行ってきた.その後,拡大内視鏡診断や実体顕微鏡の活用により pit pattern 診断学を確立してきた[18].この pit pattern 診断学の確立で,腫瘍の良悪性診断および深達度診断が一層精緻なものになり,病理診断に近い内視鏡診断が可能となってきた.大腸腫瘍の治療は大きな前進を遂げた.

a. 治療方針決定にあたっての診断の基本―3 つの組み合わせ

われわれは現在までに,およそ 20,000 病変の腺腫,早期癌を治療し,そのうち sm 癌 548 病変に治療を行ってきた(表Ⅲ-5).この膨大な治療経験から,改めて次のことが明らかになっている.

> pit pattern 分類,肉眼形態・発育形態分類,sm 浸潤度分類を組み合わせることにより,大腸腺腫,早期癌の治療を誤ることはほとんどない.

ここで強調しなければならないのは,何よりも腫瘍の形態認識(肉眼形態・発育形態)が重要であり,それを裏打ちする pit pattern 診断を行うことである.そのことで,腺腫・早期癌に対する主要な治療方針― EMR か LAC か―をはじめて判断することができる.もちろん,内視鏡治療で得られた切除標本については病理学的検索を行い,sm 浸潤度,ly,v の脈管侵襲の有無を検索し,追加切除の必要性を検討することが大切である.われわれは現在までこの pit pattern 分類,肉眼形態・発育形態分類,sm 浸潤度分類の 3 つの組み合わせによる治療方針で臨床的に対応してきたが,肝転移の症例を 2 例経験した以外は,sm 癌での治療指針を誤ったための局所再発や再発死亡例はなかった.

b. 肉眼形態別の治療方針

拡大内視鏡観察による pit pattern 診断により内視鏡診断は精度を高め,病理診断に近づくことができたという点において,大腸腫瘍に対する診断学は格段の進歩を遂げた.また,われわれの行っている拡大内視鏡による pit pattern 診断は,質的診断,深達度診断を効率よく行うことができ,治療法選択の指標の 1 つとしても重要な意義を持っている.内視鏡医は病変に対する十分な内視鏡診断を行い,治療の適応の有無を判断し,内視鏡治療の適応とした場合はその場でその病変に対して最も適切な治療法を選択し,病変の完全切除を行う必要がある[98].

1) 隆起型

隆起型は total biopsy として polypectomy が行われることが多い.

われわれの施設で内視鏡的に切除された 5 mm 以下の病変の中で陥凹型では 8% の頻度(表Ⅲ-6)で sm 癌が発生されたが,隆起型腫瘍には,sm 癌は 1 例も存在しなかった.したがって,ⅢL 型 pit を呈する微小な表面隆起,隆起型は早急な内視鏡治療の対象にならないものと考えている.それ以上大きなものでは腫瘍径が増大するほど sm 癌率が上昇す

るが，pit pattern を確認しⅢL 型 pit pattern 単独であれば sm 癌の可能性は低く，早急な内視鏡治療の適応にはならないと考える．しかし隆起型病変の場合，粘膜内病変を残しながら sm 深部浸潤する病変も存在し，VN 型 pit pattern が認められないからといって必ずしも内視鏡治療で十分であるということにはならない．隆起型の大きなものは生体内で観察が不十分になることも多い．またⅣ型 pit pattern やⅥ型 pit pattern であっても sm 深部浸潤の可能性を念頭に置いて，polypectomy，EMR を行い，詳細に病理組織学的検索をする必要がある．VN 型 pit pattern と診断された病変は sm 深部浸潤癌の可能性が高く，現在のところ内視鏡治療の適応はなく，腹腔鏡補助下腸切除が選択される．

2）表面隆起型

表面隆起型は治療方法として内視鏡的粘膜切除術（EMR）が行われることが多い．

隆起型病変同様 5 mm 以下の表面隆起型病変では sm 癌は極めてまれであり，ⅢL 型 pit pattern 単独であれば早急な内視鏡治療の対象とはならない．Ⅳ型やⅥ型 pit pattern を認めた場合は内視鏡治療の適応となる．LST の場合，ⅢL 型，Ⅳ型，Ⅵ型 pit pattern で構成されている病変であれば腺腫，m 癌，sm 微小浸潤癌であり，EMR もしくは分割切除（EPMR）の適応となる（図Ⅲ-16）．大きい LST では EPMR が必要となることがある．EPMR の手技は基本的に EMR と同じであるが，癌の最深部を確実に切除すること，側方断端の遺残を避けることを念頭に置いて，最初から計画的に分割切除することが重要である．VN 型 pit pattern を認めた場合は sm 深部浸潤を示唆する所見であり，腹腔鏡補助下手術が第一選択となる（図Ⅲ-17）．

3）陥凹型

陥凹型は基本的に EMR にて切除を行う．隆起型，表面隆起型と比較していちばん悪性度の高い病変であり，大きさにかかわらず発見されれば必ず治療が必要である．ⅢS 型，Ⅵ型 pit pattern であれば EMR の適応である（図Ⅲ-18）．内視鏡的に切除した標本は，実体顕微鏡下に観察してV型 pit を呈する癌を疑う適切な割面の標本を作することが大切である．そして，病理診断にて sm の浸潤度や脈管侵襲，組織型などを判断し，追加治療の必要性を検討することが重要である．これにより sm 深部浸潤癌であった場合は，リンパ節郭清を含む腹腔鏡補助下大腸切除術での追加治療が必要である（図Ⅲ-19）．Ⅵ型の scratch sign やVN 型 pit pattern を認めれば sm 深部浸潤を示唆するので，リンパ節郭清を含む根治術，特に腹腔鏡補助下手術の適応となる（図Ⅲ-20）．

コラム

over polypectomy は終焉した

over polypectomy による無駄な cost は，膨大である．正確な診断に基づいた過不足のない治療を行うことは医療の原点である．大腸癌と関係のない過形成性ポリープはⅡ型 pit で正しく診断でき polypectomy することはなくなった．拡大内視鏡の登場により，大腸腫瘍の医療の質は向上した．

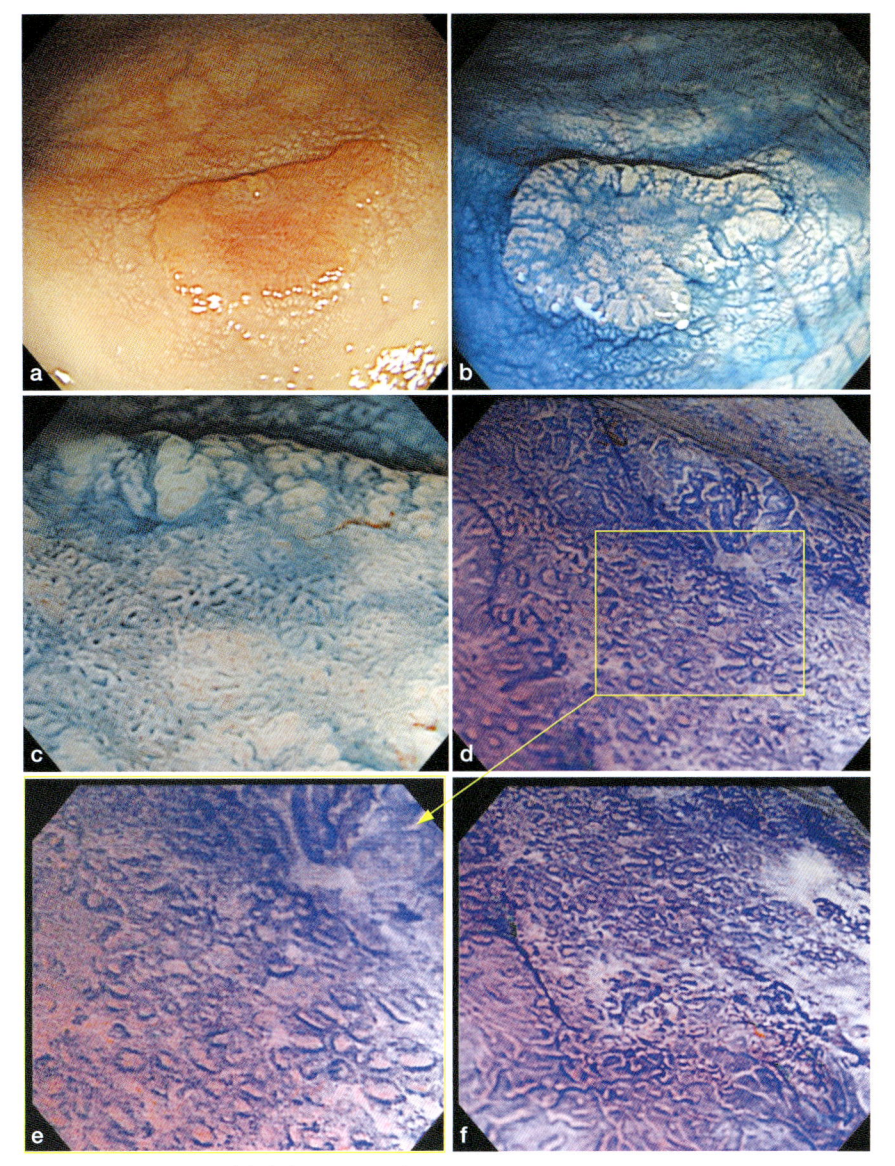

図Ⅲ-16 LST-NG 型病変（Ra, 12 mm）

a 直腸 Ra 12 mm 大の周囲に白斑を伴う扁平隆起性病変を認める．病変の中央部は周囲に比べて発赤が強い．
b インジゴカルミン撒布にて通常内視鏡観察で認めた発赤部は，やや陥凹しているように見えるが明らかな局面としては捉えられない．
c 肉眼形態は LST-NG と診断した．拡大観察では大小不同な管状〜類円形の pit が認められる．
d〜f クリスタルバイオレット染色後の拡大観察では pit の不整，大小不同，配列の乱れを認め，Ⅵ型 pit pattern と診断した．m 癌と考え，EMR を施行． （つづく）

図Ⅲ-16 LST-NG 型病変(Ra, 12 mm)(つづき)
g〜m 病理組織標本では，高分化腺癌が粘膜内に限局している．
病理組織診断 well differentiated adenocarcinoma, m, ly_0, v_0.

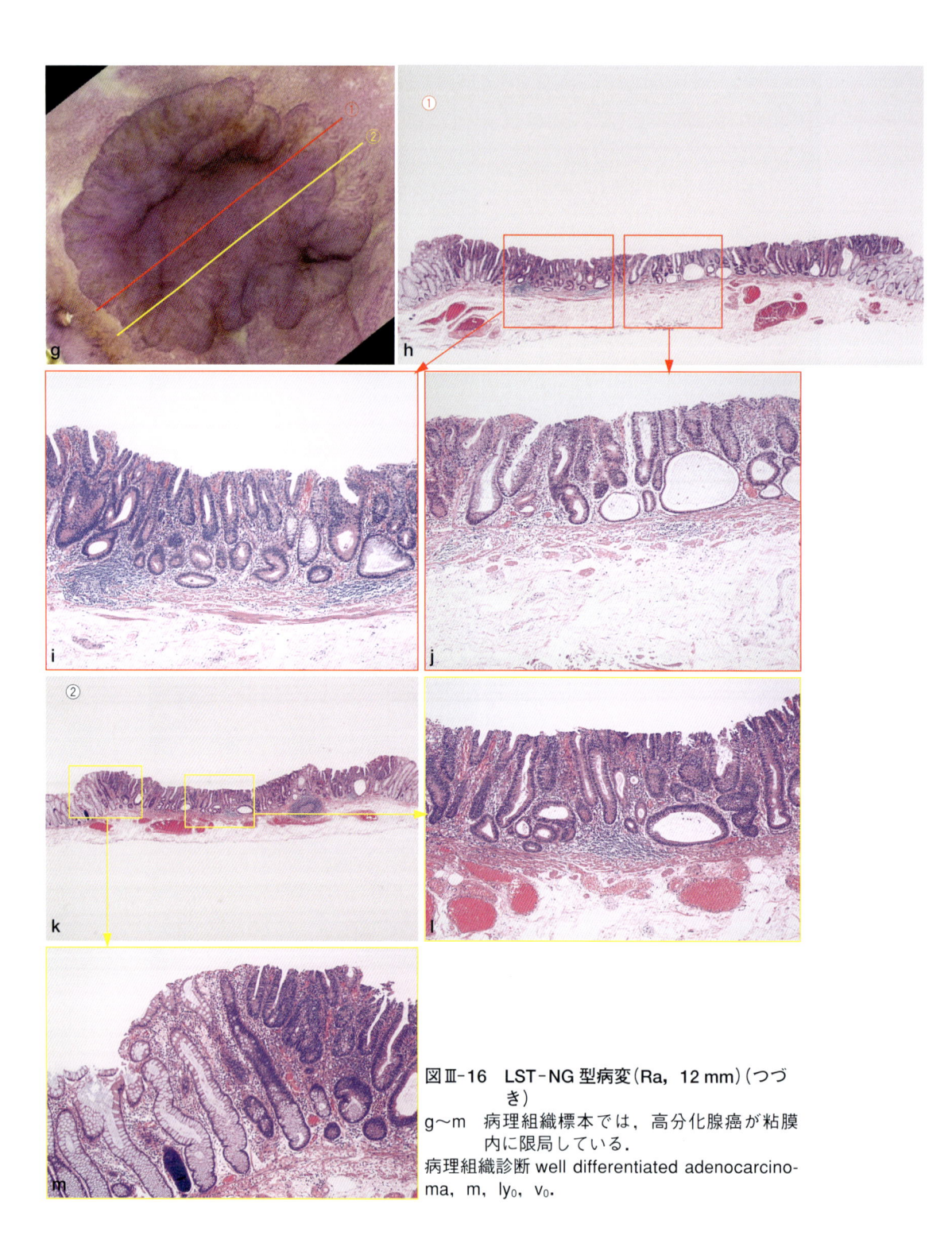

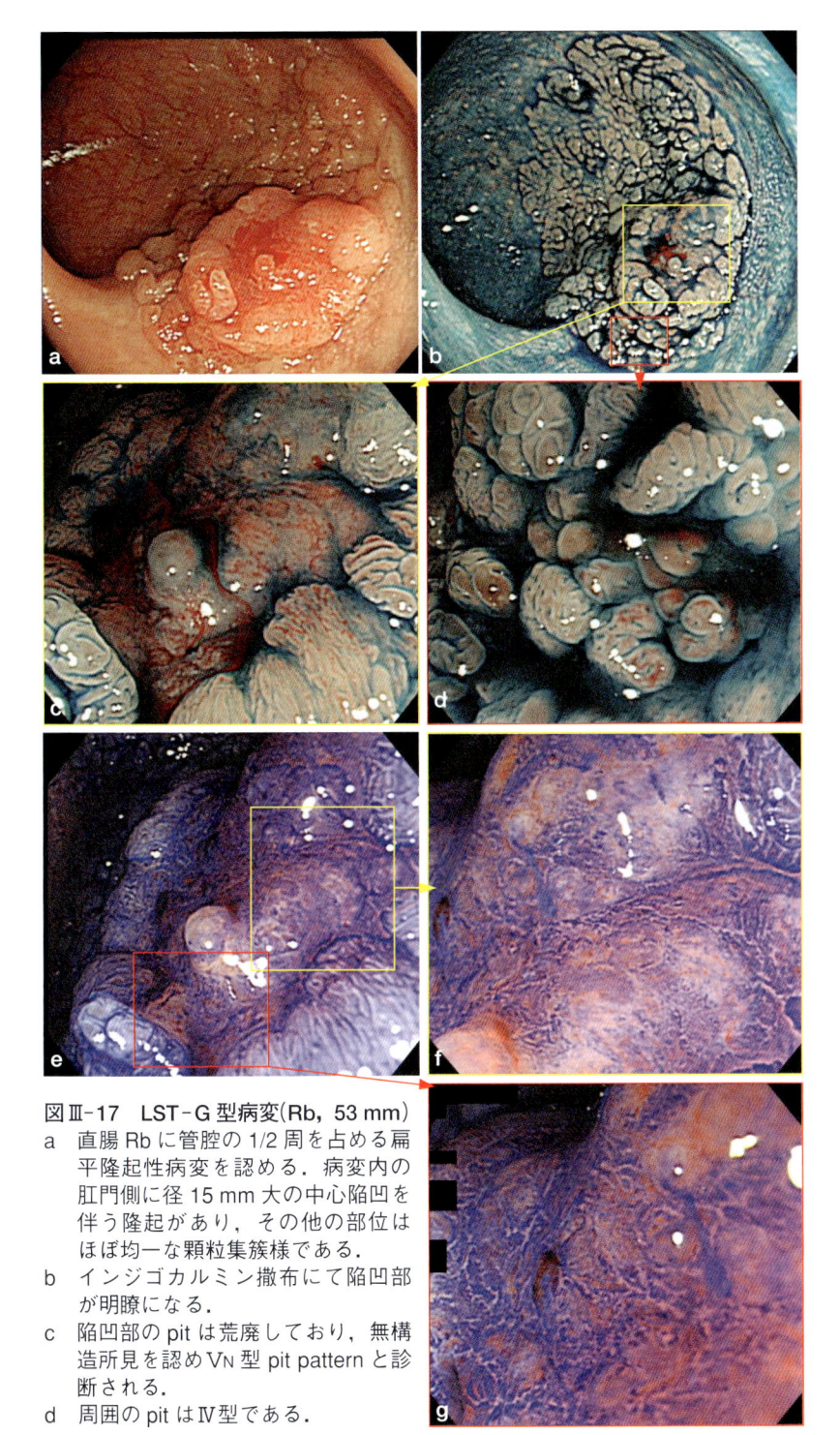

図Ⅲ-17 LST-G 型病変(Rb, 53 mm)
a 直腸 Rb に管腔の 1/2 周を占める扁平隆起性病変を認める．病変内の肛門側に径 15 mm 大の中心陥凹を伴う隆起があり，その他の部位はほぼ均一な顆粒集簇様である．
b インジゴカルミン撒布にて陥凹部が明瞭になる．
c 陥凹部の pit は荒廃しており，無構造所見を認め Vn 型 pit pattern と診断される．
d 周囲の pit はⅣ型である．
e〜g クリスタルバイオレット染色による拡大観察で陥凹部に scratch sign 陽性の粘膜下層浸潤腺管と明らかな無構造領域も認められる．

scratch sign は Vn 領域と連続していることがほとんどである．Vn 型 pit pattern と診断され，sm 深部浸潤癌と考え，外科的切除術を施行した． （つづく）

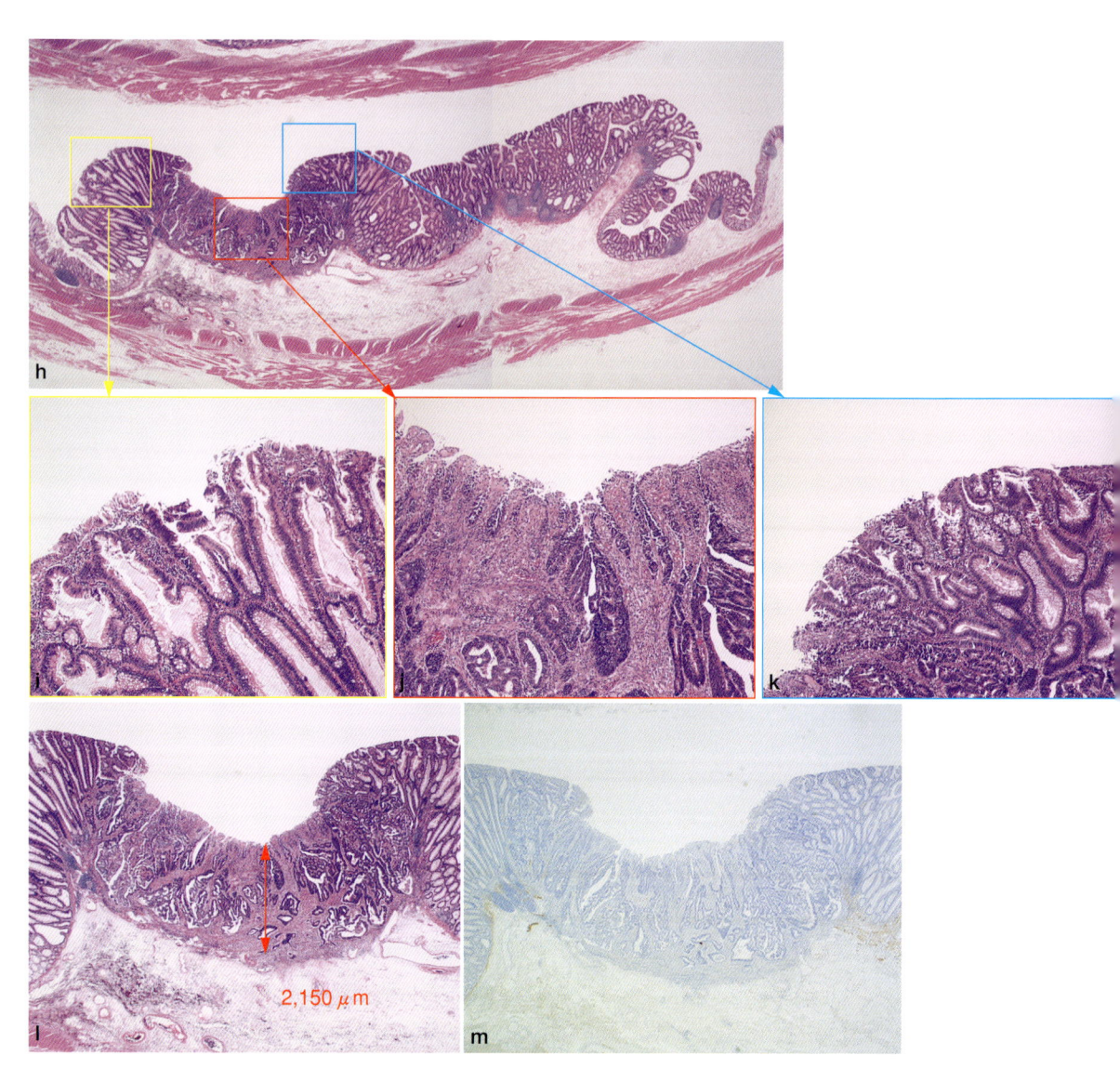

図Ⅲ-17 LST-G型病変（Rb，53 mm）（つづき）
  h 病理組織標本では不規則な管状〜癒合腺管構造をとり増殖する高分化〜中分化な adenocarcinoma を認める．
i〜k 陥凹部では sm 層が露出しており，desmoplastic reaction も著明である．
l, m desmin 染色では粘膜筋板は断裂しており，想定ラインを引くことができないため，浸潤距離は表層から測定した．
病理組織診断 well differentiated adenocarcinoma in tubulovillous adenoma，sm2，ly_0，v_0，$n(-)$．
浸潤実測値 2,150 μm．

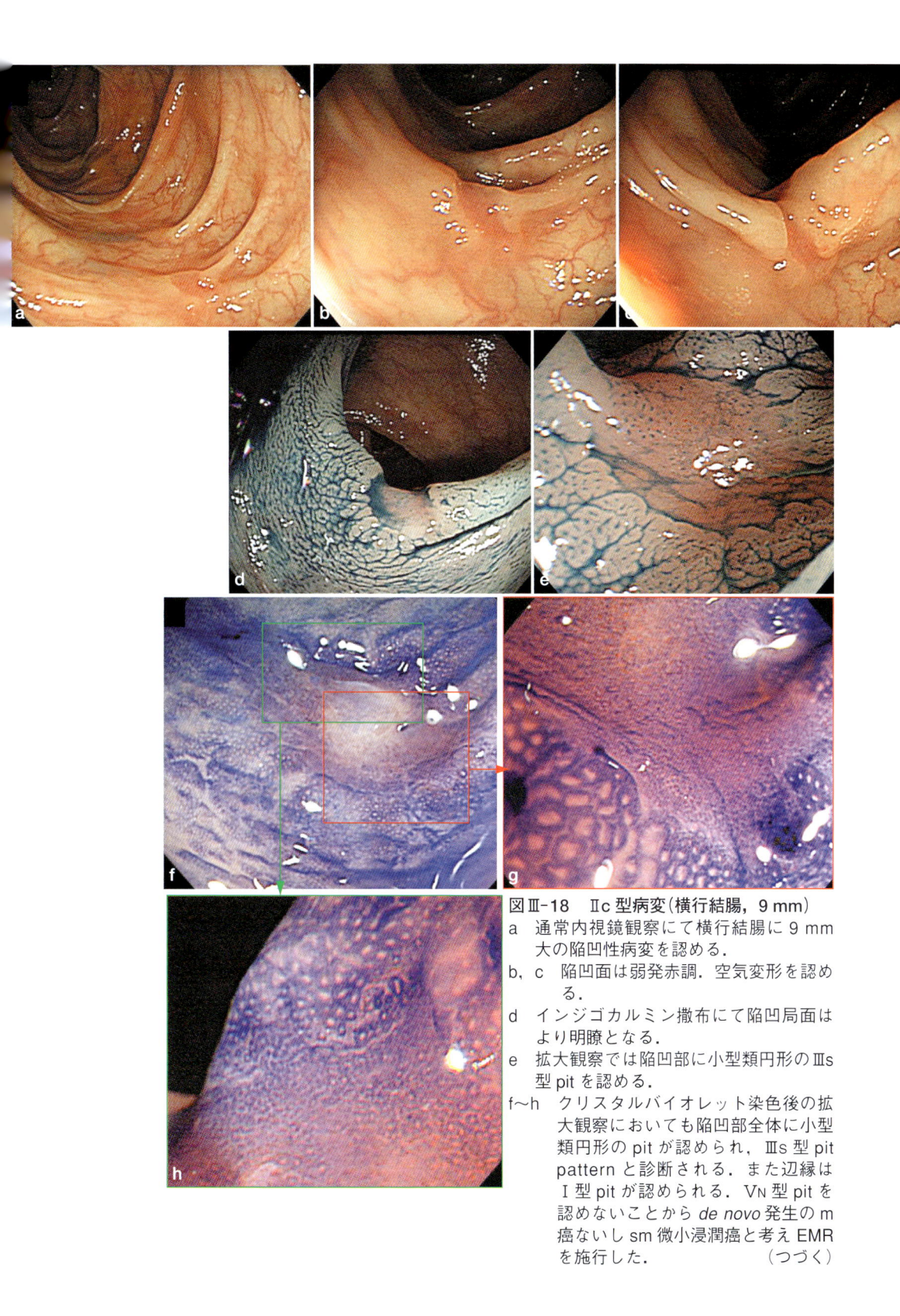

図Ⅲ-18　Ⅱc 型病変（横行結腸，9 mm）
a　通常内視鏡観察にて横行結腸に 9 mm 大の陥凹性病変を認める．
b, c　陥凹面は弱発赤調．空気変形を認める．
d　インジゴカルミン撒布にて陥凹局面はより明瞭となる．
e　拡大観察では陥凹部に小型類円形のⅢs 型 pit を認める．
f〜h　クリスタルバイオレット染色後の拡大観察においても陥凹部全体に小型類円形の pit が認められ，Ⅲs 型 pit pattern と診断される．また辺縁はⅠ型 pit が認められる．Ⅴn 型 pit を認めないことから *de novo* 発生の m 癌ないし sm 微小浸潤癌と考え EMR を施行した． （つづく）

3. pit pattern 診断に基づく治療指針

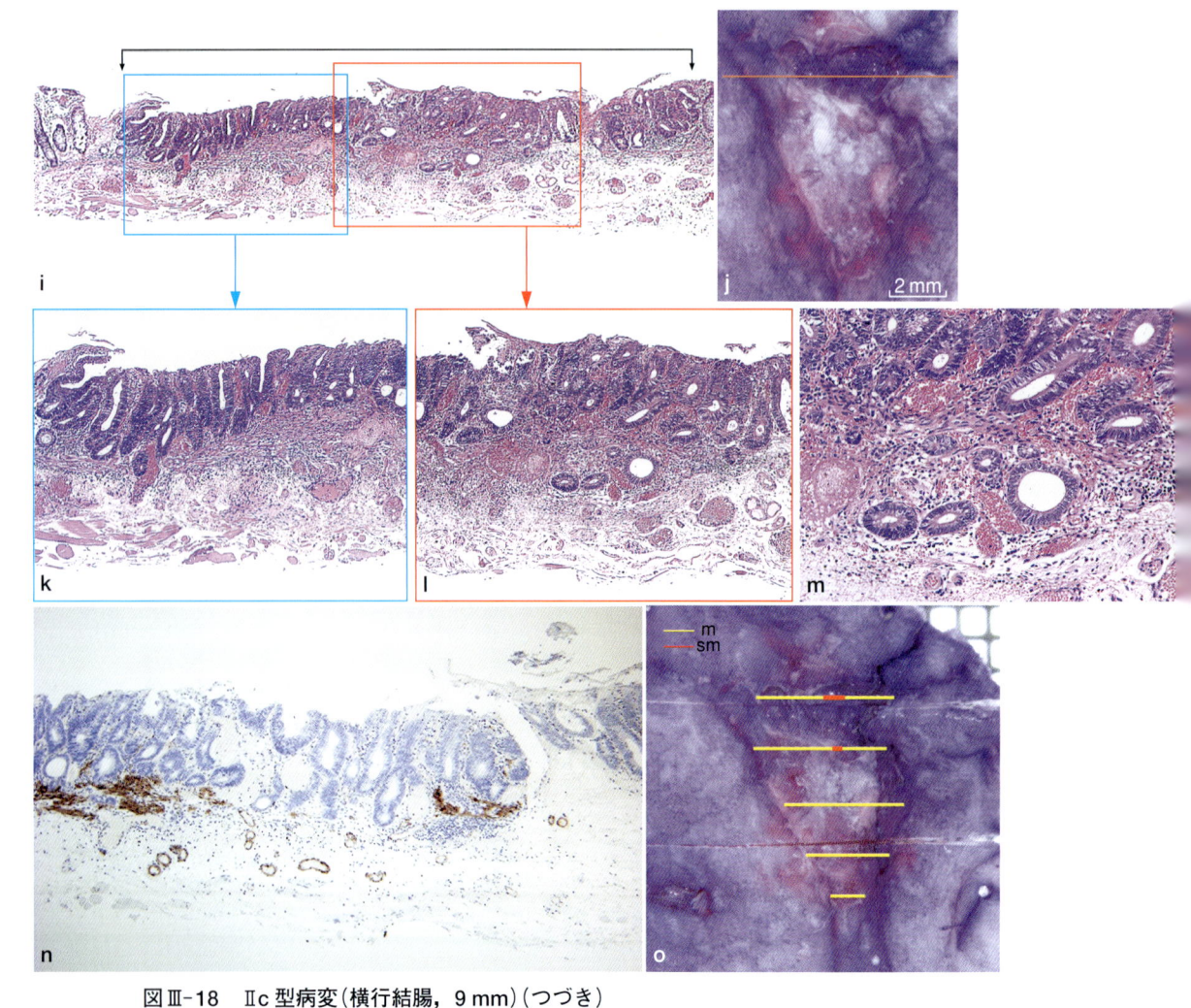

図Ⅲ-18 Ⅱc 型病変（横行結腸，9 mm）（つづき）
i～o 病理組織標本では腺腫成分のない高分化型腺癌で，粘膜全層性発育を示し，丈の低く分岐のない straight な腺管からなっている．粘膜筋板は一部断裂しており，粘膜下層に，300 μm 浸潤している．水平方向への広がりを加味すると深達度は sm1a と診断される．
病理組織診断 well differentiated adenocarcinoma, sm1a, ly$_0$, v$_0$. 絶対値 300 μm．

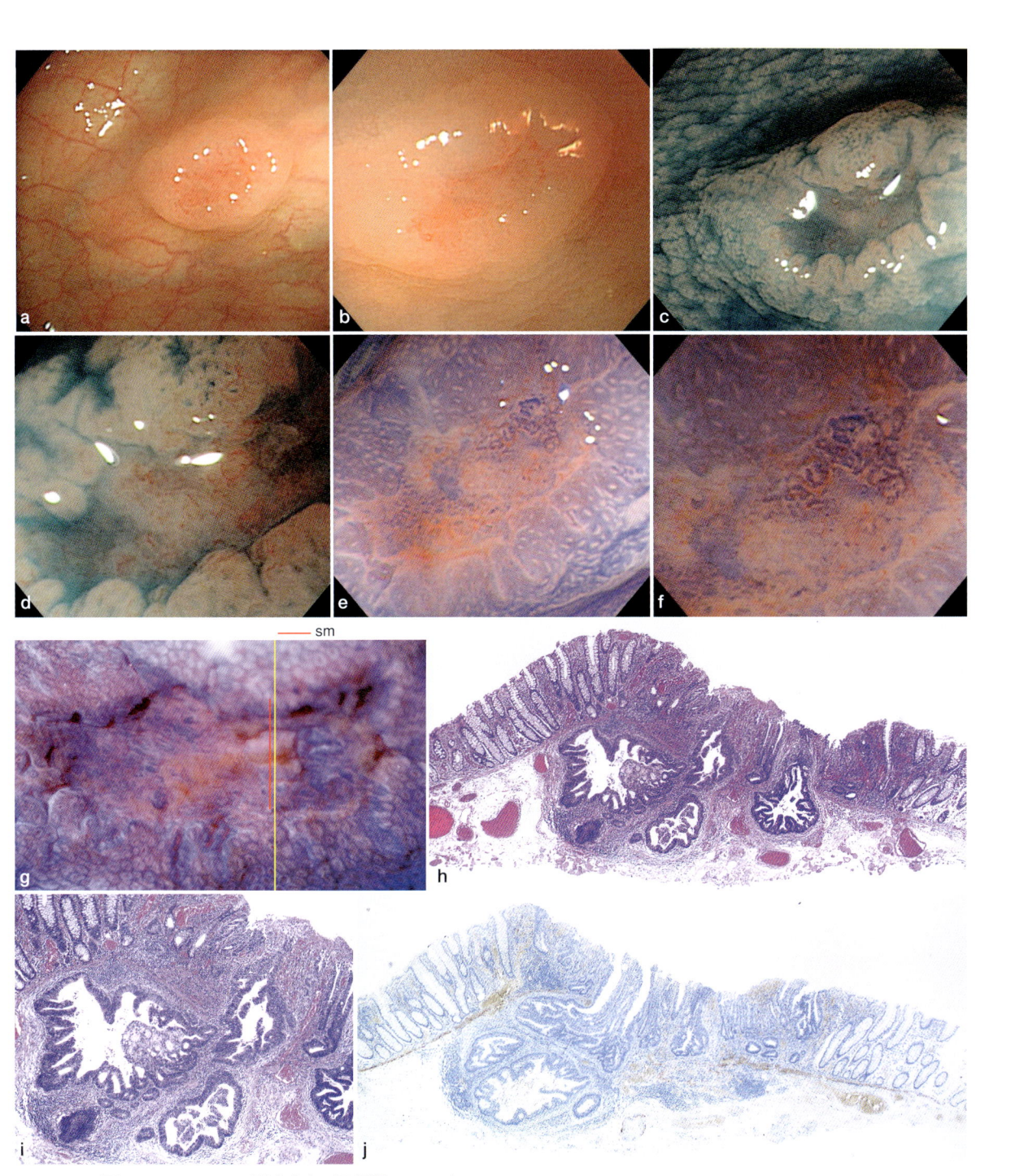

図Ⅲ-19　Ⅱc+Ⅱa型病変（下行結腸，5 mm）

a，b　通常内視鏡観察にて下行結腸に5 mm大の弱発赤調の病変を認める．中央部はやや発赤が強い．c，d　インジゴカルミンを撒布すると陥凹局面は明瞭となり，陥凹型病変であることがわかる．陥凹面は軽度の辺縁隆起を伴っており，肉眼形態はⅡc+Ⅱaである．e，f　クリスタルバイオレット染色後の拡大観察では，陥凹面のpitは荒廃し，不整pitの中に無構造領域が見られ，V_N型pit patternと診断した．sm癌と診断されるが，5 mmという病変の大きさから，EMRを施行した．g〜j　病理組織標本では，不規則な管状〜乳頭状構造をとり増殖する高分化なadenocarcinomaで，粘膜筋板を越えて粘膜下層に浸潤している．

病理組織診断は well differentiated adenocarcinoma，sm2，ly_0，v_0．浸潤絶対値875 μm．sm浸潤度分類でsm2であり追加腸切除を行った．

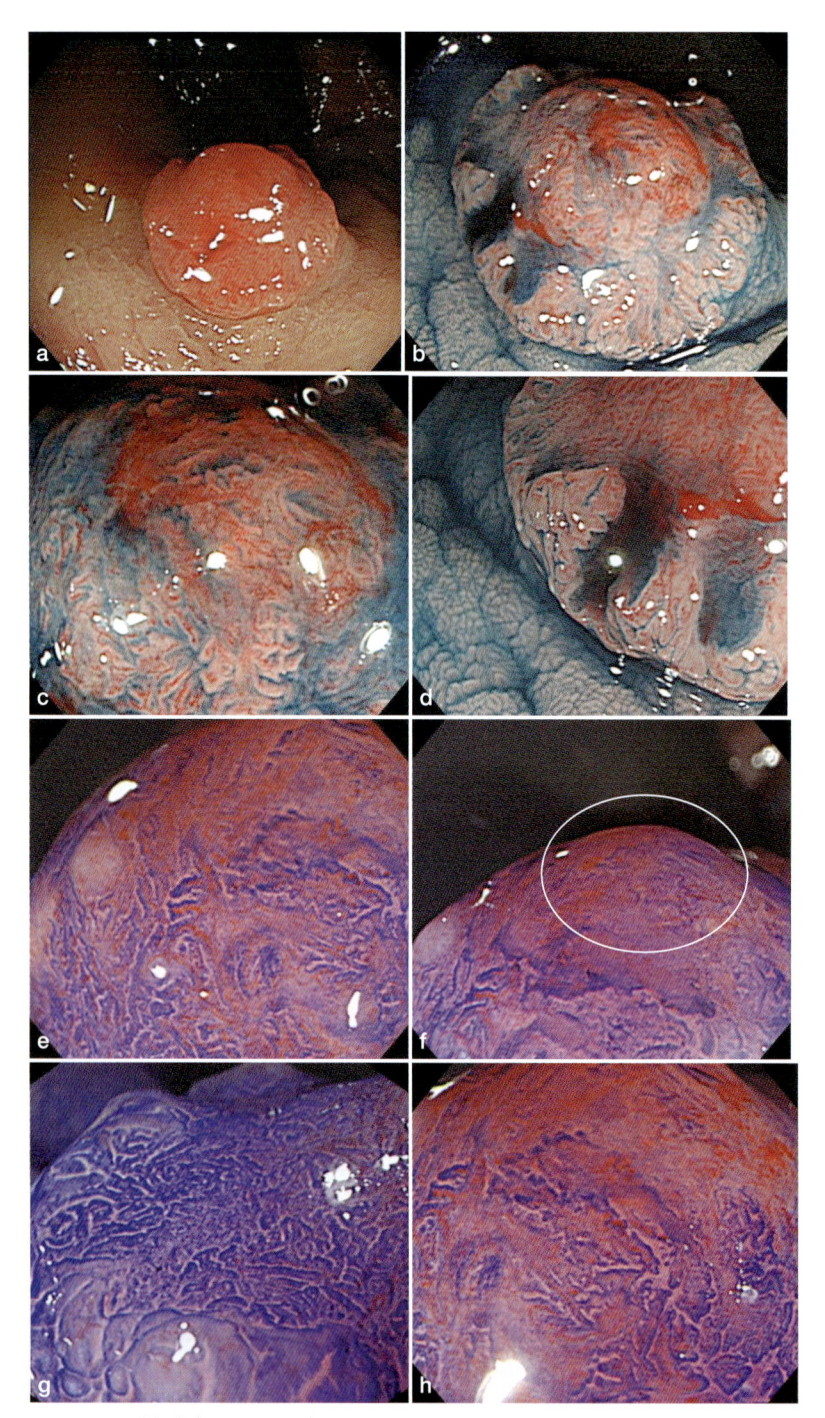

図Ⅲ-20　Ⅰs＋Ⅱc 型病変（Rb，9 mm）
a　通常内視鏡観察にて直腸（Rb）に周囲に白斑を伴う約 9 mm 大の病変を認める．病変は中央部の発赤が強く，周囲に比べて隆起している．b〜d　易出血性であり，観察時にすでに oozing を認めた．インジゴカルミン撒布にて明らかな段差を持った陥凹局面が明瞭となり，陥凹内隆起を認める．肉眼形態としては Ⅰs＋Ⅱc 型と診断される．e〜h　クリスタルバイオレット染色後の拡大観察では出血・粘液の影響はあるものの，明らかな無構造領域を認める．また scratch sign も陽性であり，残存している pit も荒廃して明らかな sm 層の癌浸潤と判断される．全体としては V_N 型 pit pattern と診断される．sm massive 癌と診断し外科的切除術が施行された．　（つづく）

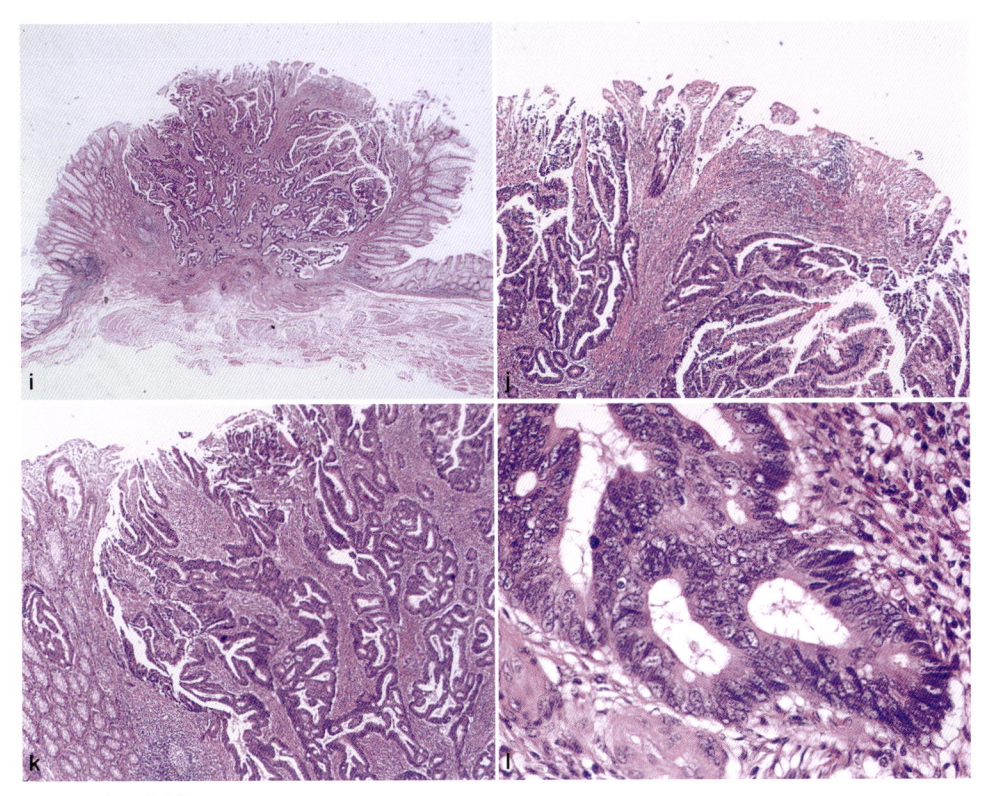

図Ⅲ-20（つづき）
i〜l　病理組織標本では乳頭状・癒合管状構造をとり増殖する中分化腺癌が粘膜下層深部にまで増殖している．病変の表層には desmoplastic reaction が露出している．
病理組織診断は moderately differentiated adenocarcinoma, sm3, ly_0, v_0, $n(-)$．
浸潤実測値 4,500 μm．

c. EMR, ESD と pit pattern 分類── LST を中心に

　大腸腫瘍の深達度診断には，肉眼形態と腫瘍の大きさおよび pit pattern が重要である．
　ここでは近年，上部消化管腫瘍に対する治療手技として広く普及してきた ESD (endoscopic submucosal dissection) にも触れて考察したい．
　EMR (endoscopic mucosal resection) と EPMR (endoscopic piecemeal mucosal resection) はすでに大腸腫瘍の内視鏡的治療として定着したものである．その効果的な手技は前著『大腸内視鏡治療』で詳しく解説した．そして近年，大腸においても食道，胃と同じように一部で ESD が行われるようになってきた．しかし，大腸における ESD は穿孔率の高さと，手技の困難さ，時間がかかりすぎるなど克服すべき問題点が多く，ESD の大腸における適応についてはいまだ明確な指針はない．それらの適応を考える場合，「大腸癌および腺腫の pit pattern と形態分類」でも述べたように，われわれが提唱してきた側方発育型腫瘍 (laterally spreading tumor ; LST) の考察が重要である．LST は 10 mm 以上の側方発育傾向の優勢な腫瘍群であるが，顆粒型 (granular type) と非顆粒型 (non-granular type) に大別される．顆粒型は顆粒均一型と結節混在型に，LST 非顆粒型は平坦隆起型と偽陥凹型に亜分類される（図Ⅲ-21）．われわれは LST 病変に対して EMR および EPMR 治療を行ってきた．ここでは pit pattern 分類からみた結果を改めて考察しておきたい．

```
側方発育型腫瘍          顆粒型              顆粒均一型
LST                  granular type       homogeneous type
                                         結節混在型
                                         nodular mixed type

                     非顆粒型             平坦隆起型
                     non-granular type   flat elevated type
                                         偽陥凹型
                                         pseudo-depressed type
```

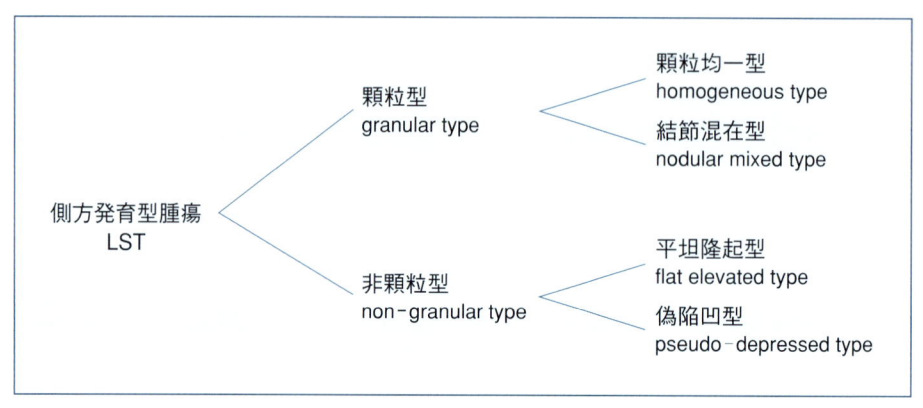

図Ⅲ-21　LST の亜分類

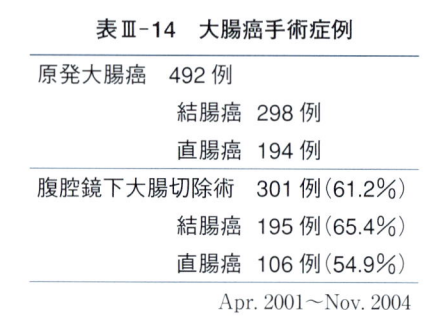

表Ⅲ-14　大腸癌手術症例

原発大腸癌	492 例
結腸癌	298 例
直腸癌	194 例
腹腔鏡下大腸切除術	301 例（61.2％）
結腸癌	195 例（65.4％）
直腸癌	106 例（54.9％）

Apr. 2001〜Nov. 2004

①顆粒均一型の高齢者においては，V 型 pit pattern 以外の pit pattern を示すものについてフォローアップが可能である．

②顆粒均一型の V_I 型 pit pattern を示すものは EMR，EPMR の適応である．

③結節混在型の V_N 型 pit pattern を呈するものは LAC（laparoscopy-assisted colectomy；腹腔鏡補助下大腸切除術）の適応である．

④平坦隆起型の $Ⅲ_L$ 型，V_I 型 pit pattern を示すものは EMR，EPMR の適応である．

⑤偽陥凹型は 2 cm を越えると sm 癌の頻度が非常に高くなる．それは EMR・ESD の適応である．特にこのタイプは EMR，EPMR での内視鏡切除が困難な場合が多く，ESD のよき適応になる．V_N 型を呈する場合は LAC が選択される．

LST-NG は ESD の最もよい適応になる．

　最近は sm 癌にとどまらず進行大腸癌においても LAC が積極的に行われるようになっている．当施設においても開院 3 年 8 か月で，原発大腸癌 492 例の大腸癌手術を行い，うち結腸癌 195 例（65.4％）について LAC を行い，直腸癌の過半数においても，同様に LAC を施行している．この傾向はますます強まるであろう．表Ⅲ-14 に当施設の大腸癌手術症

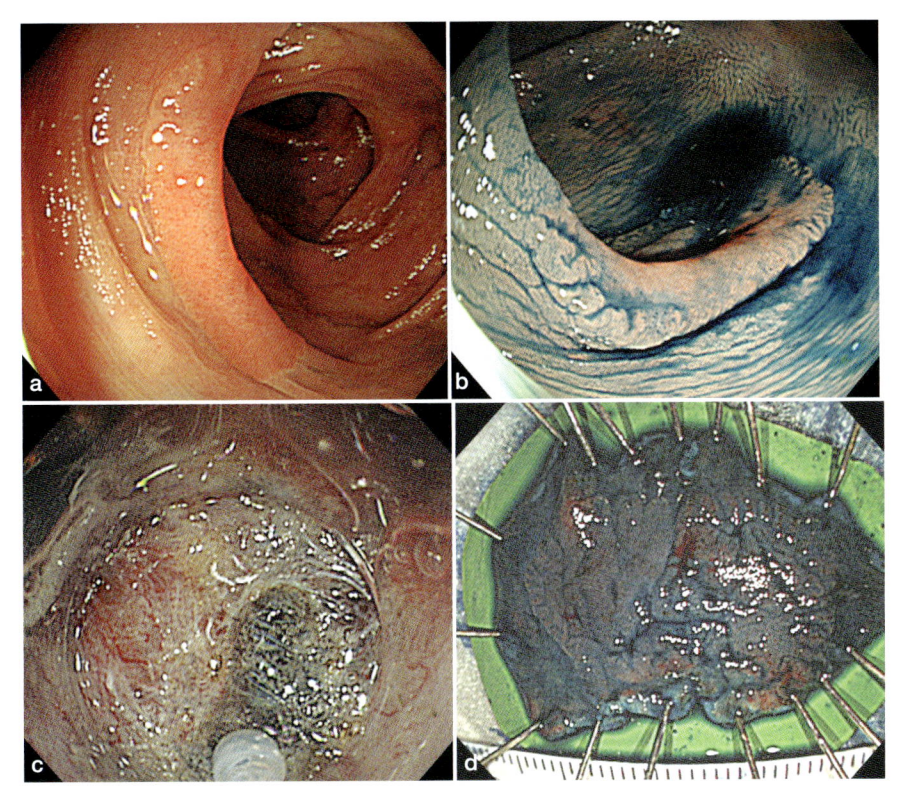

図Ⅲ-22　LST-NG（pseudo-depressed）の症例の ESD
a　横行結腸に 30 mm の LST-NG を認める．
b　インジゴカルミン撒布像で偽陥凹を認め，LST-NG（pseudo-depressed）と診断した．
c　ヒアルロン酸局注後の flex ナイフによる粘膜下層の剝離．
d　切除標本 37×28 mm，腫瘍径 30×20 mm の一括切除であった．

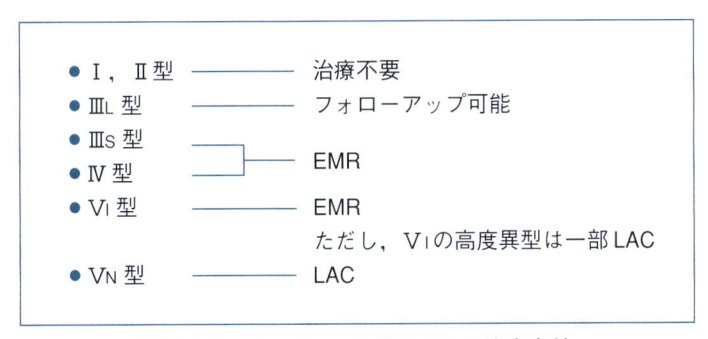

- Ⅰ，Ⅱ型 ——— 治療不要
- ⅢL 型 ——— フォローアップ可能
- ⅢS 型 ┐
- Ⅳ 型 ┘ ——— EMR
- VI 型 ——— EMR
　　　　　　ただし，VI の高度異型は一部 LAC
- VN 型 ——— LAC

図Ⅲ-23　pit pattern 分類からみた治療方針

例内訳を示す．
　さて，われわれは前述のとおり，病変の大きな腫瘍に対して EPMR を行ってきた．今日では ESD が注目を浴びている．穿孔の危険があることからまだ大腸への応用は少なく，現時点では ESD の症例の集積が全国的にも少ない．したがって，いずれの手技がより有効かという議論は，まだ明確ではない．しかし，デバイスの改良と相まって技術の進歩が

3. pit pattern 診断に基づく治療指針

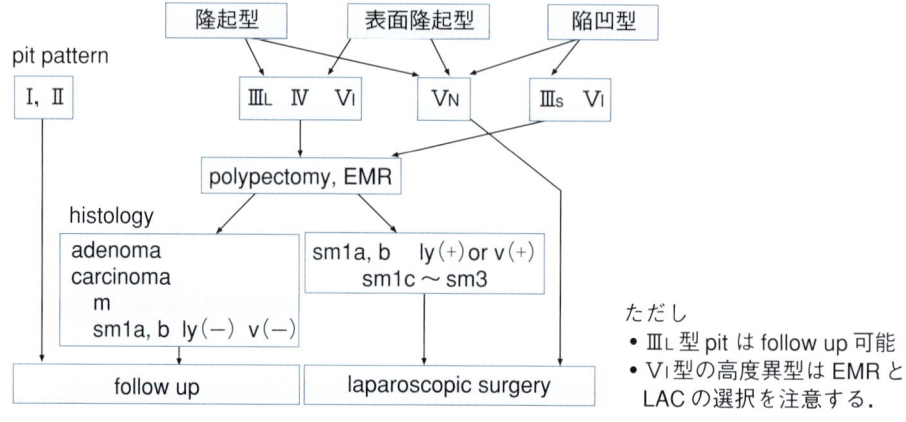

```
                        隆起型    表面隆起型   陥凹型
pit pattern
  Ⅰ, Ⅱ               ⅢL Ⅳ ⅥI    VN     ⅢS ⅥI

                      polypectomy, EMR
        histology
        adenoma          sm1a, b   ly(+) or v(+)
        carcinoma         sm1c 〜 sm3
          m                                              ただし
          sm1a, b ly(−) v(−)                             ・ⅢL 型 pit は follow up 可能
                                                        ・ⅥI 型の高度異型は EMR と
        follow up         laparoscopic surgery            LAC の選択を注意する．
```

図Ⅲ-24　肉眼形態，pit pattern からみた大腸腫瘍性病変の治療方針

なされれば，より安全に ESD を施行できる時代が早晩くるであろう．われわれの現時点での唯一の ESD の適応は，陥凹型に限りなく近い LST-NG の pseudo-depressed type である（図Ⅲ-22）．また，「一括切除か分割切除か」の論争は，あまり意味がないと考える．大腸の場合は EPMR の分割切除で十分であり，hot biopsy や APC で凝固が簡便にできることから，われわれの経験では腺腫，早期癌の再発手術はほとんどない．いずれにしても，治療に当たっては，残存粘膜にⅢ〜Ⅴ型の腫瘍性 pit pattern を認めないことを拡大内視鏡検査で確認することが極めて重要である．図Ⅲ-23 には pit pattern 分類からみた治療方針を，また図Ⅲ-24 には肉眼形態・発育形態分類，pit pattern 分類，sm 浸潤度分類・脈管侵襲の組み合わせからみた治療方針を示す．

　EMR，polypectomy，piecemeal polypectomy および ESD など具体的な治療方針については次項に記載する．

> **粘膜切除の後は，拡大観察でⅢ〜Ⅴ型の腫瘍性 pit pattern の残存がないことをチェックすることが大切**

4. pit pattern 診断に基づいた治療の実際

a. EMR

1) pit pattern 診断に基づいた治療の実際

　大腸腫瘍の治療は polypectomy や内視鏡的粘膜切除術（endoscopic mucosal resection；EMR）に代表される内視鏡治療の他に，外科的切除，切除不能例に対する化学療法の 3 つに大きく分けられる．当院では，通常観察に加え拡大内視鏡を用いて pit pattern 診断を行い，内視鏡治療が可能かどうか診断する．すなわち，リンパ節転移のない病変には内視鏡治療が，リンパ節転移の可能性がある病変には外科的切除が行われる．当院では sm 癌に関しては相対分類を用いているが，これまで報告してきたように[95,96] sm1c 以深の病変ではリンパ節転移の可能性があるため，内視鏡治療の適応は脈管侵襲陰性の sm1b までの病変である．拡大内視鏡で V$_N$ 型 pit pattern を認めた場合，深達度が sm1c 以深である可能性が極めて高いため，基本的には内視鏡治療の適応とはならない．つまり，V$_N$ 型 pit pattern 以外の腫瘍性 pit である III$_L$ 型，III$_S$ 型，IV型，V$_I$ 型 pit pattern を呈するものが，内視鏡治療の適応となる．

2) EMR(EPMR)の実際[70]

① EMR

　大腸 EMR の適応は原則として(a)陥凹型病変，(b)平坦型病変，特に側方発育型腫瘍（LST）の場合，(c)隆起型癌で正常粘膜を含んで切除したいときである．通常観察および拡大観察にて内視鏡治療の適応であるか診断してから EMR を開始する．局注液は通常は生理食塩水を用いているが，症例によってはグリセオール®を用いている．局注する際には穿刺針を引き気味にし，注入液が周りに広がらないように注意して人工膨隆を形成する．十分に膨隆を形成したら，スネアで絞扼する．通常は針付きスネアを用いているが，症例に応じて，スパイラルスネア，スネアマスター，フラットベットスネアを用いている．絞扼後，筋層の巻き込みがないのを確認しながら切除する．絞扼した際に異常な弾力性を感じた場合は，絞扼したスネアを少し緩めて送気を加えた後，再度絞扼し直す．EMR の対象となる病変には太い血管が入っていることが少ないため，切除は通常切開波のみにて行っている．切開波は切除時に切れ味がよく，切除辺縁組織の挫滅が少なく切除標本の病理学的検索にも支障を来しにくい．回収は病変を傷つけないようにするために，五脚型把持鉗子や回収ネットを用いている．

　実際の症例(2 例)を以下に提示する（図 III-25，26）

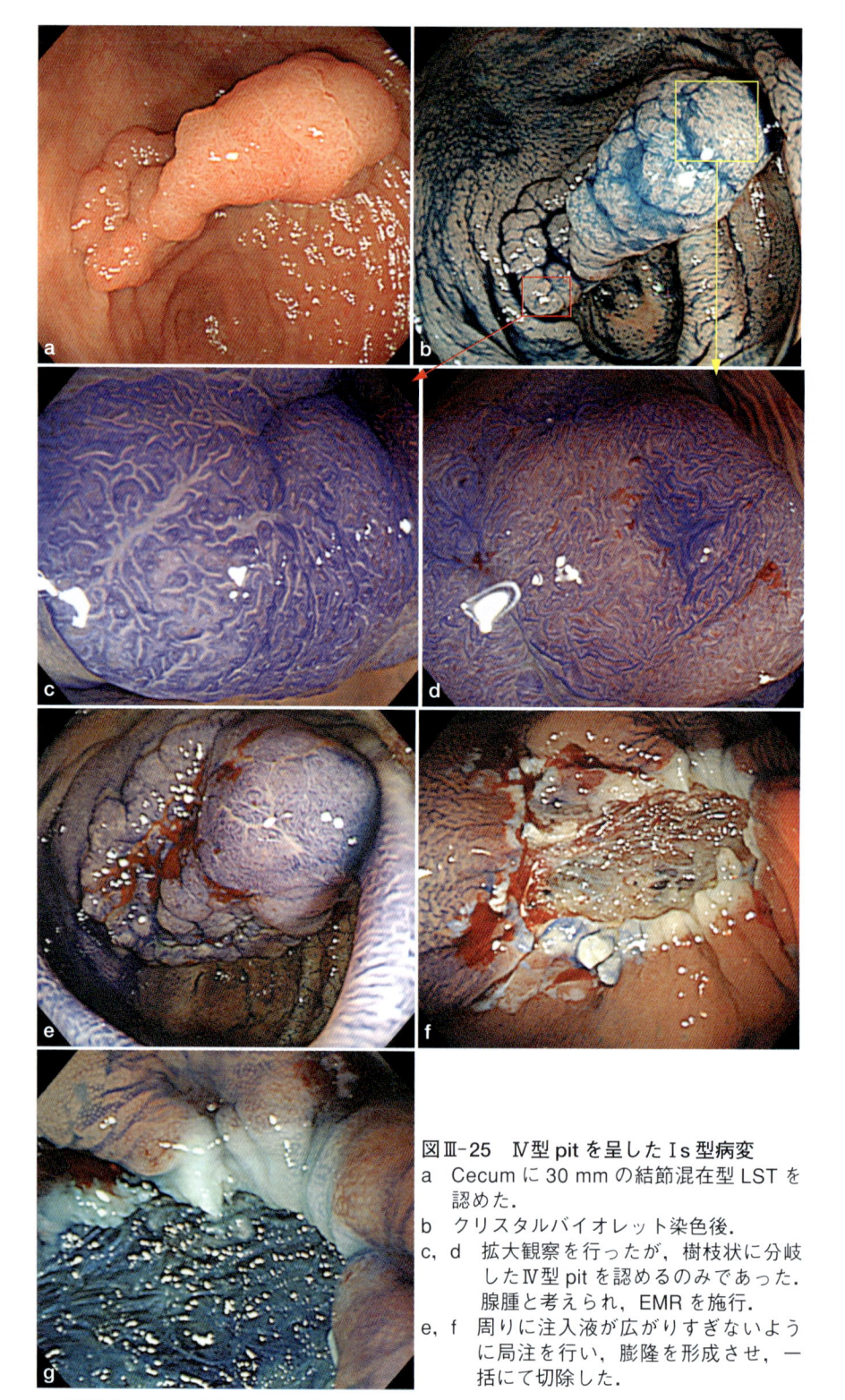

図Ⅲ-25 Ⅳ型 pit を呈した Ⅰs 型病変
a Cecum に 30 mm の結節混在型 LST を認めた．
b クリスタルバイオレット染色後．
c, d 拡大観察を行ったが，樹枝状に分岐したⅣ型 pit を認めるのみであった．腺腫と考えられ，EMR を施行．
e, f 周りに注入液が広がりすぎないように局注を行い，膨隆を形成させ，一括にて切除した．
g 切除後にインジゴカルミン撒布し，拡大観察にて周囲に遺残がないか確認する．Ⅰ型 pit を認めるのみであった．
（つづく）

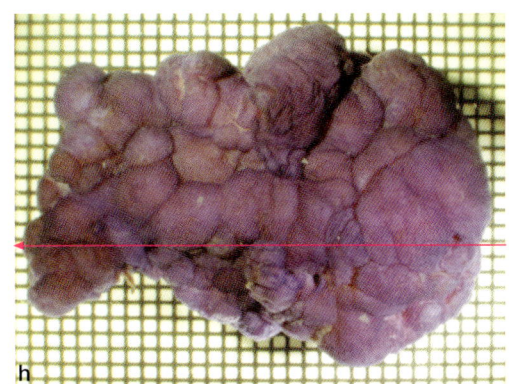

図Ⅲ-25（つづき）
h, i　30 mm の結節混在型の LST で，病理結果は，tubular adenoma with severe atypia であった．

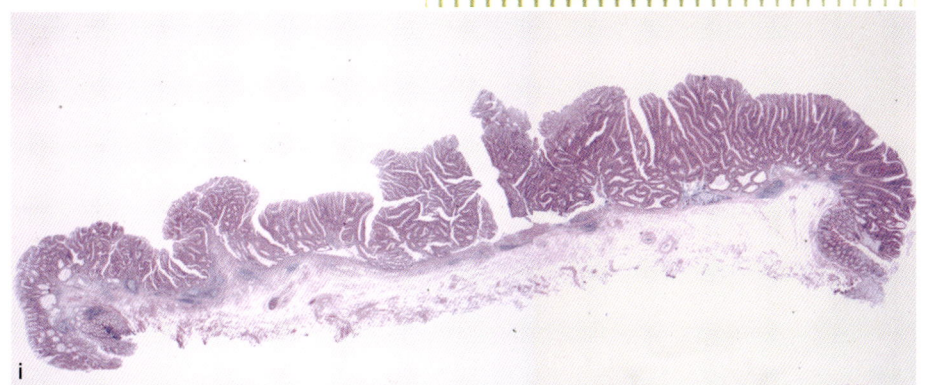

コラム

認知のパターン

　認知のパターンには「場依存」と「場独立」の2つがある．
　場独立的な認知型の人は，見かけや表面的な現象に左右されず物事の本質を見ることができる．
　しかし，本当に気づく力のある人はそれだけではない．「木を見て森を見ず」と言うが，逆に森全体を見てしまうと，個々の木は見えない．課題によっては木を見るように細部にこだわったほうが解決策に気づく場合もあるし，森を見るように全体を見渡したほうがいい場合もある．
　理想的なのは，視点を変換して，課題によって見方を変えること．それができるのが本当に気づく人である．
　物事の背後にある潜在的な要因を見抜いたり，複数の現象をバラバラに捉えるのではなく，その関係性を抽出できるのは視点の深さである．視点の深さとは複数の視点を持ちそれを行き来しながら考えることができる人である．拡大内視鏡の pitology は macro, micro につながる重要な位置づけになる．

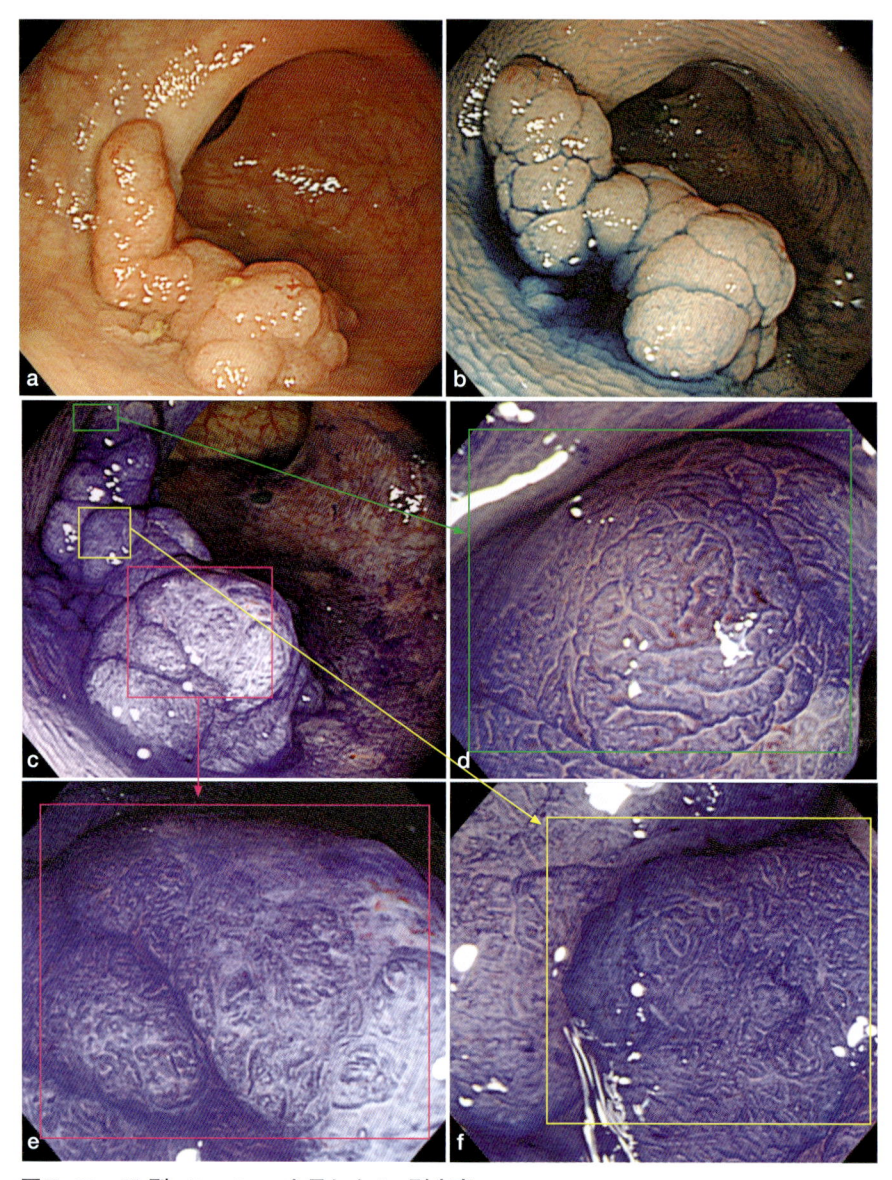

図Ⅲ-26　Vı型 pit pattern を呈したⅠs型病変
a, b　直腸に 45 mm の結節混在型の LST を認めた．
c〜f　クリスタルバイオレット染色を行い，拡大観察を行うと，Ⅳ型が主であるが，結節部に不整な pit を認めたため，Vı型 pit と診断した．明らかな Vɴ型 pit を認めなかったため，EMR を行うこととした．最深部は結節部と考えられたため，結節部を含むように切除．　　　　　　　　　　　　　　　　　　　　　　　　　　　　　　（つづく）

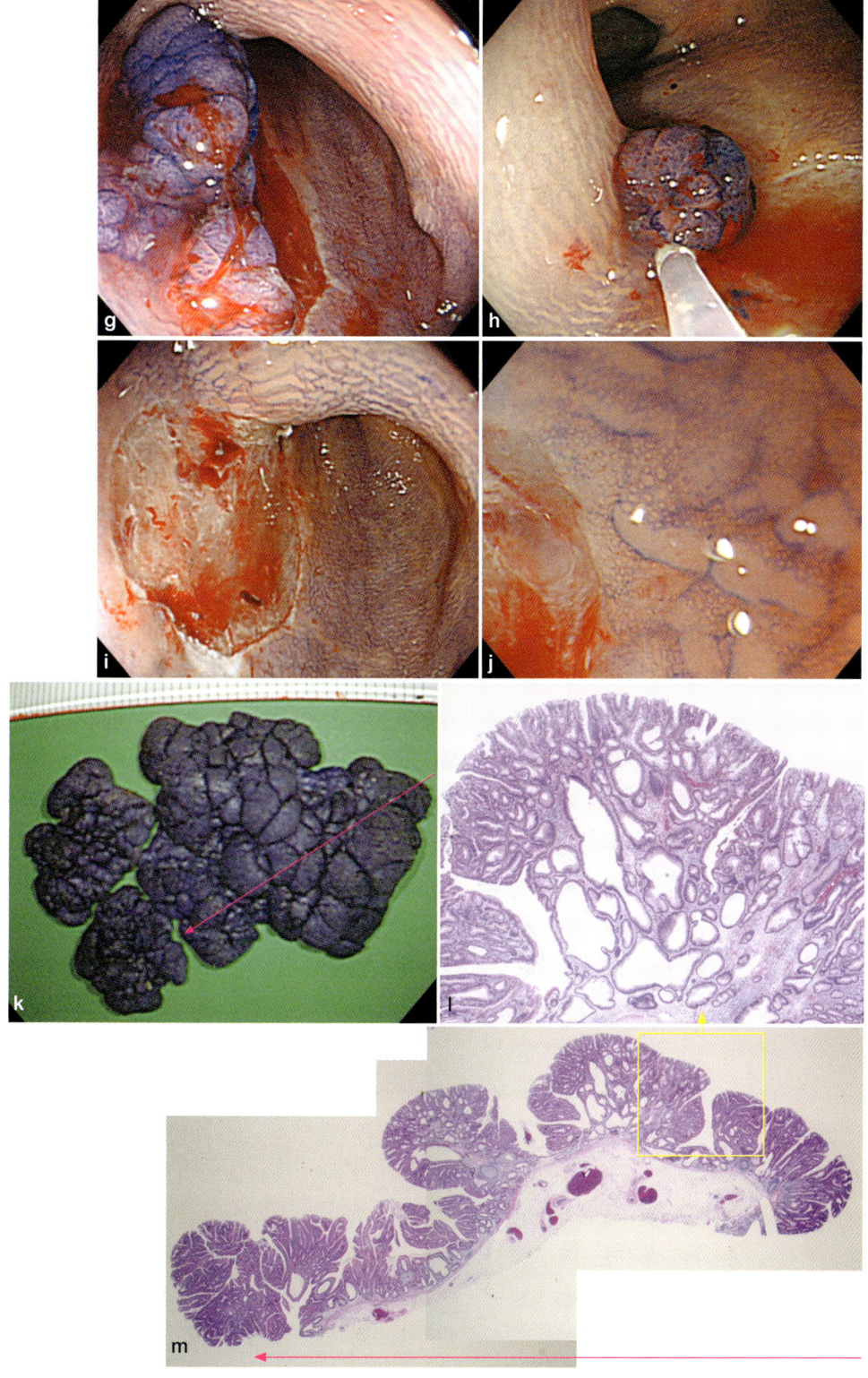

図Ⅲ-26（つづき）
g　最深部と考えられる結節部を含むように切除を行った．
h　残りの部分も切除し，3分割にて切除した．
i，j　切除後に周囲に遺残がないか拡大観察を行う．周囲にはⅠ型pitを認めるのみであった．
k〜m　45 mmの結節混在型LSTであった．
病理組織診断 well differentiated adenocarcinoma in tubular adenoma，深達度 m．

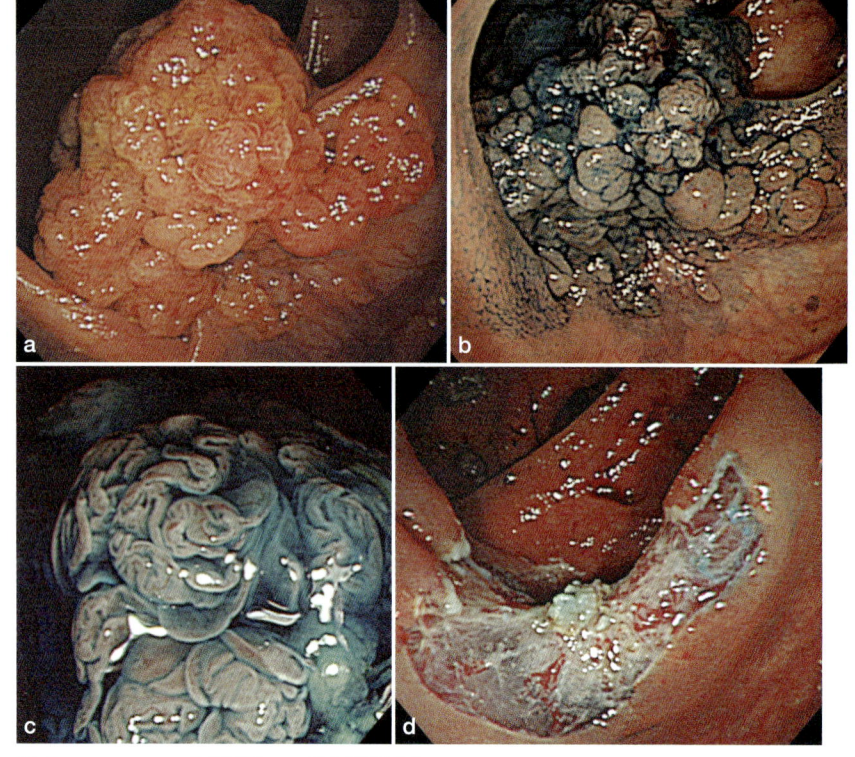

図Ⅲ-27　EPMR の実際（LST 分割切除例）
a　上行結腸に認められた顆粒型 LST 40 mm の病変．
b，c　インジゴカルミン撒布し，拡大観察を行ったところ，Ⅳ型 pit を認めた．
d　腺腫～m 癌の病変と考え，EPMR を施行した．
病理組織診断 well differentiated adenocarcinoma in tubulovillous adenoma，深達度 m．
（つづく）

② EPMR（endoscopic piecemeal mucosal resection）

　LST など径の大きい病変に対し，一括切除が困難な場合は，無理をせず，計画的に分割切除を行う．このような手技を内視鏡的分割粘膜切除術（EPMR）と呼ぶ．通常観察および拡大観察にて最深部と思われる部位を優先的にできるだけ大きく取り，内視鏡的処置後，切除断端を拡大内視鏡を用い観察し，遺残があるかどうかの判定を見極めることが重要である．手技は EMR と同様であるが，2 回目以降，スネアをかける際には，すでに切除した潰瘍面の縁にスネアを沿わせるように絞扼すると筋層を巻き込みにくい．図Ⅲ-27 に EPMR を施行した症例を呈示する．

3）治療成績

　1985 年以来，われわれが EMR および EPMR にて切除した大腸腫瘍は 5,000 病変以上あるが，そのうち，当院開設後から 2004 年 12 月までに EMR された 1,077 病変について検討を行った．一括切除されたものは 940 病変，分割切除されたものは 137 病変であった．そのうち，6 か月以上経過を追えたものは 367 病変であった（表Ⅲ-15）．

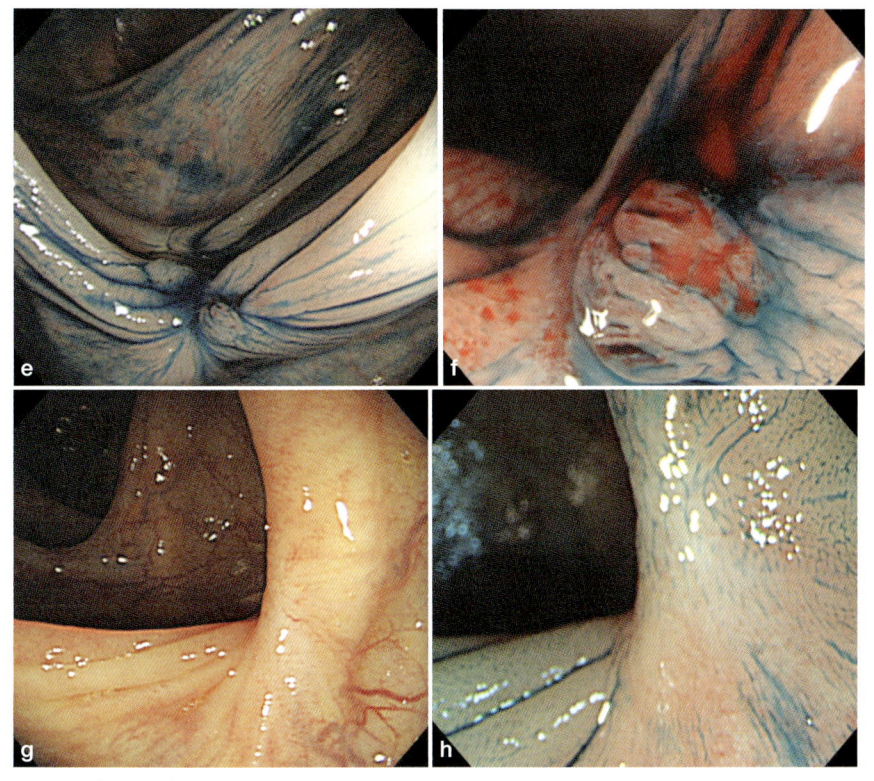

図Ⅲ-27（つづき）
e 2か月後に大腸内視鏡検査を施行したところ，EPMR 後の瘢痕を認めた．インジゴカルミン撒布すると Ⅱa 様隆起が認められた．
f 拡大観察にて管状のⅢL型 pit を認め，腺腫と考えられた．hot biopsy を施行し，アルゴンプラズマにて追加焼灼した．病理組織診断 tubular adenoma．
g 5か月後に大腸内視鏡検査を施行したところ，瘢痕を認めるのみであった．
h インジゴカルミン撒布し拡大観察を行ったが，Ⅰ型 pit を認めるのみであった．

　EMR，EPMR に伴う偶発症の頻度（表Ⅲ-16）は，後出血が11病変に認められ，穿孔は1病変に認められた．後出血の1病変以外はすべて一括切除された病変で，内視鏡処置で対処可能であった．遺残再発は，6か月以上経過を追えた367病変中14病変（3.8％）に認められた．1病変以外はすべて分割切除された病変で，いずれも粘膜癌であったが，遺残再発した病変はいずれも腺腫であり，すべて内視鏡治療で対処可能で，手術に至った症例はなかった．

　近年，大腸においても切開・剝離法が試みられつつあるが，遺残が少なく，組織標本での深達度診断や切除断端の判定が容易となるという長所はあるものの，特に大腸では，手技の習得が難しく，治療時間も長くなり，出血や穿孔の危険性が高くなるという短所もある（表Ⅲ-17）．現時点では，大腸腫瘍に対する切開・剝離法はいくつかの問題を抱えているが，適応病変を考え，今後，より簡便かつ安全に一括切除が可能な器具の開発があれば，治療法が変化する可能性はあると考えられる．

表Ⅲ-15　EMR(EPMR)された病変の数

	一括切除	分割切除	計
1985年4月〜2001年3月*	3,867	253	4,120
2001年4月〜2004年12月**	940	137	1,077 (367)
計	4,807	390	5,197

*秋田赤十字病院　**昭和大学横浜市北部病院
(　)は6か月以上経過を追えた病変数

表Ⅲ-16　EMR(EPMR)に伴う偶発症

偶発症	症例数	腫瘍径	処置
後出血	11/1,077 (1.0%)	大きさは様々	clip
穿孔	1/1,077 (0.09%)	20 mm	clip
遺残再発	14/367* (3.8%)	20〜55 mm	EMR, hot biopsy + APC

*6か月以上経過を追えた症例数

表Ⅲ-17　大腸における切開・剥離法と分割切除の比較

切開・剥離法	分割切除
長所 ・断端の判定が容易 ・遺残再発の危険が少ない	長所 ・治療時間が短い ・穿孔の危険が低い ・手技の習得が比較的容易
短所 ・治療時間が長い ・穿孔の危険が高い ・手技の習得に時間を要する	短所 ・断端の判定が困難 ・遺残再発の危険性が高い

b．ESD
1）適応

　大腸には，LST(laterally spreading tumor)のように側方に発育する腫瘍径の大きな腫瘍を臨床的にしばしば認める．拡大内視鏡による術前の深達度の評価が可能である．LST-Gの顆粒均一型はsm癌率が極めて低い(表Ⅲ-18)ため，分割切除が容認される．遺残再発を来した場合でも腺腫か粘膜内癌であるため追加内視鏡切除で対応可能である．適応となるのは，V_N型pit patternのない病変が前提となる．LST-NGの中でも偽陥凹型は，multifocalに粘膜下層に浸潤している可能性があり，pit pattern診断で必ずしも正診できるとは限らず，内視鏡切除するなら一括切除が望ましい．これもV_N型pit pattern

表Ⅲ-18 LSTの亜分類と担癌率，sm癌率

	癌	sm癌	腫瘍径(mm)別		
			10〜19	20〜29	30〜
顆粒型					
顆粒均一型	86	2	0/161	0/52	2/49
(262)	(32.8%)	(0.8%)	(0%)	(0%)	(4.1%)
結節混在型	93	33	3/47	11/45	19/51
(143)	(65.0%)	(23.1%)	(6.4%)	(24.4%)	(37.3%)
非顆粒型					
偽陥凹型	53	17	8/63	9/21	0/1
(85)	(62.4%)	(20.0%)	(12.7%)	(42.9%)	(0%)
平坦隆起型	93	29	12/242	11/54	6/23
(319)	(29.2%)	(9.1%)	(5.0%)	(20.4%)	(26.1%)

(n=809)　　　　　　　　　　　　　　　　　　　　　　　　Apr. 1985〜Dec. 2004

がないことが前提となるが LST‐G の陥凹面を有する病変(図Ⅲ-28)も適応となる．また LST 以外でも線維化が強く non‐lifting sign 陽性の病変(図Ⅲ-29)も通常のスネア法だと切除困難であるため，粘膜下層を視認しながらの切除が必要である．

大腸腫瘍の切開・剥離法(endoscopic submucosal dissection; ESD)導入にあたり，大腸は壁が薄く穿孔のリスクが高いこと，管腔が狭く屈曲があること，また大型病変の場合，ひだにまたがっていることが多いことなどから操作が困難であるため，術者は，胃もしくは下部直腸で十分に経験を積んでから導入することが望ましい．

2) 切開・剥離法の手技の実際

①前処置

前処置は，前日の夕食後にラキソベロン®(10 ml)1本を内服してもらい，検査当日は，ニフレック®2lにガスコンドロップ®10 mlを混合させて服用させる．蠕動抑制のために，臭化ブチルスコポラミン 10 mg を静注し，蠕動が始まったら 10 mg を適宜追加静注する．鎮静にはジアゼパム 5 mg を静注し，術中に適宜追加投与する．

②局注

局注液には，長時間の膨隆が維持できるヒアルロン酸ナトリウムの使用[99〜101]が必須である．アルツ®とスベニール®が市販されているが，スベニール®はアルツ®の2倍の分子量を有している．また，ヒアルロン酸ナトリウムは，糖液と混合すると，架橋形成が強化され粘稠度が増すため，グリセオール®にてスベニール®を4〜8倍程度に，またはアルツ®をグリセオール®にて2〜4倍希釈して用いるとよいとされている．少量のボスミン®とインジゴカルミンを混ぜて使用する．大腸の場合は，特に粘膜下層と筋層の識別が重要であるため，インジゴカルミンの濃度は薄めに使用するのがよい．1か所につき 2 ml 前後の局注を行う．なお，大腸の場合は腫瘍の境界が色素撒布にて明瞭であるためマーキングは必要ない．

③使用内視鏡

細径で反転操作が可能なスコープを用いるのがよい．スコープに先端アタッチメントを使用し，視野の確保，粘膜下層におけるカウンタートラクションをかけることを容易にする．

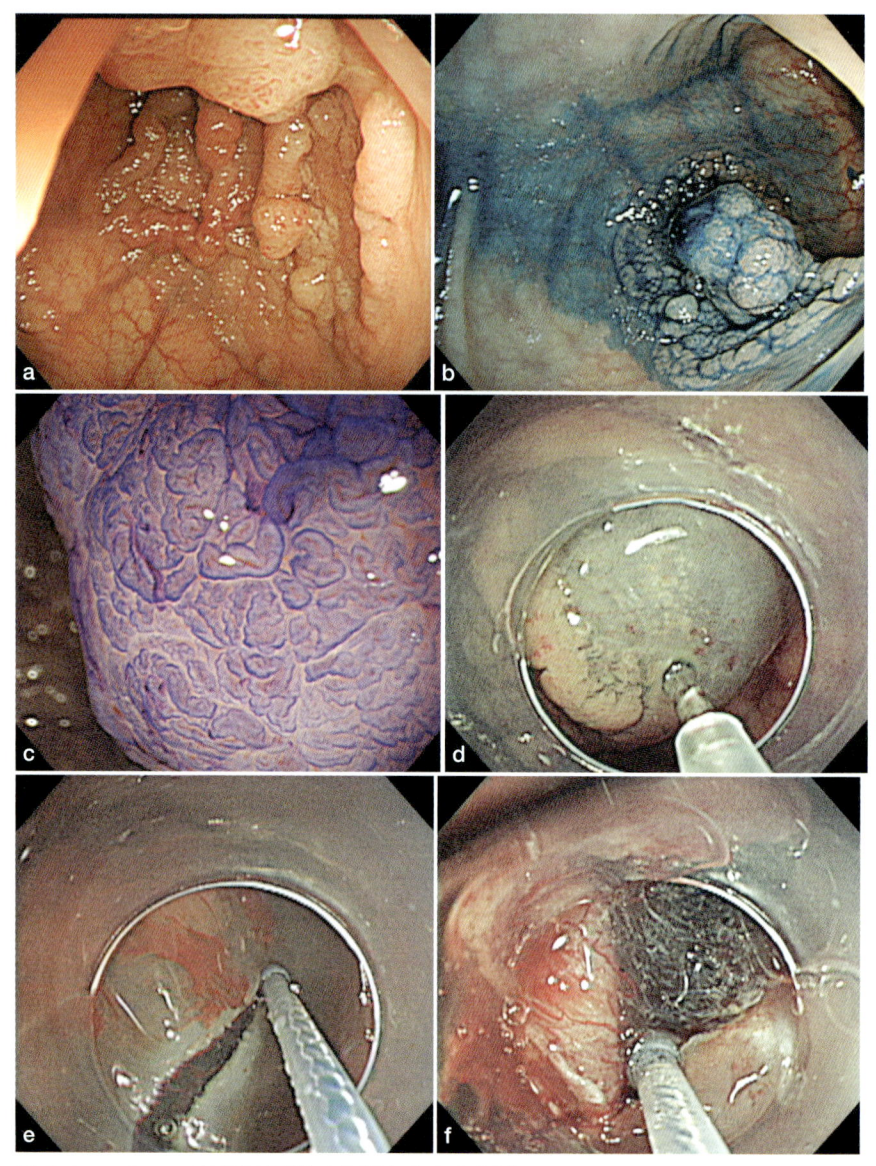

図Ⅲ-28　LST-G（結節混在型）の陥凹を有する症例の ESD
a　S状結腸に1/3周を占めるLST-Gを認める．
b　インジゴカルミン撒布像では粗大結節を有しており，結節混在型と診断した．
c　粗大結節部のクリスタルバイオレット染色では，Ⅳ型 pit と診断した．なお，陥凹部の観察は不良であった．
d　ヒアルロン酸ナトリウムの局注で十分な膨隆を形成する．
e　flex ナイフによる粘膜切開．
f　先端アタッチメントでカウンタートラクションをかけ，flex ナイフで粘膜下層をなぞるように通電することによって剥離を進める．　　　　　　　　　　　（つづく）

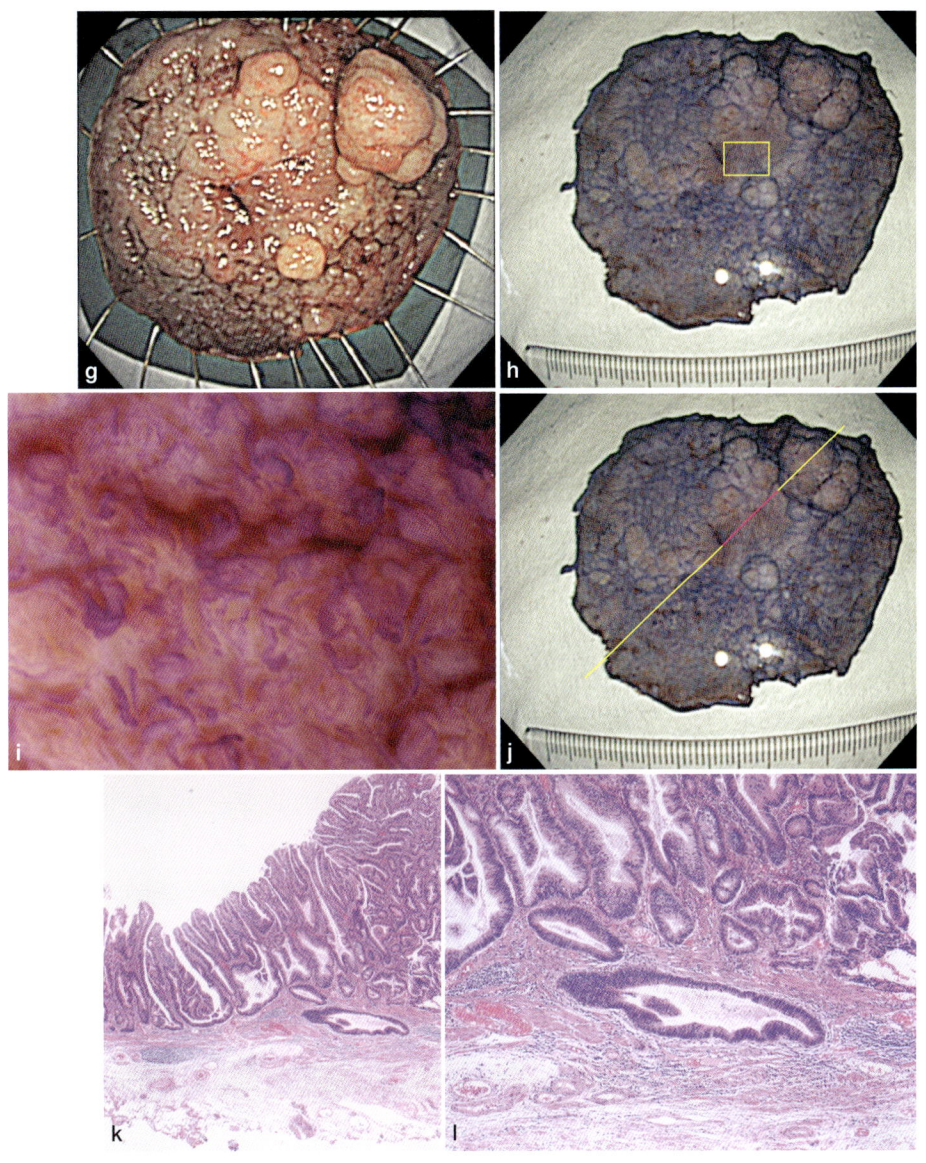

図Ⅲ-28(つづき)
g 切除標本で,中央に発赤調の陥凹が確認された.
h 実体顕微鏡で切除標本は 63×61 mm,腫瘍径は 57×55 mm の一括切除であった.
i 陥凹部の強拡大像にてⅤ₁型 pit pattern と診断された.
j 陥凹部に一致して粘膜内癌を認めた.
k, l 陥凹部の病理組織像では粘膜内癌を認め,一部 mm までの浸潤を認めた.
病理組織診断 adenocarcinoma(mm)in tubular adenoma, ly$_0$, v$_0$, ce(−).

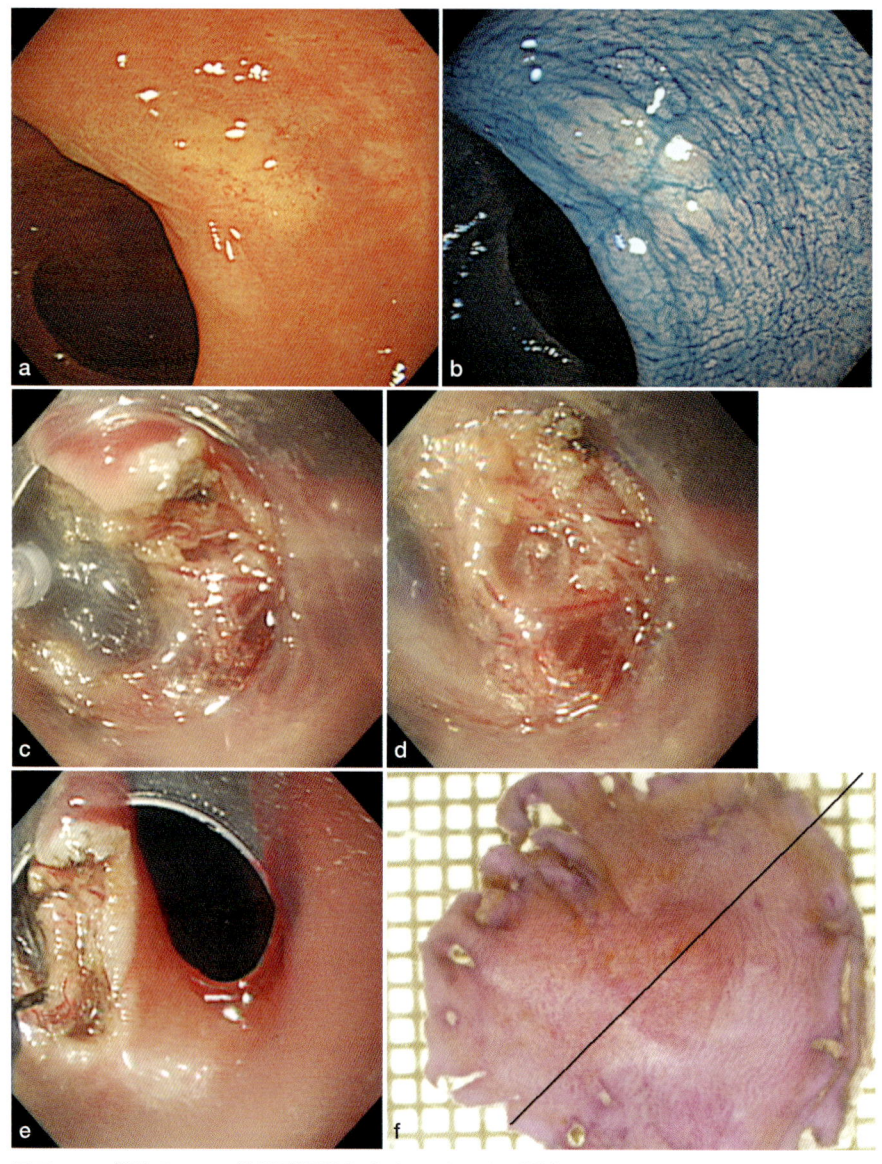

図Ⅲ-29 他院のEMR後遺残再発したカルチノイド腫瘍のESD
a 直腸Rbに黄色調のなだらかな隆起性病変を認める．
b インジゴカルミン撒布像．他院のEMR後の遺残再発病変のため，scarを伴っている．
c 粘膜下層を視認しながら，筋層と平行に剥離を進める．
d 粘膜下層に強い線維化を認める．
e hookナイフで線維をhookしてから，手前に引き上げて剥離すると安全である．
f 切除標本は15×14 mm，腫瘍径は10×5 mmの一括切除であった． （つづく）

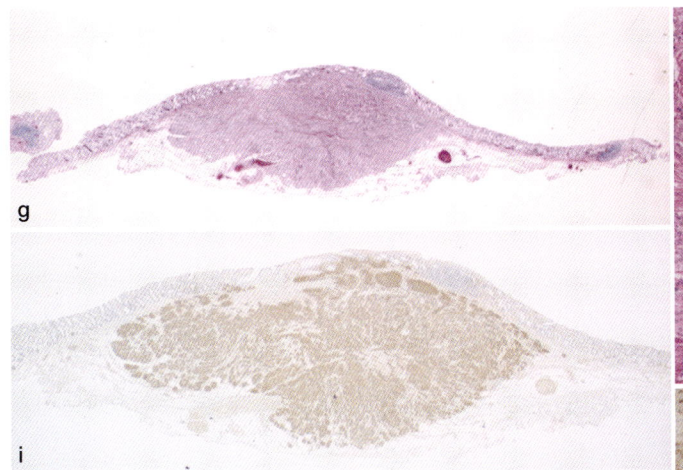

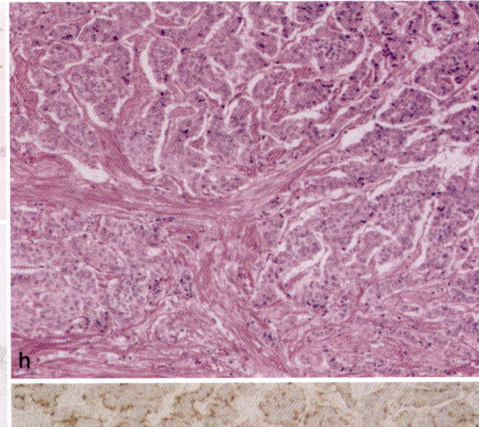

図Ⅲ-29（つづき）
g～j 病理組織像では淡好酸性の胞体と円形の核を有する細胞が，間質の線維化を伴い胞巣状～索状構造をとり単調に増殖している．免疫染色にて chromogranin-A が陽性でカルチノイドと確認された．側方および深部断端陰性であった．

④粘膜切開および粘膜下層剥離

　高周波装置は ERBE 社の ICC200 を使用する．粘膜切開時は Endocut mode，effect 2，60 W 粘膜下層剥離時は forced 凝固，40 W に設定する．止血時は forced 凝固で，そのまま血管を把持するか，soft mode，50 W を使用する．内視鏡反転下に口側から粘膜切開を施行し，直ちに粘膜下層の剥離に移行する．穿孔を予防するためには，適切な場の設定と位置取り（ポジショニング）が必須となる．剥離を進めた際に腫瘍が重力で垂れ下がってくるように，適宜体位変換をしながら，粘膜切開および粘膜下層剥離を進める．垂れ下がってくると，病変自体の重さによるカウンタートラクションがかかり粘膜下層の視認および剥離がより容易となるからである．粘膜下層の剥離開始から，粘膜下層にスコープが潜り込むまでの処置で穿孔が起こりやすい．flex ナイフ（オリンパス社）(**図Ⅲ-30**)でなぞるように剥離するが，それが困難な場合は，hook ナイフ（オリンパス社）[102, 103]（**図Ⅲ-31**）で粘膜下層の線維を hook し，管腔方向に引き上げるもしくは筋層と平行に手前に引き剥離するほうが穿孔のリスクが低くなる．また，先端開口部を 7 mm と細くした先端細径透明フード（Small-Caliber-Tip Transparent Hood；ST フード：DH-15GR：フジノン社）を使用して粘膜切開創を開き，粘膜下層への潜り込みを容易にする方法もある[99～101]．粘膜下層剥離がある程度進んだら，ナイフを筋層に接触させないように再びなぞるように操作していく．剥離が筋層に垂直になってしまう場合は hook ナイフに切り換える．スネアリング可能な大きさとなったら，スネアリング切除も考慮する．

⑤出血対策

　径 1 mm 以下の血管であればナイフの先端で mode は forced 凝固あるいは APC mode，

図Ⅲ-30　flex ナイフ　　　　　　　　　図Ⅲ-31　hook ナイフ

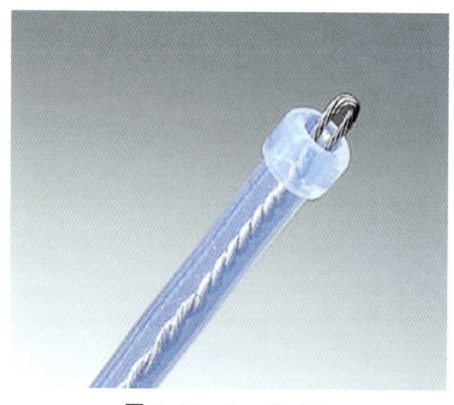

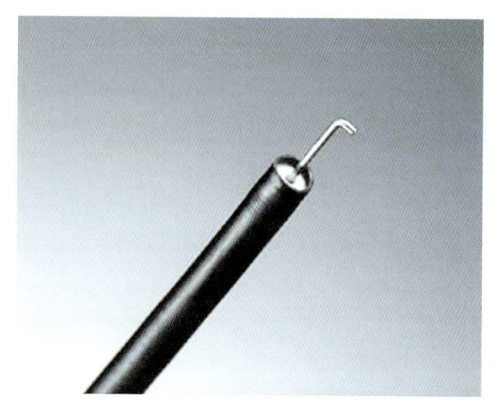

60 W でゆっくりなぞれば焼灼可能である．1 mm 以上の太い血管もしくは動脈性の出血の場合は，soft 凝固 40〜50 W とし止血鉗子で血管を把持し，引き上げて，筋層から離して焼灼することが遅発性穿孔を予防することにもなる．

なお，切除後も切離面の露出血管は，予防的に焼灼しておくのが後出血の予防となる．

⑥穿孔時の対応

スネア法による穿孔とは異なり，穿孔してもスリット状であることが多く，クリップ1〜2個で閉鎖可能である．閉鎖できれば，汎発性腹膜炎に移行することはなく，切除後も保存的な治療が可能であるとされている[104,105]．

⑦今後の展望

大腸 ESD は，現在のところ難易度が高く，限られた施設で行われているのが現状で一般化には程遠い．しかし，今後，内視鏡，処置具，局注液などの発達により安全で確実な治療法となることが期待される．

第 IV 章 炎症性腸疾患と pit pattern

1. 潰瘍性大腸炎と pit pattern

　pit pattern 診断学は腫瘍性病変の診断において威力を発揮する．一方，非腫瘍性病変，特に炎症性腸疾患においても拡大観察は活動性の把握に有用である．また，これら炎症性腸疾患患者の増加に伴い，潰瘍性大腸炎（UC）の長期罹患に伴って発生してくる colitic cancer の診断においても有用である．

　潰瘍性大腸炎の診断には内視鏡検査が非常に重要である．重症度分類にはMattsの分類がよく用いられている（表IV-1）[106]．また，潰瘍性大腸炎診断基準改定案（表IV-2）[107] も使用される．重症度が中等度以上では，通常観察や色素内視鏡観察でも十分であるといえる．しかし，軽症の粘膜や通常観察で正常に見える粘膜の診断には拡大観察の意義が大きい．

表IV-1　重症度分類（Matts 分類を一部改変）[106]

Grade 1	正常	血管透見像を認める
Grade 2a	軽度	毛細血管の異常，発赤，粘膜の凹凸
Grade 2b		血管透見像を有しない凹凸粘膜，発赤，びらん
Grade 3	中等度	易出血性を有する血管透見像のない粘膜，粘膜の凹凸と浮腫
Grade 4	強度	自然出血を伴う著明な潰瘍

（Matts SFG. The value of rectal biopsy in the diagnosis of ulcerative colitis. Q J Med 30 : 393-407, 1961）

表IV-2　潰瘍性大腸炎診断基準改定案による分類 [107]

炎症	内視鏡所見
軽度	血管透見像消失 粘膜細顆粒状 発赤，小黄色点
中等度	粘膜粗糙，びらん，小潰瘍 易出血性（接触出血） 粘血膿性分泌物付着 その他の活動性炎症所見
強度	広汎な潰瘍 著明な自然出血

（棟方昭博. 厚生省特定疾患難治性炎症性腸管障害調査研究班 平成9年度報告書. 1998）

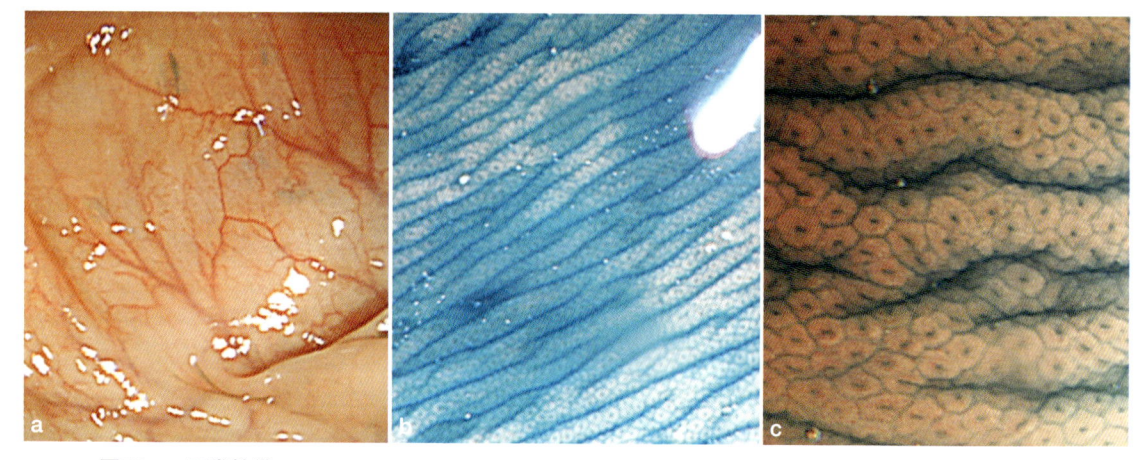

図Ⅳ-1　正常粘膜
a　通常内視鏡像．血管がよく透見される．
b　軽度拡大内視鏡像．無名溝がよく観察される．
c　高度拡大内視鏡像．Ⅰ型 pit が整然と配列している．

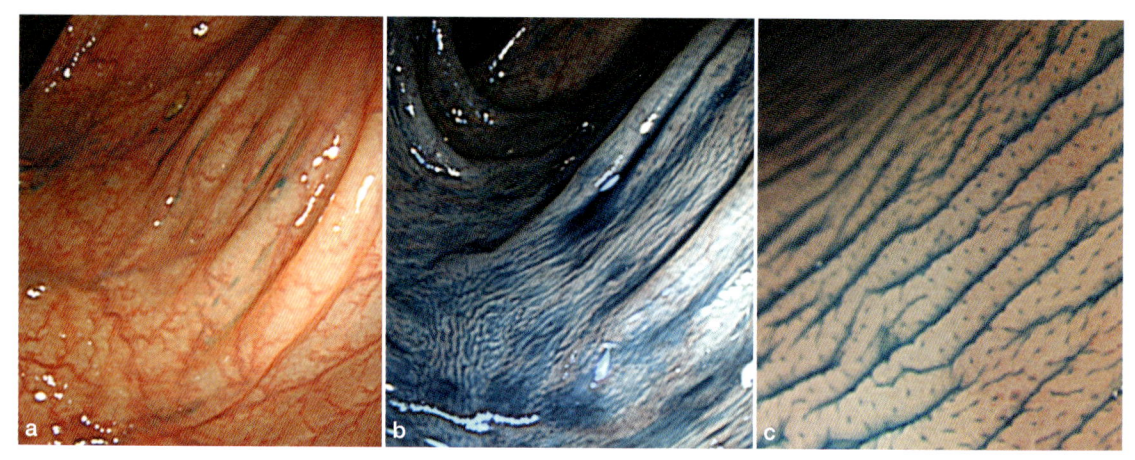

図Ⅳ-2　緩解期粘膜
a　通常内視鏡像．血管透見が回復している．
b　色素内視鏡像．無名溝は回復しているが，軽度の乱れが認められる．
c　拡大内視鏡像．Ⅰ型 pit が認められる．

1）正常

　正常部分では，拡大内視鏡観察でも正常のⅠ型 pit pattern が整然と並んでいる（図Ⅳ-1）．インジゴカルミン色素撒布で無名溝の乱れがあれば，過去に炎症粘膜であったことが示唆される（図Ⅳ-2）．血管透見が良好でも無名溝が観察されないことがあり，これは粘膜が完全には緩解していないことを示している（図Ⅳ-3）．また，通常内視鏡観察で非病変部とされてもリンパ濾胞の過形成が観察されることがある[108]．

2）炎症状態の評価

　拡大内視鏡所見について藤谷らは以下の5所見を挙げている[109]．
　①正常腺管配列．

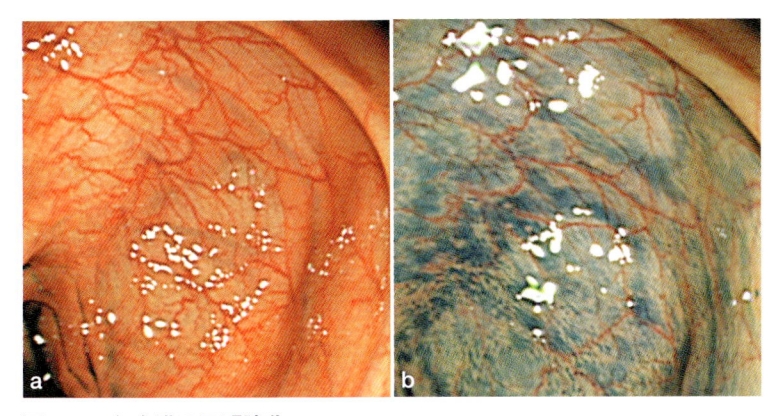

図Ⅳ-3　無名溝の不明瞭化
a　血管透見は保たれている．
b　色素内視鏡では無名溝が不明瞭化している．

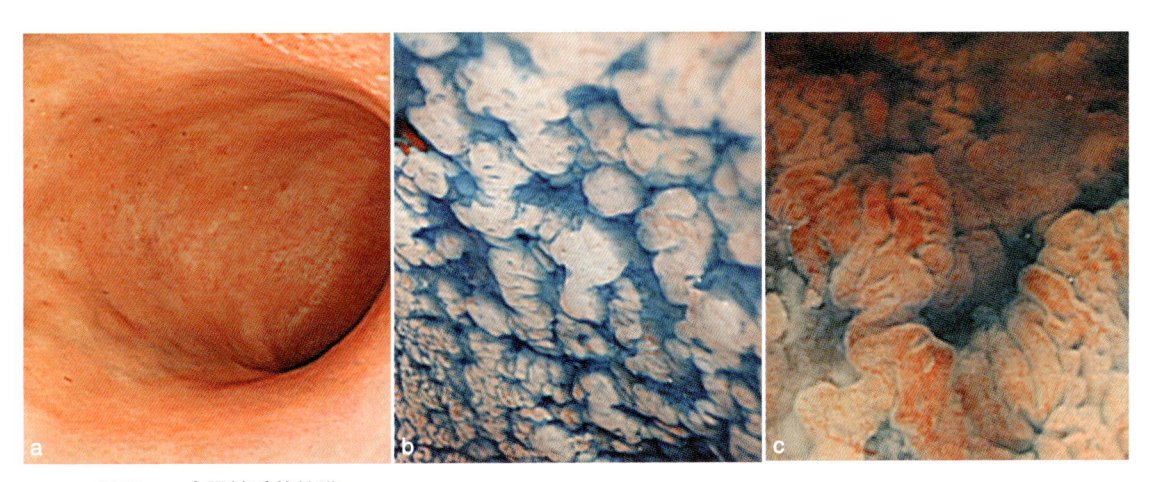

図Ⅳ-4　小腸絨毛状粘膜
a　通常内視鏡像．血管透見が不明瞭化している．
b　色素内視鏡像．無名溝は認められず，絨毛状になっている．
c　拡大内視鏡像．絨毛状粘膜の表面にはⅠ型 pit や，延長した pit が認められる．

②小腸絨毛状粘膜(図Ⅳ-4)：小腸絨毛状の表面構造を認めるもの．通常内視鏡では微小な上皮欠損との区別が困難な場合が多い．

③小黄色斑：微小な黄白色の斑状構造．

④微小な上皮欠損：微小な陥凹が散在し，周囲に浮腫状のわずかな隆起や配列の乱れた腺管開口部を伴うもの．通常内視鏡では細顆粒状粘膜として観察される．

⑤珊瑚礁状粘膜(図Ⅳ-5)：明らかな潰瘍を伴う粗糙な粘膜面を呈するもの．

軽度活動期粘膜では小黄色斑がみられる[110]．珊瑚礁状粘膜は，比較的浅い潰瘍と再生性粘膜で構成される中等度活動性粘膜である．

3）治癒過程と内視鏡像

UC の治癒において，polypoid mucosal tag から珊瑚礁状粘膜となり，小腸絨毛状粘膜を経て，唐草模様状粘膜となり，正常粘膜に回復していく[111]．高度の炎症後は，萎縮粘膜となることもある(図Ⅳ-6)．

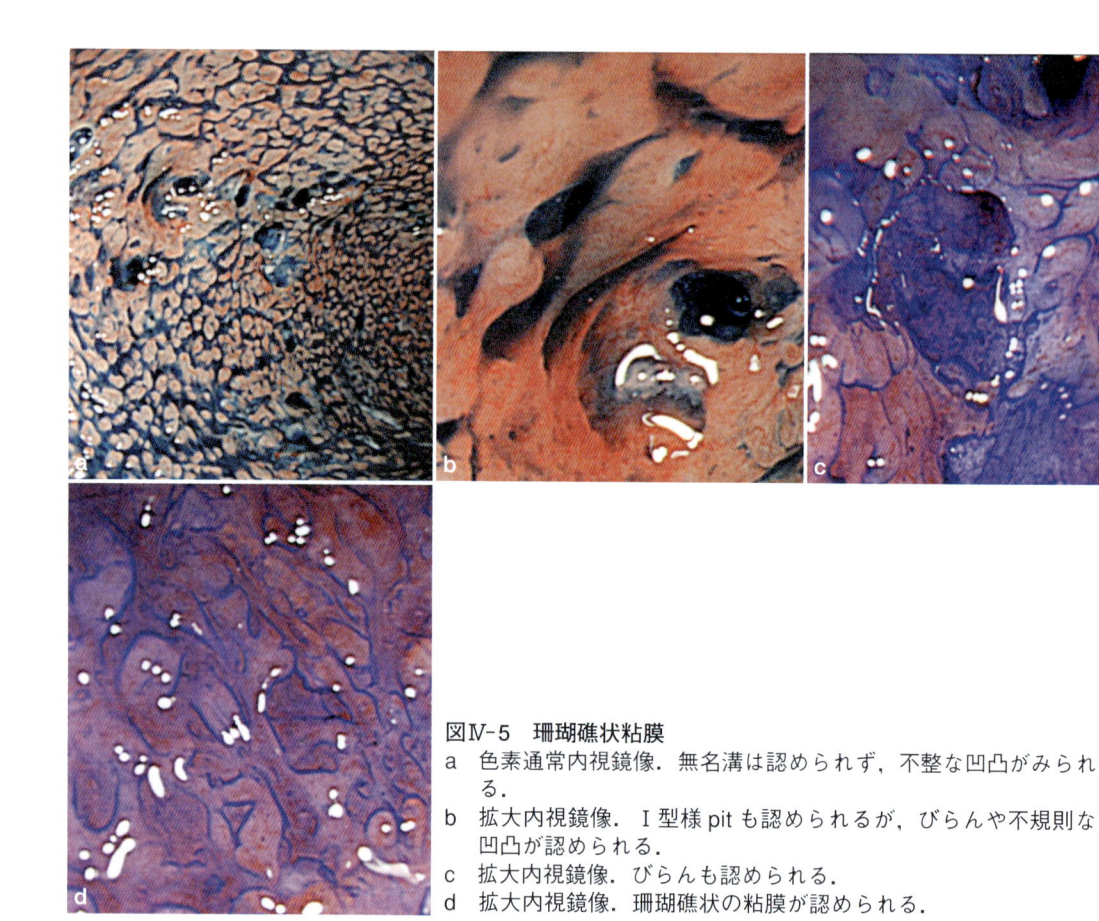

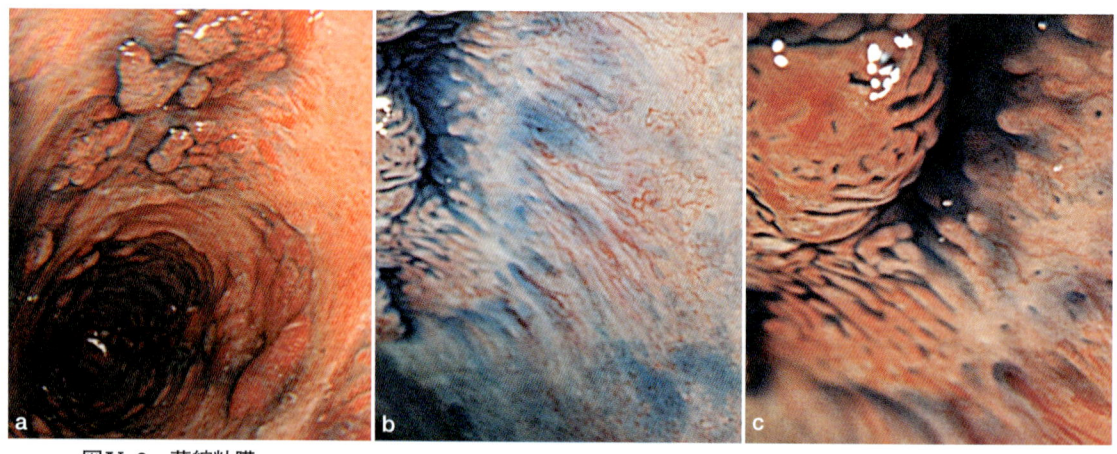

図Ⅳ-5 珊瑚礁状粘膜
a 色素通常内視鏡像．無名溝は認められず，不整な凹凸がみられる．
b 拡大内視鏡像．Ⅰ型様 pit も認められるが，びらんや不規則な凹凸が認められる．
c 拡大内視鏡像．びらんも認められる．
d 拡大内視鏡像．珊瑚礁状の粘膜が認められる．

図Ⅳ-6 萎縮粘膜
a 通常内視鏡像．潰瘍面が上皮化されているが発赤も認められる．残存粘膜は炎症性ポリープとなっている．
b，c 色素内視鏡像．通常粘膜に見られる樹枝状血管と異なる拡張した血管が認められる．pit は小型のⅠ型 pit が散在している．

2. colitic cancer と pit pattern

　UC 患者の増加に伴い，colitic cancer(図Ⅳ-7)の重要性が高まってきた．これは一種の瘢痕癌であり，通常大腸癌とは異なる発生機構によるものと考えられる．一般に dysplasia-carcinoma sequence によるものと考えられており[112]，dysplasia の発見が重要とされる(図Ⅳ-8)．組織分類は表Ⅳ-3, 4 のように提唱されている．しかし，炎症性変化とそれに伴う再生性変化なのか，それとも腫瘍性変化なのか鑑別は容易ではなく，専門病理医の診断が必要である．現在，厚生労働省の班会議〔「難治性炎症性腸管障害に関する調査研究班(日比班)」，「大腸腫瘍性病変における腺口構造の診断学的意義の解明に関する研究班(工藤班)」〕で検討が進められており，急速な研究の進展がある．

1) 肉眼型

　Blackstone は肉眼形態を DALM と flat mucosa に分け，DALM の重要性を強調している[113]．孤発性のものか，炎症を base にした colitic cancer かの判定も難しいものがある．小西らは，粗大か顆粒状病変，不整な扁平隆起病変，乳頭状病変，ポリープ様病変，平坦病変に分類している[114]．長廻らは，隆起性型(広基性，表面隆起，結節集簇，絨毛腫瘍)，

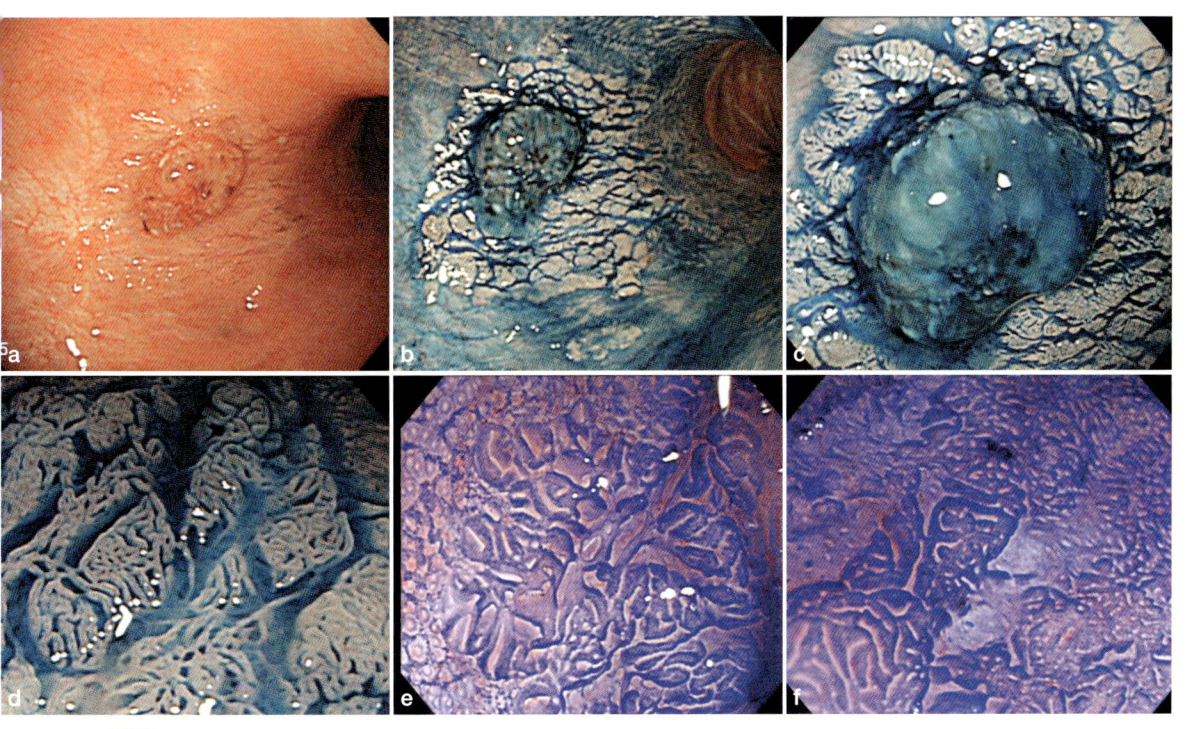

図Ⅳ-7　colitic cancer
a　直腸に隆起性病変が認められ，周囲に光沢のある平坦な病変が広がっている．
b　色素撒布により，粘液が付着した中央隆起と，周囲の平坦な不整隆起が認められる．背景粘膜は萎縮している．
c　中央隆起は粘液が付着し，pit の判読は困難である．
d　周囲の平坦病変は，不整な溝状陥凹で区分され，ⅢL 様 pit のⅥ型を呈している．
e　ⅢL 様からⅥ型の pit が認められるが，不規則な配列であり，pit 間の領域も拡大している．
f　小型 pit が密在している部分も認められる．

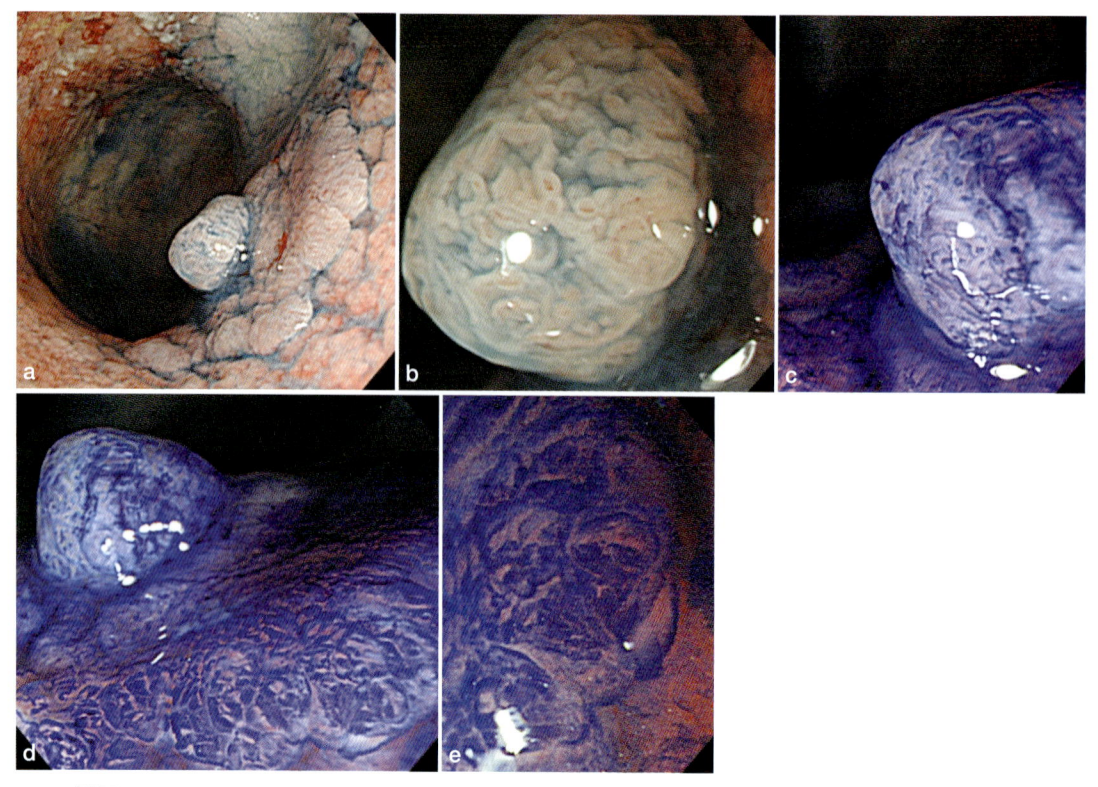

図Ⅳ-8 low grade dysplasia
a 直腸に中央がⅠs様に隆起し周囲にⅡa域を持つ病変が認められる．
b，c 隆起はⅣv型pitを呈している．
d，e 周囲隆起にはⅡ型様pitが認められる．

表Ⅳ-3 炎症性腸疾患におけるdysplasia[120]

Negative
Normal mucosa
Inactive（quiescent）
Indefinite
Probably negative（probably inflammatory）
Unknown
Probably positive（probably dysplastic）
Positive
Low-grade dysplasia
High-grade dysplasia

(Hata K, Watanabe T, Motoi T, et al. Pitfalls of pit pattern diagnosis in ulcerative colitis-associated dysplasia. Gastroenterology 126：374-376, 2004)

平坦型，陥凹型，複合型に分類した[115]．また藤井らは，UC合併dysplasiaの内視鏡像を，flat type，superficial elevated type，polypoid typeに分けている[116]．colitic cancerは孤発性の通常大腸癌とは異なり，平坦型が多く，周囲との境界は不鮮明である[117]．通常観察で，扁平な隆起，粗大結節状粘膜，絨毛状隆起，乳頭状隆起といった隆起性変化，また，

表Ⅳ-4 病理組織学的判定基準[121, 122]

UC-Ⅰ	炎症性変化
UC-Ⅱ	炎症性か腫瘍性か判定に迷う変化
UC-Ⅱa	炎症性変化がより疑われるもの
UC-Ⅱb	腫瘍性変化がより疑われるもの
UC-Ⅲ	腫瘍性変化であるが癌とは判定できないもの
UC-Ⅳ	癌

付記：①この基準には Riddell らの"dysplasia"の概念も含む．
②過形成と判定されているものは，そのように記載する．
③通常の腺腫と区別できないものは，そのように記載する．

(武藤徹一郎，若狭治毅，喜納 勇．潰瘍性大腸炎に出現する異型上皮の病理組織学的判定基準— surveillance colonoscopy への応用を目的とした新判定基準の提案．日本大腸肛門病会誌 47：547-551, 1994)

表Ⅳ-5 pit pattern と組織型[118]

	腫瘍性病変	非腫瘍性病変
pit pattern Ⅲ～Ⅴ	30	6
pit pattern Ⅰ or Ⅱ	2	80

(Kiesslich R, et al. Methylene blue-aided chromoendoscopy for the detection of intraepithelial neoplasia and colon cancer in ulcerative colitis. Gastroenterology 124：880-888, 2003 より改変)

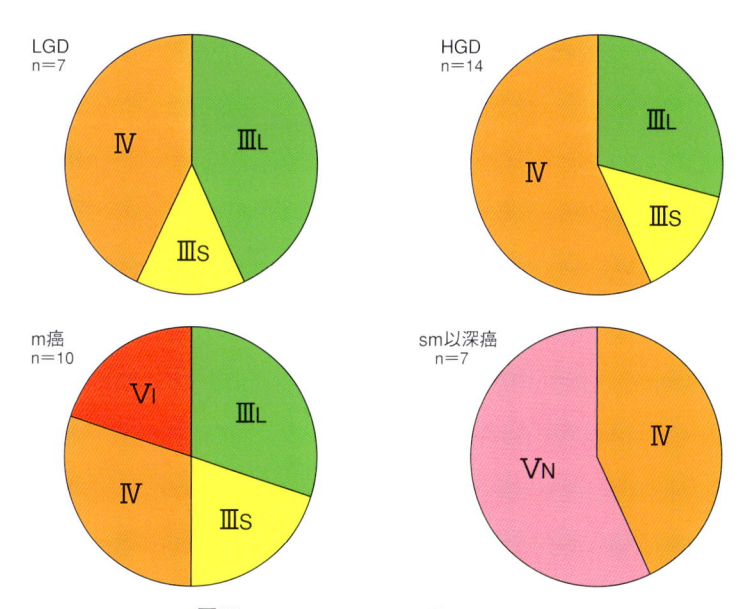

図Ⅳ-9 colitic cancer の pit pattern

色調変化，表面模様の変化で認識される異常所見があれば，積極的に色素撒布を行い，pit pattern を観察して，さらに生検を行い確認していく必要がある．しかし，癌病変の発見の契機としては隆起性変化が多い．

2) pit pattern

dysplasia や癌はⅢs 型，ⅢL 型，Ⅳ型，Ⅴ型に相当する pit pattern を呈してくる．

Kiesslich らは，pit pattern 分類を用いることにより，腫瘍，非腫瘍の鑑別が可能であるとしている（表Ⅳ-5）[118]．藤盛らは腫瘍性病変の pit pattern は，類円形，棍棒状，樹枝状，絨毛状と様々であったが，非腫瘍性粘膜においても，円形の他，同様の様々の形態が見られ，pit の形態のみからでは腫瘍，非腫瘍の鑑別は困難であったが，腺管密度は腫瘍性病変で高い傾向があり，これが診断に有用であったとしている[119]．pit pattern 診断は感度はよいが，特異度においてはいまだ不十分である[120]．pit pattern 診断を難しくするものとしては，通常は背景粘膜がⅠ型 pit pattern を示すのに対し，炎症性腸疾患並存腫瘍では，Ⅰ型と言い切れないものが出現してくることが挙げられる．したがって，pit patten の十分な観察を行うためにはできるだけ緩解期に検査を行う必要がある．現在のところ，本邦では例数は少なく，内視鏡診断では，通常の大腸癌のような明確な腫瘍-非腫瘍の鑑別点は明らかとはなっていない．しかし，厚生労働省の工藤班および日比班の検討によれば colitic cancer の pit としてはⅣ型，Ⅴ型 pit pattern が重要である．班会議の集計では，dysplasia や癌はⅢ_L 型，Ⅲs 型，Ⅳ型，V_I 型，V_N 型を呈していた（図Ⅳ-9）．特に脳回転様，絨毛様，小結節集簇様といったⅣ型 pit が，腫瘍性病変の表面構造の主体と考えられた．一方，m 癌においては，V_I 型を呈するものがあり，sm 以深癌では 7 例中 4 例で V_N 型を呈していた．

　いまだ解明すべき点は多いが，以前のような盲目的な random biopsy による発見ではなく，狙撃生検による確度の高い検査が可能な時代となってきている．

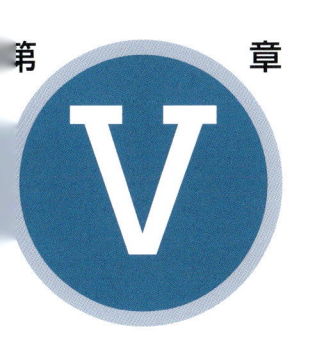

第V章 pit pattern 診断の将来展望

1. Narrow band imaging (NBI) system を用いた pit pattern 診断

a. Narrow band imaging (NBI) system

　消化管の腫瘍は粘膜下腫瘍を除き上皮から発生するが，これらを内視鏡で効率よく早期発見するには粘膜表層の微細構造(pit pattern，毛細血管構築など)の変化を高感度で捉える内視鏡が適するはずである．このような内視鏡システムを実現するために，1999年より佐野らは，光の生体組織への深達度の波長依存性を考慮した，内視鏡照明光源の改良を検討してきた．ここでは，国立がんセンター東病院で開発を継続中の Narrow band imaging (NBI) system を利用した pit pattern 観察について紹介する．

　一般的に，波長の短い光は生体への深達度が浅く，表面付近で散乱吸収を受け反射光として観測される．一方で，波長が長くなれば，光は生体深く伝播し，その一部は透過光となる．このような深達度の波長依存性は，主に血液の特異な吸収特性と，生体組織の散乱特性の波長依存性によるものと考えられる．したがって，粘膜表層の微細構造の変化に感度を合わせるには，内視鏡の感度特性を短波長側にシフトさせればよいことになる．佐野らは，電子内視鏡システムの一方式である面順次方式に着目し，照明光の分光特性を変更することでこれを実現した．面順次方式は，白色光源の前面にRGB3枚の光学フィルタを装着したターレットが高速に回転することで3色光を時系列的に照射し，各色光に対応

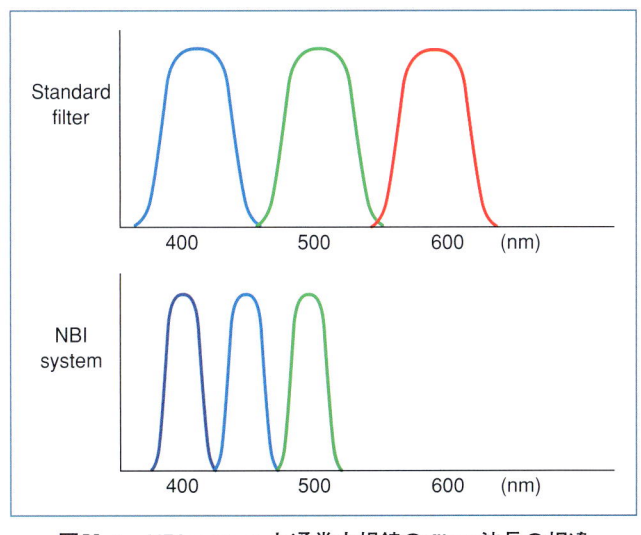

図V-1　NBI system と通常内視鏡の filter 波長の相違

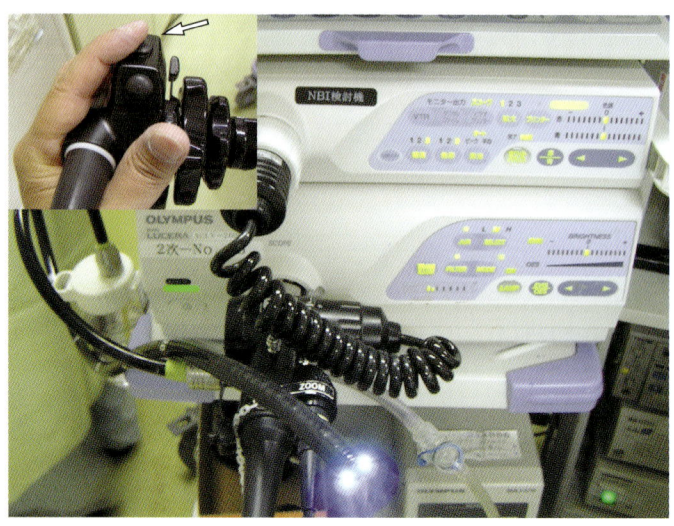

図V-2　prototype 一体型 NBI system（オリンパス社）
手元のボタン操作（白矢印）で通常内視鏡と NBI system の切り替えが可能である．

Spectral specifications（center wavelength and FWHM）of filters

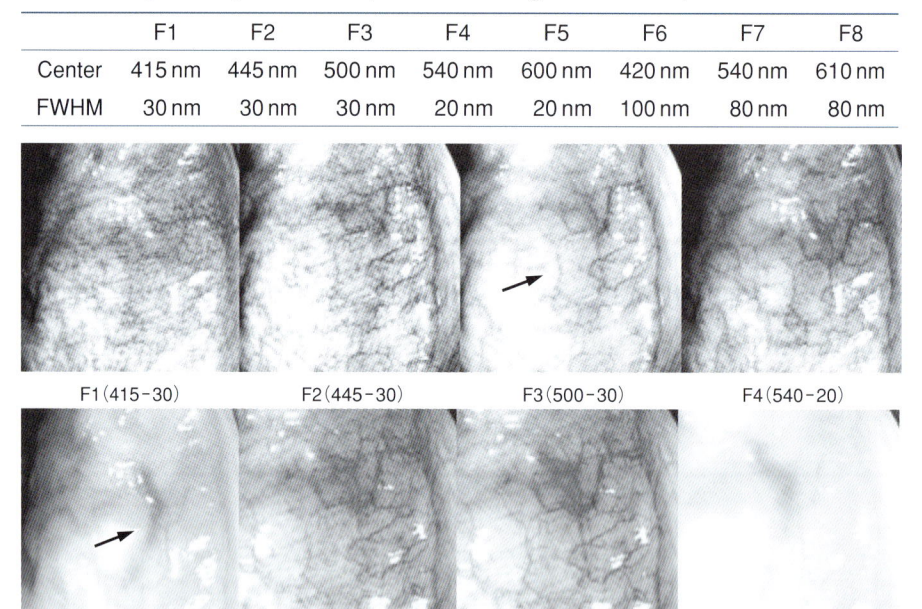

	F1	F2	F3	F4	F5	F6	F7	F8
Center	415 nm	445 nm	500 nm	540 nm	600 nm	420 nm	540 nm	610 nm
FWHM	30 nm	30 nm	30 nm	20 nm	20 nm	100 nm	80 nm	80 nm

図V-3　NBI システムによる人舌裏粘膜観察

するモノクロ画像を順次信号処理することでカラー画像を生成するシステムである．NBI では，この RGB 3 つのフィルタ特性の中心波長を調整し，半値幅を通常用いられているフィルタ特性より狭帯域化[123, 124]している（図V-1）．現在のプロトタイプ機器では，手元操作で通常光，NBI 観察が瞬時に切り替え可能となり"digital chromoendoscopy"と

表V-1 通常内視鏡,色素内視鏡,NBIでの腫瘍・非腫瘍の鑑別能

Histological diagnosis	Standard colonoscopy(%)	Chromoendoscopy (%)	Colonoscopy with NBI(%)
Accuracy rate	79.1	93.4	93.4
Sensitivity	85.3	100	100
Specificity	44.4	75.0	75.0

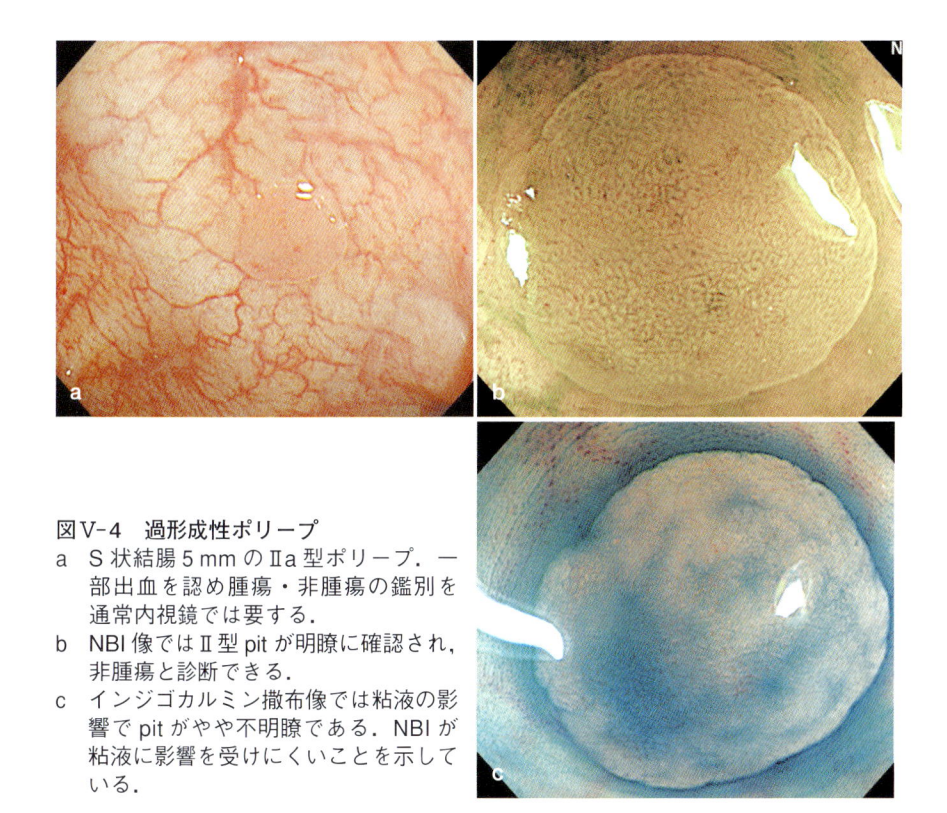

図V-4 過形成性ポリープ
a S状結腸5mmのIIa型ポリープ.一部出血を認め腫瘍・非腫瘍の鑑別を通常内視鏡では要する.
b NBI像ではII型pitが明瞭に確認され,非腫瘍と診断できる.
c インジゴカルミン撒布像では粘液の影響でpitがやや不明瞭である.NBIが粘液に影響を受けにくいことを示している.

もいえる内視鏡観察が容易に可能となっている(図V-2).

b. 波長による光の深達度の違い

　NBIシステムの効果を検証するため,人舌裏粘膜の観察を実施した.正常人の舌裏粘膜の拡大内視鏡像(GIF-Q240Z)を示す(図V-3).モノクロCCDからの画像を波長別(F1〜F8)に分離表示するとF1,F2の波長では微細毛細血管が顕著に描出されているのがわかる.さらに,F5で認められる太い血管はF3では確認できない(黒矢印).これらの現象は光の散乱特性に基づく現象であり,短波長の光では表層の情報,長波長の光では深部の情報を反映していることがわかる[125, 126].

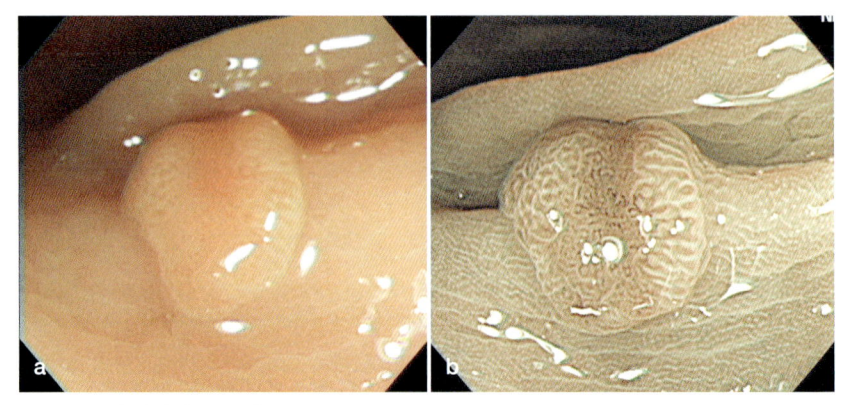

図V-5 腺腫性ポリープ
a S状結腸5mmのIs型ポリープ．通常観察ではpitは不明瞭である．
b NBI像ではⅢL型pitが確認でき容易に腺腫と診断可能である．

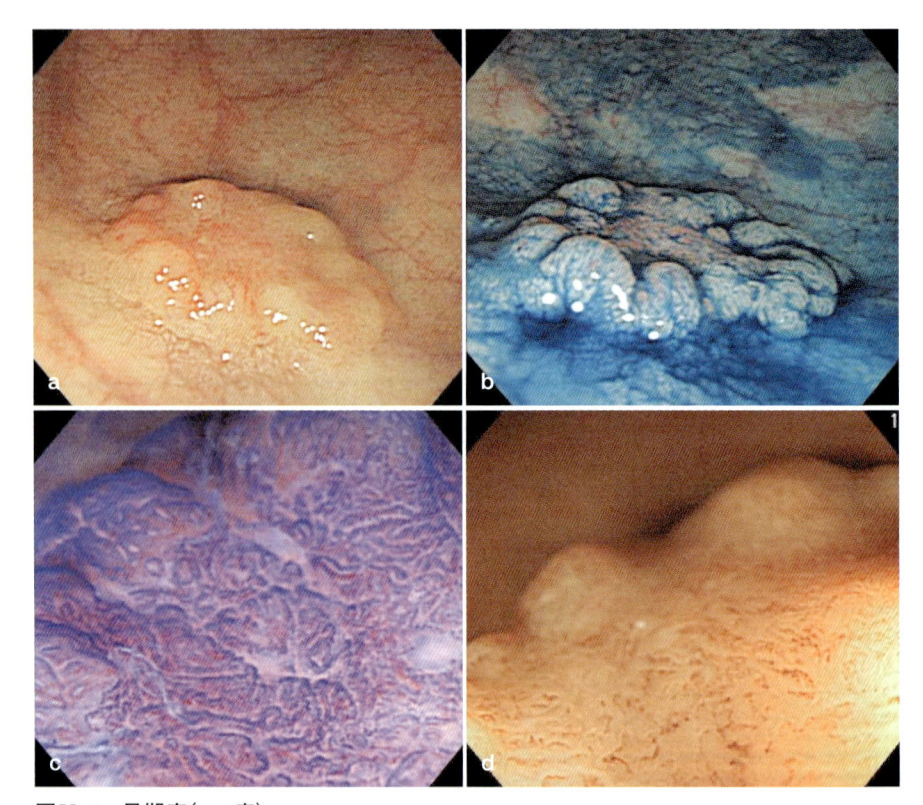

図V-6 早期癌（sm癌）
表面構造観察（毛細血管の走行異常）
a 通常内視鏡観察像．大きさ15mmのⅡa＋Ⅱc型病変を認める．
b インジゴカルミン撒布像．
c ピオクタニン染色像．中央の陥凹部で始点終点を追えない領域を有するV型 invasive pit を認める．
d NBIによる陥凹部の拡大観察にて微細な，表面の毛細血管に乱れ（不規則・規則性を持たない走行）が認められsm浸潤癌と診断される． （つづく）

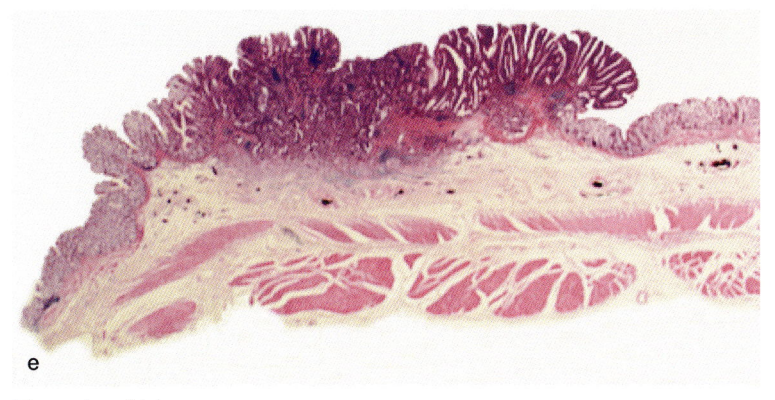

図V-6(つづき)
e　病理組織像(HE)．V型 invasive pit に一致して sm 層への浸潤を認める．
病理組織診断 moderately differentiated adenocarcinoma with tubulovillous adenoma, sm2, ly_0, v_0, n(-)．

c．NBI を用いた pit pattern 観察

　大腸病変を対象にした pilot study の結果からは NBI は通常観察群と比較し視認性(病変の毛細血管，周囲とのコントラスト，病変表面の pit pattern 構造)が有意に向上し($P<0.05$)，腫瘍・非腫瘍の鑑別能(病理を正解とした正診率)は通常観察 79.1％より，NBI 93.4％へ向上することが確認されており[123]，本臨床試験で大腸腫瘍の効率的な発見に寄与することがランダム化比較試験で示されれば，スクリーニング検査への応用が期待される[123〜127](表V-1，図V-4〜6)．また，内視鏡技術の向上，内視鏡の高画素化や色素内視鏡の普及により多くの大腸病変が見つかるようになってきたが，腫瘍・非腫瘍の鑑別は治療する必要の有無を決めるうえで必須の内視鏡診断である．大腸の非腫瘍性病変はほとんどが過形成性ポリープであり，頻度的には全ポリープの約 10〜30％と多くを占めている．さらに，5 mm 以下の場合，40〜60％が過形成性ポリープに及ぶとの報告もある．NBI 観察は表面構造観察能の向上が確認されており[123]，大腸病変切除の効率化にも寄与する可能性がある．

　現段階での NBI system の臨床応用効果として，①毛細血管構築の描出の向上，②表面構造観察能の向上が確認されており，内視鏡のさらなる発展につながる可能性があると考えている．今後の展望・問題点としては，①観察される画像の基礎的・病理組織学的対比の必要性(何を見ているのかの再確認)，②光量の確保(存在診断への応用)などが考えられ，早期の実用化に向けて研究を継続中である．

2. LCM

　最近の消化管内視鏡検査は通常観察に加えて，色素内視鏡，拡大内視鏡が質的診断，深達度診断に大きく寄与している．しかし，確定診断は依然として生検による病理組織診断によるところが大きいのも現実である．生検という手法は多少なりとも出血を伴うため，肝硬変あるいは抗凝固薬・抗血栓薬の内服をしている症例などの出血傾向を有している場合には施行できないことも多い．LCMによってこれからの内視鏡検査では，生検という手法を介することなく，病理組織像を取得する（仮想病理）こと，つまり核や細胞レベルの観察が可能となった．

　仮想病理のプロジェクト，レーザー共焦点顕微鏡について解説する[128～131]．

a．レーザー共焦点顕微鏡を用いた仮想病理

　レーザー共焦点顕微鏡[128～131]は無固定，無染色の標本から組織像に近い像を得ることができる非侵襲的な手法として臨床的に応用されてきた．われわれはこれまでに食道，胃，大腸の症例において，レーザー共焦点顕微鏡による観察に成功してきた．オリンパス社製のレーザー共焦点顕微鏡（laser-scanning confocal microscopy；LCM）で大腸切除材料を観察したので典型像を提示する（図V-7～10）．LCMは，波長488 nmのアルゴンレーザーを照射光・観察光に用いている．通常LCMでは，蛍光色素を観察に用い，蛍光を取得するため励起光（照射光）をカットする特殊なフィルタを設けている．しかし，本検討では蛍

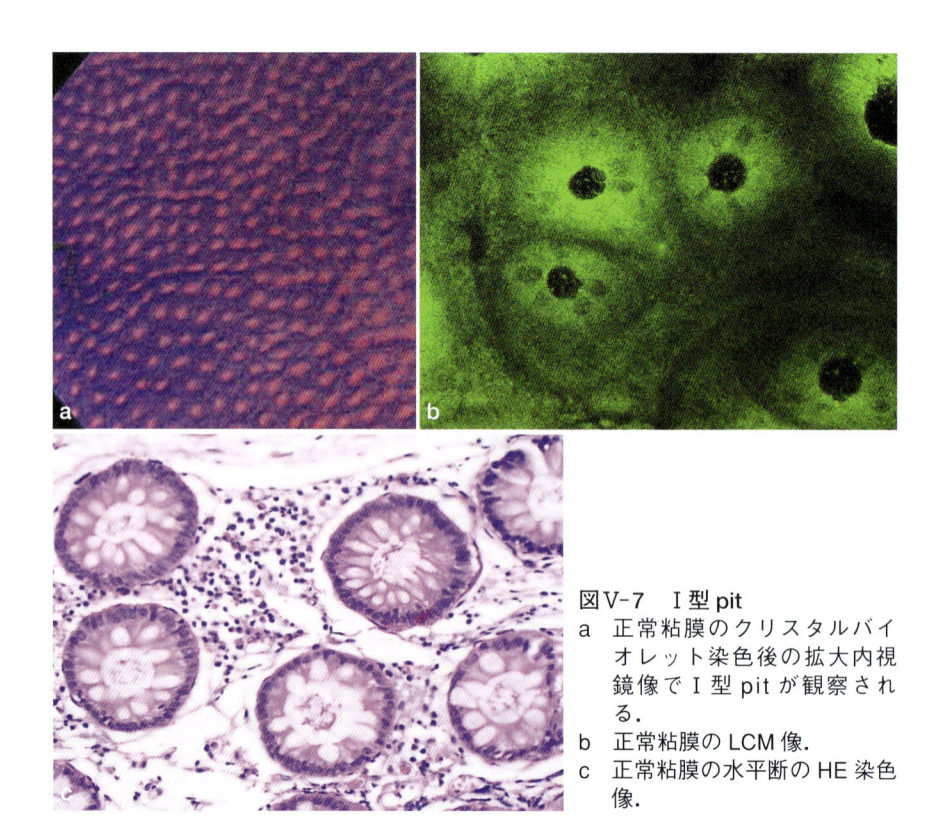

図V-7　I型pit
a　正常粘膜のクリスタルバイオレット染色後の拡大内視鏡像でI型pitが観察される．
b　正常粘膜のLCM像．
c　正常粘膜の水平断のHE染色像．

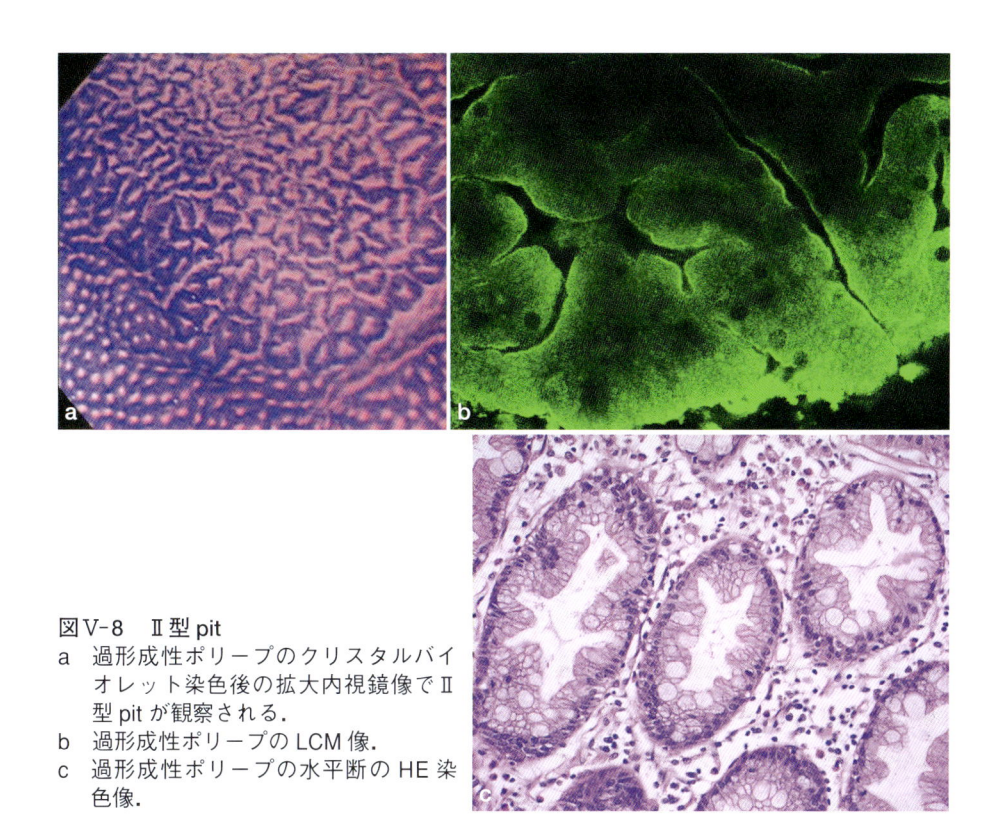

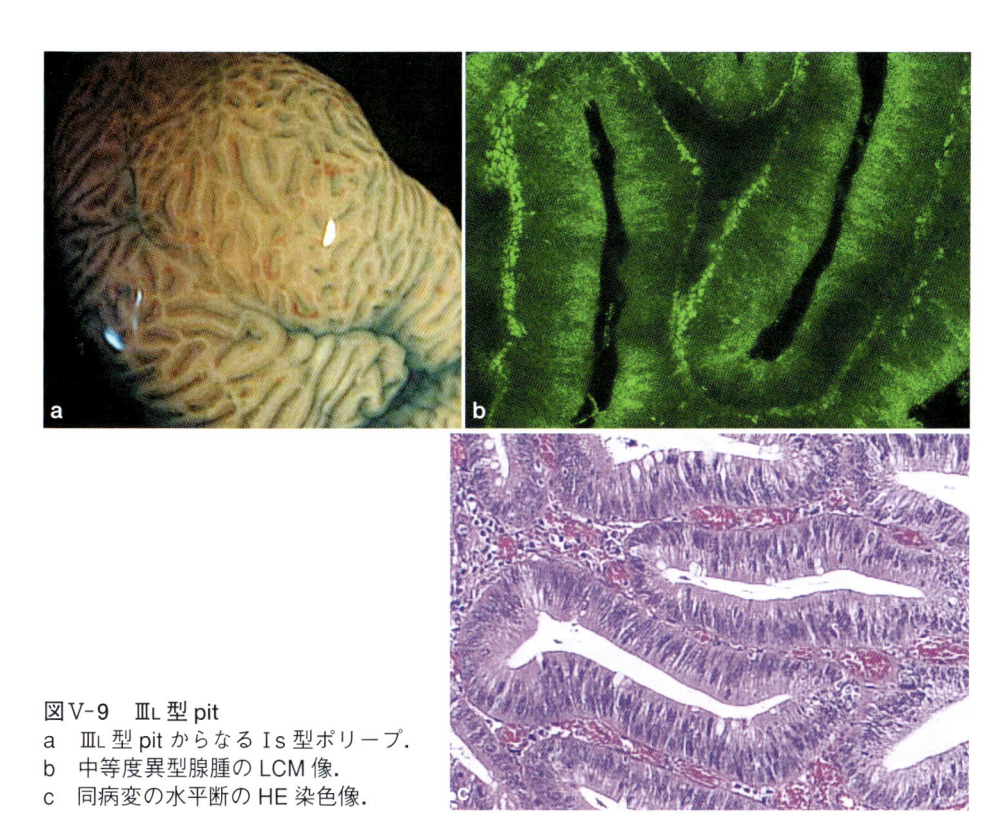

図V-8　II型pit
a　過形成性ポリープのクリスタルバイオレット染色後の拡大内視鏡像でII型pitが観察される.
b　過形成性ポリープのLCM像.
c　過形成性ポリープの水平断のHE染色像.

図V-9　IIIL型pit
a　IIIL型pitからなるIs型ポリープ.
b　中等度異型腺腫のLCM像.
c　同病変の水平断のHE染色像.

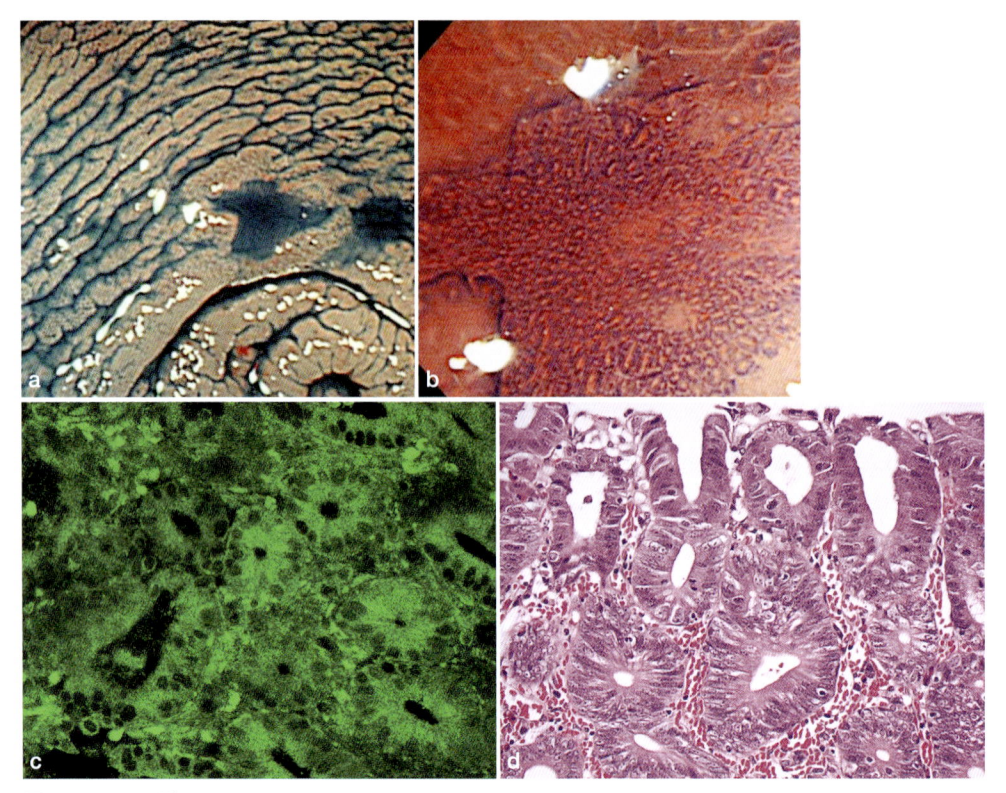

図V-10　Ⅲs型pit
a　Ⅱc病変のインジゴカルミン撒布像.
b　クリスタルバイオレット染色後の拡大観察でⅢs型pitが観察される.
c　同病変のLCM像.
d　同病変の水平断のHE染色像. 病理組織診断は粘膜内癌であった.

　光色素は用いず，生体からの反射光を取得するために，励起光カットフィルタは除いている．これを用いて切除された大腸の正常粘膜あるいは腫瘍性病変の観察を行い，後日得られた病理組織切片（水平断）のHE像と対比した．正常粘膜では，基底膜側に偏在する核はLCMでは確認できなかったが，杯細胞は低輝度に，細胞質は高輝度に描出された．腺腫，癌では核は低輝度に，細胞質は高輝度な像として描出された．LCMで核が確認できる頻度は腺腫より癌のほうが高かった．これはN/C比によるものと考えられる．また，杯細胞は正常粘膜や腺腫においても低輝度の像として認識された．LCM像はHE像の水平断と対応していた．

b．プローブ型LCMのプロトタイプ（口径3.4 mm）（図V-11）

　このシステムは，波長405 nmのレーザー光が，光ファイバーに導光され，ファイバーカプラーを経由し，プローブ先端まで導かれる．光ファイバーから出射した光は対物レンズにより微小な光スポットに集光される．微小な光スポットはプローブ先端に設けられた走査機構により二次元的に走査される．組織内で走査された光スポットからの反射光は出射と同じ光路を通り，光ファイバーに戻る．光ファイバーに戻った光は，ファイバーカプラーで分割され，光検出器で検出される．この光検出器からの信号を光スポットの走査に

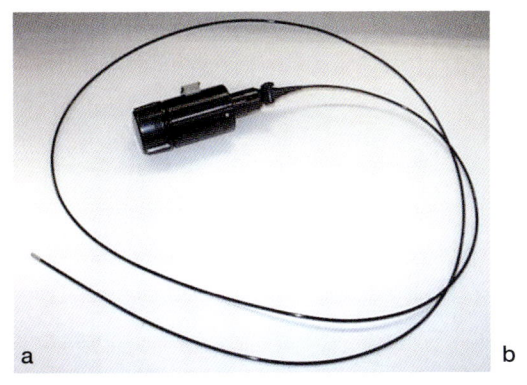

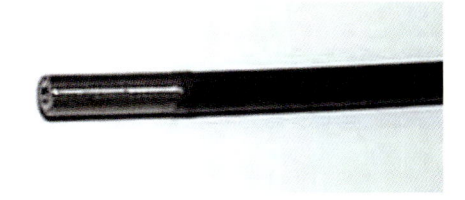

図 V-11　LCM の機能
a　プローブ型のレーザー共焦点内視鏡.
b　内視鏡の生検鉗子孔から挿入し，先端を対象粘膜に垂直に当てることにより細胞レベルの画像を取得する．

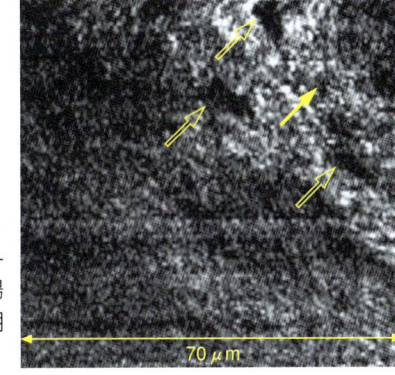

図 V-12　LCM によって得られた画像
レーザー共焦点内視鏡（endomicroscope）による生体内における正常直腸粘膜の腺腔（黄矢印）と goblet cell（透明黄矢印）．

基づいて復元することで二次元的な画像が得られる（図 V-12）．これを用いて，正常直腸粘膜を *in vivo* で観察し画像を取得することに成功した．しかし，臨床応用に向けての現実的な問題点として以下のことが挙げられる．病変と垂直にプローブをあてる必要があるが，部位によっては接線方向となり，観察困難なことがある．内視鏡の先端に透明フードを装着し，プローブの固定を行うことでこの点は改善される．

c．共焦点レーザー内視鏡（Optiscan 社）

レーザー共焦点顕微鏡と同等の機能を内視鏡に搭載し，生体内でリアルタイムに病理組織学的な画像を観察できるとされる．すでに一部では臨床応用されている．蛍光色素であるフルオレセインナトリウムを静注したのちに観察を開始する．視野領域は $500 \times 500\mu m$ で，最大で 1,000 倍もの倍率を有し，分解能の高い拡大された細胞レベルのデジタル画像はリアルタイムに取得できる．大腸粘膜での生体内細胞診断として報告されている[132]．

3. Endo-Cytoscopy system

a. Endo-Cytoscopy の歴史

　耳鼻科領域で Hamou らにより 1980 年に硬性鏡(Karl-Storz 社)を使用して細胞を直接見ようとする試みがあり，contact endoscopy(接触型内視鏡)として報告されている[133]．この contact endoscopy を基礎として，1982 年に多田らは，光学レンズ系の倍率を約 500 倍とした拡大内視鏡(接触型ファイバースコープ)を開発して大腸粘膜の観察を報告した[4]．約 500 倍の拡大率でレンズを接触させることにより，大腸粘膜の細胞レベルの拡大画像が得られたが，ファイバースコープを用いたものであり，電子内視鏡に比べた場合に画像の供覧が困難であることなどから一般化には至らなかった．その後耳鼻咽頭喉頭科領域で，Karl-Storz 社製の硬性鏡を使用した接触型内視鏡による細胞観察の報告が行われており，生体内で生きた細胞の観察が可能であることを示している[134]．その後大植らが，同様に Karl-Storz 社製の硬性鏡を用いて，術中に大腸癌のリアルタイム診断を行っている[135]．そこで消化管上皮の生体内での観察を目的として，外径 3.4 mm のカテーテル型の軟性鏡，超拡大内視鏡(Endo-Cytoscopy, prototype, オリンパス社)が開発された[136~140]．

b. Endo-Cytoscopy の原理

　Endo-Cytoscopy は，オリンパス社が開発した外径 3.4 mm，長さ 250 cm のカテーテル型プローブである．光学レンズ系による接触型超拡大内視鏡であり，われわれが使用している内視鏡を mother scope とし，その生検鉗子孔を通るように細径化したものである．その原理は contact endoscopy と同様で対物レンズを標的粘膜に接触させて観察を行うものである．プロトタイプで拡大レベルは 450 倍(24 インチモニター)と 1,125 倍(24 インチモニター)の 2 種類がある．画像の取得深度は前者が 50 μm で後者が 5 μm となっている(表 V-2)．下部消化管で 3.7 mm の生検鉗子孔を有する CF-Q240 AI(オリンパス社)などを mother scope とし，鉗子孔から，外径 3.4 mm のカテーテル型プローブを通し(図 V-13)，細胞レベルの観察を行う．病変に軽く接触することによりリアルタイムで細胞レベルの画像を取得することが可能である．観察に先立ち病変の固定をより容易にするために，透明フードを先端に装着した．プロナーゼを溶解したガスコン®水で粘膜面の粘液を洗い流した後に，撒布チューブにて 1% メチレンブルーで染色[136,140]後，再び粘液を除去しプロナーゼを溶解したガスコン®水で粘膜面の粘液を洗い流した後に，mother scope の生検鉗子孔から Endo-Cytoscope を挿入する．Endo-Cytoscope の先端を標的とした粘膜面に軽く接触されると同時に超拡大内視鏡の画像が取得される．画質および画像取得の再現性は優れており，現在の病理診断学の gold standard の 1 つである細胞診の画像に匹敵するものと考えている．

c. Endo-Cytoscopy の画像

　正常粘膜では均一な腺管が，均等に配列しており，核は基底膜側に配列していた(図 V-14)．

　過形成性ポリープでは，鋸歯状腺管が観察され，小空胞は過形成粘膜の泡沫状変化であると考えられた(図 V-15)．

表V-2　Endo-Cytoscope 仕様

	高分解能タイプ（XEC-120）	低分解能タイプ（XEC-300）
プローブ外径（先端／挿入部）	ϕ 3.4 / ϕ 3.2（mm）	
挿通可能な内視鏡チャンネル径	ϕ 3.7（mm）	
プローブ有効長／全長	2,500（mm）/ 3,800（mm）	
取得画像の範囲	120（μm）×120（μm）	300（μm）×300（μm）
取得画像の深さ	5（μm）	50（μm）
水平分解能	1.7 μm	4.2 μm

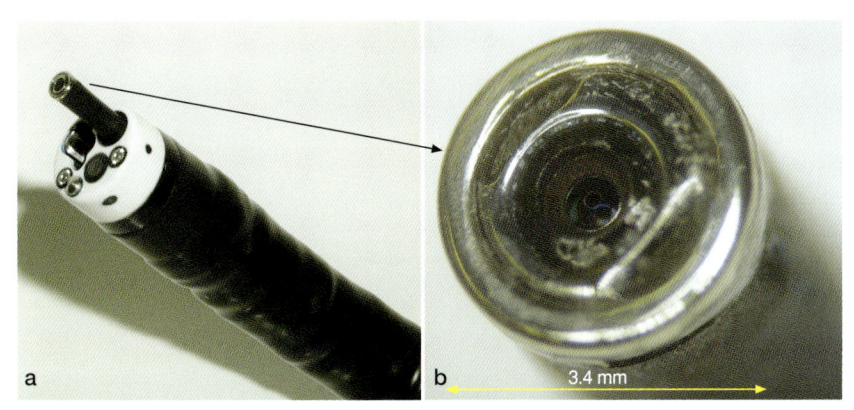

図V-13　鉗子チャンネル（a）から外径3.4 mmのEndo-Cytoscope（b）を挿入する

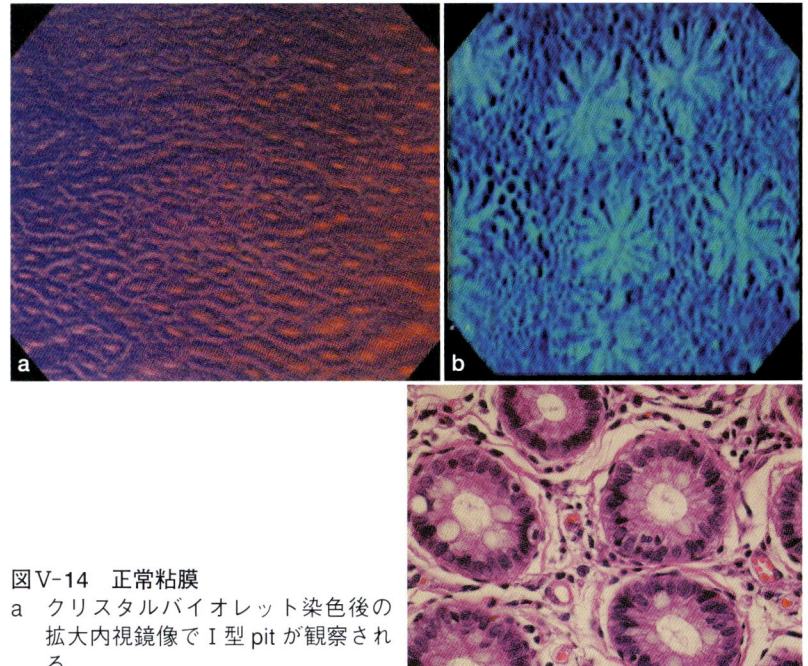

図V-14　正常粘膜
a　クリスタルバイオレット染色後の拡大内視鏡像でⅠ型pitが観察される．
b　Endo-Cytoscopy像で均一な腺管が均等に配列している．
c　病理組織像で正常粘膜であった．

図V-15 過形成性ポリープ
a クリスタルバイオレット染色後の拡大内視鏡像でⅡ型pitが観察される．
b Endo-Cytoscopy像で鋸歯状腺管が観察される．
c 病理組織像で過形成性ポリープが確認された．

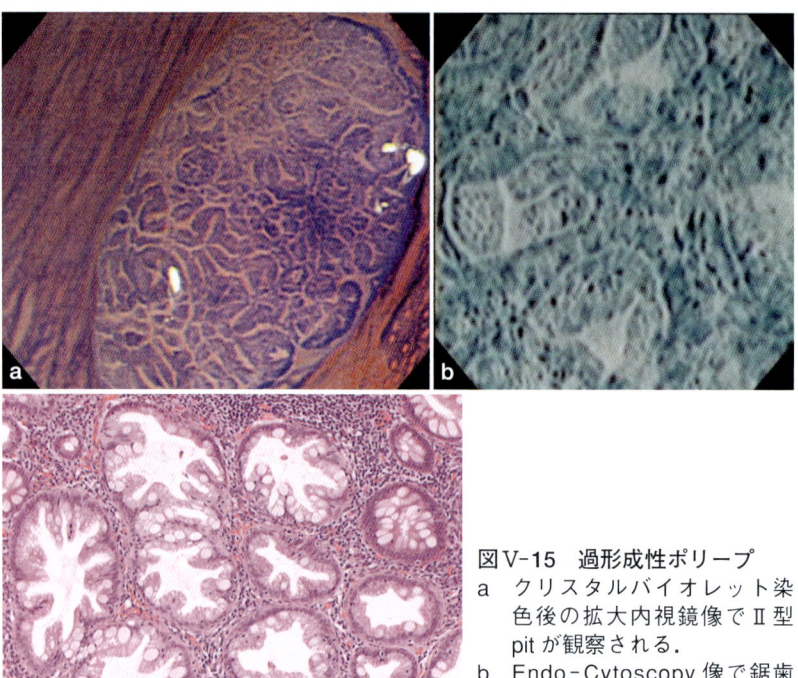

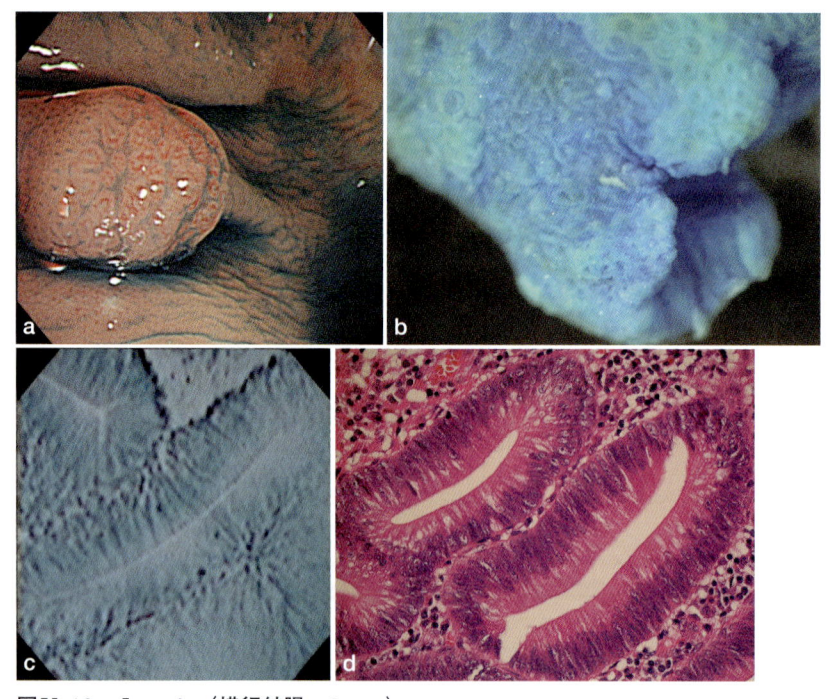

図V-16 Ⅰs polyp（横行結腸，6 mm）
a インジゴカルミン色素撒布後の拡大内視鏡像でⅢL型pitが観察される．
b 実体顕微鏡でも同様にⅢL型pitが確認された．
c Endo-Cytoscopy像で，核は基底膜側に規則的に配列し，極性の乱れはわずかで，細胞密度は低かった．
d 病理組織像で中等度異型腺腫であった．

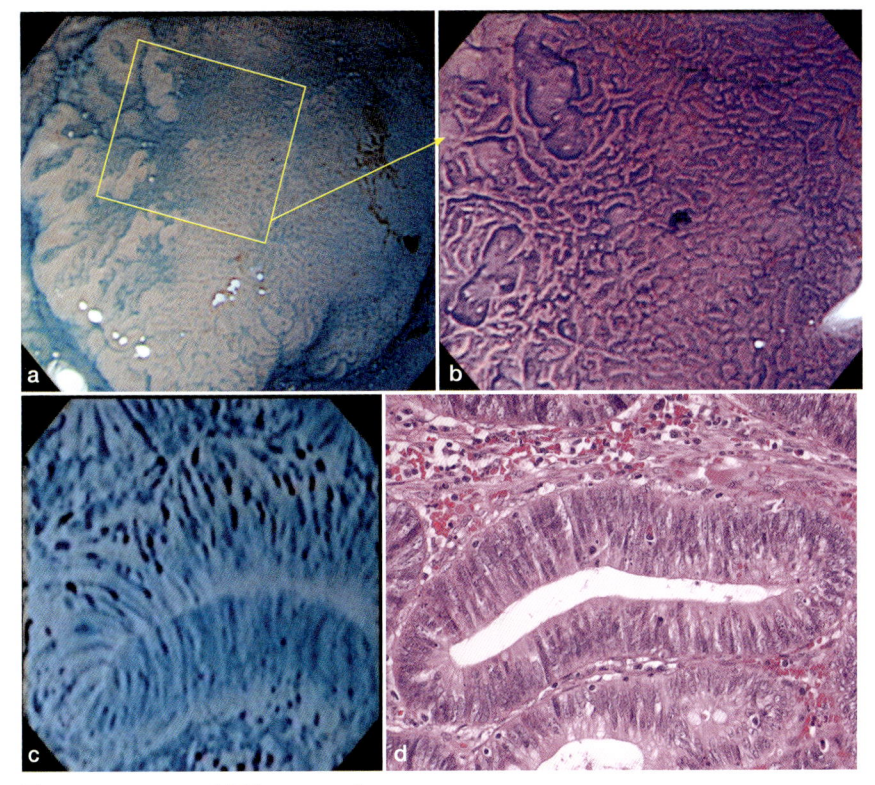

図V-17　LST-NG（直腸，10 mm）
a　インジゴカルミン色素撒布像．
b　クリスタルバイオレット染色後の拡大内視鏡像で，VI型 pit pattern と診断した．
c　Endo-Cytoscopy 像で核の極性の乱れが顕著である．
d　病理組織像で粘膜内癌であった．

　軽度異型および中等度異型腺腫において，腺管の大小不同に乏しく，核は基底膜側に規則的に配列していた．極性の乱れは乏しく，細胞密度は低かった（図V-16）．

　高度異型腺腫および粘膜内癌では，腺管の異常分岐などの構造異型に加えて，核の腫大，変形，極性の乱れなどが観察され，細胞異型に関しても評価が可能であった（図V-17）．

　浸潤癌では，核の変形および腫大が著明であった．潰瘍および間質反応（desmoplastic reaction；DR）の表面への露出により，腺管構造はほとんど認めなかった．また，coarse chromatin の観察も可能であった（図V-18）．

　LCM は現時点では，腫瘍と非腫瘍の鑑別，さらに腺腫，粘膜内癌と浸潤癌の鑑別に有用であると考えている．

　カテーテル型 LCM と Endo-Cytoscopy system を比較すると，前者は病変との接触，染色は不要だが，深部結腸での画像の取得は前述した固定の問題で課題を残している．一方，後者は，深部結腸でも直腸と同様の画像の描出が可能であった．取得画像は比較的明瞭だが，焦点深度が表層であり，病変深部の観察は現状では困難である．両者ともに今後さらなる機器の向上により，病変に生検という侵襲を与えずに，ルーチンに病変の病理組織の評価，特に細胞異型の診断が可能になる日が訪れるものと考えている．

　sm massive 癌は，DR の表面への露出と高異型度癌が高率に認められることがわかっ

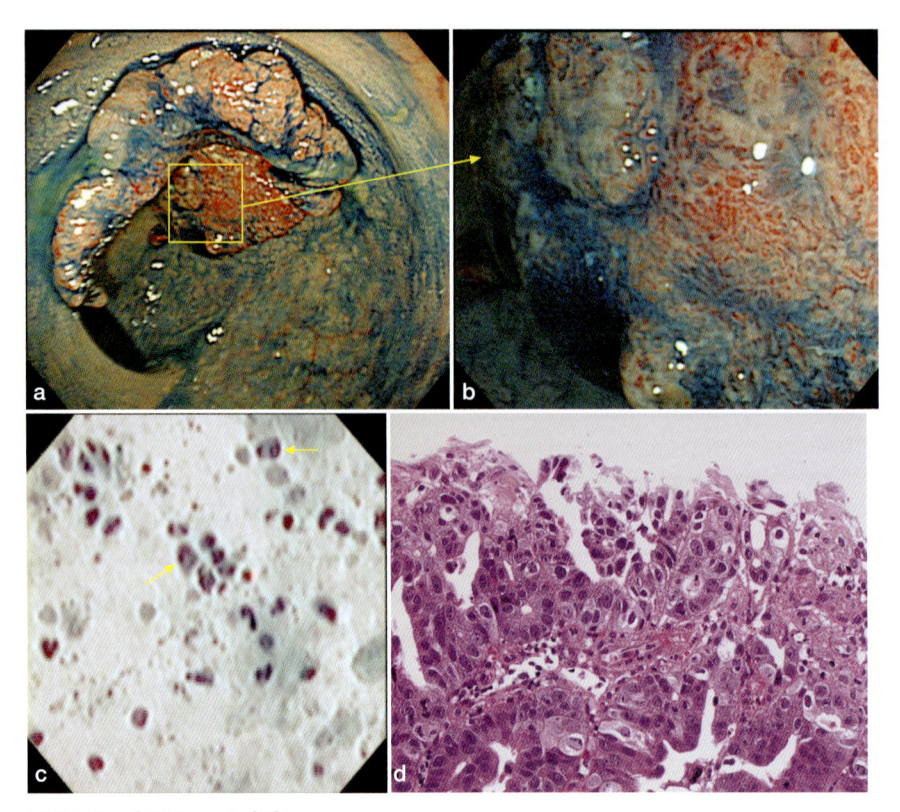

図Ⅴ-18　直腸 type 2 病変
a　インジゴカルミン色素撒布像．
b　拡大観察でVN型 pit pattern と診断した．
c　強拡大の Endo-Cytoscopy 像では，核の腫大，変形が著明（矢印）で，coarse chromatin の観察も可能であった．
d　病理組織像．中分化腺癌であった．

ている．Endo-Cytoscopy で DR あるいは，高異型度癌の診断が可能であれば，深達度診断に寄与するものと考えている．拡大内視鏡により，構造異型の診断を行い，さらに超拡大内視鏡 Endo-Cytoscopy で核のレベルの観察で細胞異型の診断を行うことによりさらなる深達度診断能の向上が期待される．

　拡大内視鏡（80～100倍）の倍率では構造異型の診断を行い，超拡大内視鏡（500～1,000倍）の倍率では細胞異型の診断が可能である．現在，拡大内視鏡と超拡大内視鏡の一体型のスペックの開発が進行中で，実現すれば構造異型から細胞異型までの診断が1本のスコープで同時に可能となるであろう．

4．pit pattern 診断の将来

　われわれは，多数の実体顕微鏡による pit pattern 観察のもとで分類を作り，実際の臨床では，拡大内視鏡を用いて 1993 年から臨床応用を行ってきた．当初の機具 CF-200Z は操作性も難しく，光量の関係で拡大観察も十分とはいえなかった．しかし CF-240Z へと改良され，それらの欠点が補われたことにより，少しずつ pit pattern 診断が一般化するようになった．

　通常観察からさらに拡大観察を行うことにより，より正確な内視鏡診断が可能となり，従来の不確定な診断に伴う over polypectomy が回避されるようになった．まさに拡大内視鏡の登場で，大腸の診断と治療が大きく進歩したといっても過言ではない．

　さらに前項にも記載したごとく，最近では 500 倍から 1,000 倍までの超拡大内視鏡の試作機も出現してきた．われわれの想い描いてきた願望は徐々にではあるが，確実に現実のものとなってきている．

　そして今後，拡大内視鏡がどのように展開していくのか，極めて興味深いところである．

　しかし，新しい機具の開発は，臨床の場では簡便さ，患者の受容度，臨床的必要性の総合として考えていかなければならない．その際 1,000 倍までの超拡大観察が本当に必要かどうかは，今後の機具の進歩にも左右されていくだろう．

　われわれが常に考えなければならないのは，その検査において，患者がどのようなメリットを受けることができるかどうかであり，決して科学的な興味だけに走ってはいけないと考える．

　内視鏡機具は，確実に改良され進歩していく．そして全く新しいモダリティーが出現し，診断学がドラスティックに変化するときが必ず来るだろう．20 年前から筆者自身が考えてきたことは，今日かなりのものが実現し，またこれからも具現化しようとしている．それでは，次のステップは何かと考えて，思い浮かぶのは pit pattern 診断と血流動態の総合診断，pit pattern の自動解析，カプセル内視鏡による pit pattern 診断，そして pit pattern と遺伝子の診断などである．大腸内視鏡の診断学と治療学はこれからも進歩していくであろう．若い人達の今後の活躍が期待されるところである．

　いずれにしろ，従来の内視鏡診断はこれで終焉し，拡大内視鏡診断の時代に突入したのだろうと改めて思う．精度の高い診断で，「木を見て森を見て，また木を見る」ように，常に視点を変えて本質に迫る診断学がこれから全世界で一般化するものと確信する．

　そして，pit pattern 診断に基づいたオーダーメイドの治療学がいよいよ展開されていくことになったのだと思う．

あとがき

　昭和大学横浜市北部病院が開設されたのが 2000 年 4 月なので，この 4 月で 6 年目を迎える．私が所属する消化器センターにはこの間，全国から多数の患者さんが受診に訪れている．また，私が主催させてもらっている「大腸 IIc 研究会」や「国際消化器内視鏡セミナー(The Yokohama Live)」などには，開催のたびごとに外国からの参加者も増大している．さらに国際的な内視鏡研修の場として諸外国からも多数の医師が訪れてくれる．私は医師としての人生の中でこれらのことに誇りを抱いている．そして，世界中の多くの医師と触れあいながら，議論しその中で常に新しいものに挑戦してきた．

　本書は上述の環境の中で，初めて昭和大学横浜市北部病院消化器センターとして世に問う書籍となった．秋田時代から私が臨床と研究に没頭してきたテーマの 1 つである pitology が横浜で今，実を結んだと言える．大腸 sm 癌の臨床・研究に着手してから 30 年間，走り続けてきた 1 つの里程標が本書である．序説にも記したが，秋田赤十字病院からの学問的仲間である諸氏が今，それぞれに立派に育ち，そして今回，本書の出版のために快く協力してくれた．彼らはその後秋田を離れ，それぞれに pitology をさらに大きく広く発展させてくれた．そのことは同じ研究者として大きな喜びであり，この本にそれを加えることができたことを心より誇りに思う．重ねて謝意を表したい．また，第 1 回の大腸 IIc 研究会以来，かねてから指導を賜ってきた吉田 茂昭先生に推薦の序文も頂戴した．時の流れと区切りを感ずる．

　本書でわれわれは，拡大内視鏡を用いた pit pattern 診断が，大腸癌の早期診断と治療において多大な役割を果たすことを膨大な臨床データを用いて明らかにした．また「箱根合意」も含めて pit pattern 診断学の現状を努めてわかりやすく解説したつもりである．おそらく，pit pattern 診断は大腸においてはさらに世界的な拡がりを呈していくであろうと思うし，そのことがもはやルーチン検査として定着していくのだろうと思う．しかし本書では，現在，拡大内視鏡がないために仕方なく通常内視鏡のみで診断・治療を行っている方にとっても有用なものにするため，通常内視鏡による pit pattern 診断の意義についても記載した．これからは，pit pattern の知識なく，大腸腫瘍の診断学はあり得ないだろうと思う．そして，「木を見て，森を見て，そしてまた木を見る」．この姿勢こそが早期大腸癌診断の要諦だとわれわれは確信しているし，そしてこの pit pattern 診断学こそがその要諦を深く表現する手段であると私は考えている．

　私の内視鏡医としての基本的な考えは，視点を変換して課題によって見方を変えることである．常にどの視点が最も腫瘍の本質に迫れるのかを考えて内視鏡診断をしていくことが重要である．すなわち，複数の現象をバラバラに捉えるのではなく，それぞれの関係性をより真実に近く抽出できるかどうかである．通常⇒拡大⇒macro⇒micro と展開する内視鏡診断学はまさに，見るべき重要な point とその視点の深さが最も重要なことであろうと思う．そして本書では超拡大内視鏡および内視鏡の未来についても触れた．

　診断学は常に発展の途中経過である．腫瘍の発育進展を全く知らずして診断学はあり得ないし，適切なモダリティーを用いなければ，真実に迫れない．そして，それらは確実に時代とともに進歩していく．この pitology の書が新しい大腸腫瘍学の幕開けとなり，広

く普及して人類英知としてさらなる発展につながっていってもらえばと願う．

　さて，本書は昔秋田で一緒に実体顕微鏡，拡大内視鏡にたずさわった仲間と，当センターの主に消化器内科グループが編集執筆したものである．出版へ向けての作業は難航したが，樫田 博史助教授をはじめ教室員の努力が今，実を結ぼうとしている．ここに協力してくれた諸氏および教室員に対して謝意を表したい．

　最後になるが，本書の企画・編集作業においては若き編集者阿野 慎吾氏が終始務めてくれた．また，私がこの15年の間出版してきた4冊の本の担当者であった医学書院の荻原 足穂氏にも最後まで闘っていただいた．ここに心より深謝したい．

　2005年4月

昭和大学横浜市北部病院消化器センター
工藤　進英

文　献

1) 多田正大, 仁木弘典, 服部誠一, 他. 大腸粘膜の微細所見の観察の試み（Olympus CF-MB-M による）. Gastroenterol Endosc 17 : 255-261, 1975
2) 小林茂雄, 西沢　護, 狩谷　淳, 他. 試作拡大コロノファイバースコープ（FCS-ML）の使用経験. Gastroenterol Endosc 19 : 335-339, 1977
3) 多田正大, 陶山芳一, 清水忠雄, 他. 拡大大腸 fiberscope（CF-HM）による大腸粘膜の微細病変の診断. Gastroenterol Endosc 21 : 527-535, 1979
4) Tada M, Nishimura S, Watanabe Y, et al. A new method for the ultra-magnifying observation of the colon mucosa. J Kyoto Pref Univ Med 91 : 349-354, 1982
5) 工藤進英, 日下尚志, 中嶋孝司, 他. 陥凹型早期大腸癌の微細表面構造―拡大電子スコープ；実体顕微鏡の腺口形態の解析より. 胃と腸 27 : 963-975, 1992
6) 田淵正文. 大腸微小病変の内視鏡診断―大腸用近接型拡大電子内視鏡を用いたピット診断. Gastroenterol Endosc 34 : 1993-2001, 1992
7) 藤盛孝博, 柏木亮一, 西谷和夫, 他. 胃と大腸の表面型分化型腺癌における実体顕微鏡観察像の比較. 消化器内視鏡 7 : 241-250, 1995
8) Rubin CE, Brandborg LL, Phelps PS. Studies of celiac disease. I.; the apparent identical and specific nature of the duodenal and proximal jejunal lesion in celiac disease and idiopathic sprue. Gateroenterology 38 : 28-48, 1960
9) Bank S, Cobb JS, Burns DG, et al. Dissecting microscopy of rectal mucosa. Lancet 1 : 64-65, 1970
10) 小坂知一郎. 大腸微小隆起性病変に関する臨床病理学的研究. 大腸肛門誌 28 : 218-228, 1975
11) 丹羽寛文. 内視鏡検査の限界とその対策. シンポジウム「腸の内視鏡」第3回日本消化器内視鏡学会秋季大会抄録. Gastroenterol Endosc 7 : 402-408, 1965
12) 多田正大, 川井啓市, 赤坂裕三, 他. 大腸隆起性病変の拡大観察とその病態. 胃と腸 13 : 625-636, 1978
13) 五十嵐正広, 大井田正人, 中　英男, 他. 大腸隆起性病変の表面微細構造に関する病理組織学的研究―特に腺腫を中心として. Gastroenterol Endosc 23 : 540-551, 1981
14) Nishizawa M, Okada T, Sato F, et al. A clinicopathological study of minute polypoid lesions of the colon based on magnifying fiber-colonoscopy and dissecting microscopy. Endoscopy 12 : 124-129, 1980
15) 江藤和美, 西沢　護, 牧野哲也, 他. 大腸微小隆起性病変の実体顕微鏡的研究―特に粘膜上皮異常について. 大腸肛門誌 37 : 691-698, 1984
16) 西沢　護, 佐藤文生, 江藤和美, 他. 実体顕微鏡および臨床からみた早期大腸癌の発生・発育・進展. 胃と腸 20 : 831-840, 1985
17) 工藤進英, 三浦宏二, 高野征雄, 他. 微小大腸癌の診断―実体顕微鏡所見を含めて. 胃と腸 25 : 801-812, 1990
18) 工藤進英. 早期大腸癌―平坦・陥凹型へのアプローチ. 医学書院, 1993
19) Kudo S, Hirota S, Nakajima T, et al. Colorectal tumours and pit pattern. J Clin Pathol 47 : 880-885, 1994
20) Kudo S, Rubio CA, Teixeira CR, et al. Pit pattern in colorectal neoplasia : endoscopic magnifying view. Endoscopy 33 : 367-373, 2001
21) 工藤進英, 中城一男, 田村　智, 他. 臨床からみた大腸腫瘍の pit pattern 診断. 胃と腸 31 : 1313-1323, 1996
22) 鶴田　修, 有馬信之, 豊永　純, 他. 早期大腸癌の深達度診断―内視鏡および実体顕微鏡所見を中心に. 胃と腸 29 : 85-97, 1994
23) 藤井隆広, 尾田　恭, 田村文雄, 他. 拡大内視鏡による大腸癌の深達度診断. 胃と腸 31 : 1341-1353,

1996

24) 今井　靖, 工藤進英, 鶴田　修, 他. 座談会—V型 pit pattern 診断の臨床的意義と問題点. 早期大腸癌 5 : 595-613, 2001
25) 藤井隆広, 松田尚久, 神津隆弘, 他. 拡大内視鏡による臨床分類—invasive pattern の診断基準. 早期大腸癌 5 : 541-548, 2001
26) 工藤進英, 倉橋利徳, 樫田博史, 他. 大腸腫瘍に対する拡大内視鏡観察と深達度診断—箱根シンポジウムにおけるV型亜分類の合意. 胃と腸 39 : 747-752, 2004
27) 山田安正. 現代の組織学. 金原出版, 1986
28) 藤田尚男, 藤田恒夫. 標準組織学 各論. pp133-136, 医学書院, 1985
29) 渡　仲三, 宮澤七郎. よくわかる立体組織学. pp256-259, 学際企画, 1999
30) ステッドマン医学大辞典 第2版. メジカルビュー社, 1986
31) Tamura S, Furuya Y, Tadokoro T, et al. Pit pattern and three-dimensional configuration of isolated crypts from the patients with colorectal neoplasm. J Gastroenterol 37 : 798-806, 2002
32) 大腸腫瘍の内視鏡診断は病理診断にどこまで近づくか. 胃と腸 34 : 1595-1707, 1999
33) 小池盛雄. 小腸・大腸・虫垂・肛門—腫瘍および腫瘍様病変. 外科病理学 第3版. pp471-506, 文光堂, 1999
34) Schlemper RJ, Borchard F, Dixon MF, et al. International comparability of the pathological diagnosis for early cancer of the digestive tract : Munich meeting. J Gastroenterol 35 : 102-110, 2000
35) 早期大腸癌の病理診断の諸問題—小病変の診断を中心に. 胃と腸 27 : 631-689, 1992
36) 早期大腸癌の組織診断—諸問題は解決されたか. 胃と腸 33 : 1433-1509, 1998
37) 河内　洋, 倉橋利徳, 坂下正典, 他. 大腸の拡大観察—pit pattern と病理組織像の対比. 細胞 35 : 222-224, 2003
38) 日高英二, 小幡まこと, 河内　洋, 他. 大腸腫瘍の pit pattern と組織構築. 消化器外科 27 : 283-293, 2004
39) 大腸腫瘍に対する拡大内視鏡観察—V型 pit pattern 診断の問題点. 胃と腸 39 : 743-810, 2004
40) Kudo S. Diagnosis of colorectal tumorous lesion by magnifying endoscopy. Gastrointest Endosc 44 : 8-14, 1996
41) 大腸癌研究会(編) : 大腸癌取扱い規約 第6版. 金原出版, 1998
42) Kudo S. Early colorectal cancer : detection of depressed types of colorectal carcinoma. Igaku-shoin, Tokyo : New York, 1996
43) Kudo S, Kashida H, Tamura T, et al. Colonoscopic diagnosis and management of nonpolypoid early colorectal cancer. World J Surg 24 : 1081-1090, 2000
44) Lambert R, Lightdale CJ. The Paris endoscopic classification of superficial neoplastic lesions : esophagus, stomach, and colon. Gastrointestinal Endoscopy 58 : s1-s50, 2003
45) Kashida H, Kudo S. Magnifying colonoscopy, early colorectal cancer, and flat adenomas. Waye JD, Rex DX, Williams CB(Ed) : Colonoscopy : principles and practice. pp478-486, Blackwell, Malden, Oxford, Carlton, 2003
46) 石川　勉, 牛尾恭輔, 笹川道三, 他. 顆粒集簇を主体とした大腸隆起性病変の4症例—X線による経過を中心に. 胃と腸 21 : 1373-1380, 1986
47) 長廻　紘, 長谷川かをり, 飯塚文瑛, 他. 大腸ポリープの内視鏡診断. 消化器外科 7 : 1393-1402, 1984
48) Rubesin SE, Saul SH, Laufer I, et al. Carpet lesions of the colon. Radiographics 5 : 537-552, 1985
49) 工藤進英, 田村　智, 中嶋孝司, 他. 早期大腸癌の内視鏡診断—新しい概念；LST を含んで. 消化器外科 18 : 719-729, 1995
50) 工藤進英, 山野泰穂, 田村　智, 他. 臨床からみた表層拡大型腫瘍—LST における位置づけ. 胃と腸 31 : 167-178, 1996
51) 工藤進英. 側方発育型腫瘍(laterally spreading tumor；LST)について. 早期大腸癌 2 : 477-481, 1998

52) 山野泰穂, 今井　靖, 前田　聡, 他. 表面型早期大腸癌の内視鏡診断. 日本臨床 61：156-163, 2003
53) Morson BC. Some peculiarties in the histology of intestinal polyps. Dis Colon Rec 5：337-344, 1962
54) Muto T, Bussy HJR, Morson BC. The histology of the colon and rectum. Cancer 36：2251-2270, 1975
55) 工藤進英. 大腸内視鏡治療. pp44-46, 医学書院, 2000
56) 工藤進英, 小松泰介, 山野泰穂, 他. Ⅰs型大腸sm癌の成り立ち―内視鏡の立場から―Ⅰs型亜分類の提案. 胃と腸 32：1461-1472, 1997
57) 工藤進英, 石川恵子, 山野泰穂, 他. 陥凹型および陥凹型由来早期大腸癌. Gastroenterol Endosc 42：3-7, 2000
58) Kudo S, Tamura S, Hirota S, et al. The problem of *de novo* colorectal carcinoma. Eur J Cancer 31A：1118-1120, 1995
59) 牛尾恭輔, 志真泰夫, 後藤裕夫, 他. retrospective に見た大腸癌の発育・進展―Ｘ線像による遡及的検討. 胃と腸 20：843-858, 1985
60) Ikegami M. A pathological study on colorectal cancer : From *de novo* carcinoma to advanced carcinoma. Acta Patol Jpn 37：21-37, 1987
61) 渡　二郎, 斎藤裕輔, 折井　裕, 他. prospective に見た表面型大腸腫瘍の自然史. 胃と腸 31：1599-1606, 1996
62) 中島孝司, 工藤進英, 田村　智, 他. 大腸腺腫の経過例の検討. 胃と腸 31：1607-1615, 1996
63) 西沢　護, 大倉康男, 岩根英治, 他. 大腸癌の自然史. 胃と腸 31：1583-1598, 1996
64) 松井敏幸, 津田純郎, 菊池陽介, 他. 早期大腸癌の自然史―発育に伴う形態変化. 早期大腸癌 7：9-15, 2003
65) 為我井芳郎, 工藤進英, 木暮悦子, 他. 経過を追えた大腸sm癌―比較的短期間における形態変化の意義. 早期大腸癌 7：25-32, 2003
66) 芹澤浩子, 為我井芳郎, 斉藤幸夫, 他. 11カ月の経過でⅡa＋Ⅱc型sm癌（径5mm）から2型進行癌（径17mm）へ形態変化した1例. 早期大腸癌 8：313-318, 2004
67) 為我井芳郎, 工藤進英, 日下尚史, 他. 大腸Ⅱc発育進展―臨床病理学的見地から. 早期大腸癌 3：335-344, 1999
68) 為我井芳郎, 工藤進英, 池原伸直, 他. 大腸sm massive癌（大きさ10mm以下）の内視鏡診断. 胃と腸 36：1391-1401, 2001
69) 為我井芳郎, 工藤進英, 木暮悦子, 他. 陥凹型早期大腸癌の内視鏡診断と治療. 消化器外科 25：1643-1658, 2002
70) 工藤進英. 大腸内視鏡治療. 医学書院, 2000
71) 藤井隆広, 加藤茂治, 斎藤　豊, 他. 早期大腸癌の深達度診断における EUS と拡大内視鏡の位置づけ―拡大内視鏡を重要視する立場から. 胃と腸 36：817-827, 2001
72) 藤井隆広（責任編集）. 国立がんセンター 大腸内視鏡診断アトラス. 医学書院, 2004
73) 林　俊壱, 味岡洋一, 馬場靖幸, 他. Ip・Isp型大腸癌の深達度診断―ピオクタニン染色による拡大内視鏡所見の解析を中心に. 胃と腸 37：1583-1600, 2002
74) 林　俊壱, 味岡洋一, 太田宏信, 他. 病変表層の組織構築からみたsm massive癌の診断― pit pattern と SA pattern を中心に. 胃と腸 39：753-767, 2004
75) 加藤茂治, 藤井隆広, 佐野　寧, 他. 拡大内視鏡の有用性と問題点―拡大観察時のコントラスト法と染色法の比較. 早期大腸癌 3：139-146, 1999
76) 内海　潔, 松永厚生, 野村美樹子, 他. 若年性ポリープ（juvenile polyp）. 早期大腸癌 6：405-412, 2002
77) Longacre TA, Fenoglio-Preiser CM. Mixed heperplastic adenomatous polyps/serrated adenomas : a distinct form of colorectal neoplasia. Am J Surg Pathol 14：524-537, 1990
78) 岩下明徳, 大重要人, 山田　豊, 他. serrated adenoma の臨床病理学的検索. 胃と腸 33：855-865, 1998

79) 小泉浩一, 山西幹夫, 風見 明, 他. 大腸 serrated adenoma の内視鏡的検討—臨床診断は可能か. 胃と腸 33：873-878, 1998

80) 岩渕正広, 樋渡信夫, 増田高行, 他. 大腸鋸歯状腺腫の診断—歴史的流れと現状での特性. 消化器内視鏡 12：1077-1086, 2000

81) 勝又伴栄, 佐田美和, 五十嵐正広, 他. 大腸鋸歯状腺腫の内視鏡的検討—特に管状絨毛腺腫との比較. 消化器内視鏡 12：1087-1095, 2000

82) 大江啓常, 田中信治, 日山 亨, 他. 大腸鋸歯状腺腫の特徴—特に隆起型・表面型の相違を中心に. 消化器内視鏡 12：1097-1105, 2000

83) 岩男 泰, 篠原真木子, 杉野吉則, 他. 大腸鋸歯状腺腫の臨床的意義. 消化器内視鏡 12：1107-1112, 2000

84) 佐野 寧, 加藤茂治, 目良清美, 他. 表面構造からみた大腸鋸歯状腺腫の質的診断の限界. 消化器内視鏡 12：1113-1118, 2000

85) 尾田 恭, 田中朋史, 伊藤清治, 他. 大腸鋸歯状腺腫に対する通常内視鏡および拡大内視鏡による表面構造の観察からの質的診断. 消化器内視鏡 12：1119-1126, 2000

86) 坂本直人, 寺井 毅, 平井 周, 他. Aberrant crypt foci, hyperplastic polyps, serrated adenoma の同質と異質. 消化器内視鏡 13：418-428, 2000

87) Rubio CA, Jaramillo E. Flat serrated adenomas of the rectal mucosa. Jpn J Cancer Res 87：305-309, 1996

88) Shimamoto F, Tanaka S, Tahara E. Pathogenesis of serrated adenoma pf the colorectum : implication for malignant progression. Tahara E(Ed) : Molecular Pathology of Gastroenterological Cancer. pp99-106, Springer, Tokyo, 1997

89) 八尾隆史, 上月俊夫, 梶原正章, 他. serrated adenoma 由来の癌の組織学的特徴と細胞分化について. 胃と腸 33：867-872, 1998

90) 今村哲理, 黒河 聖, 吉井新二, 他. 消化管カルチノイドの診断と治療. 胃と腸 39：592-599, 2004

91) 平田一郎, 梅垣英次, 林 勝吉, 他. 消化管脂肪腫の診断と治療. 胃と腸 39：601-611, 2004

92) 曽我 淳, 工藤進英, 大坂道敏. 大腸内視鏡シリーズ(2); ポリペクトミー—カルチノイドの取扱い. 臨外 46：1185-1188, 1991

93) 工藤進英, 曽我 淳, 下田 聡, 他. 大腸 sm 癌の sm 癌浸潤度の分析と治療方針—sm 浸潤度分類について. 胃と腸 19：1349-1356, 1984

94) 小平 進, 八尾恒良, 中村恭一, 他. sm 癌細分類からみた転移性大腸 sm 癌の実態. アンケート調査集計報告. 胃と腸 29：1137-1142, 1994

95) 工藤進英, 日下尚志, 木俣博之, 他. 大腸 sm 癌の診断と治療—内視鏡診断の立場から. 胃と腸 26：764-775, 1991

96) 山野泰穂, 工藤進英, 今井 靖. sm 浸潤度分類からみた EMR の適応と限界. 早期大腸癌 2：663-668, 1999

97) Nishigami T, Yamada M, Nakasho K, et al. Assessment biopsy of submucosal invasive colorectal cancer and treatment selection. Acta Med Hyogo 21：31-37, 1996

98) 大腸 sm 癌内視鏡摘除の適応および摘除後 follow up をめぐって(座談会). 胃と腸 39：1773-1789, 2004

99) Yamamoto H, Yube T, Isora N, et al. A novel method of endoscopic mucosal resection using sodium hyaluronate. Gastroinetst Endosc 50：251-256, 1999

100) Yamamoto H, Koiwai H, Yube T, et al. A successful single-step endoscopic resection of a 40 millimeter flat-elevated tumor in the rectum : endoscopic mucosal resection using sodium hyaluronate. Gastroinetst Endosc 50：701-704, 1999

101) Yamamoto H, Kawata H, Sunada K et al. Successful en-bloc resection of large superficial tumors in the stomach and colon using sodium hyaluronate and small-caliber-tip transparent hood. Endoscopy 35：690-694, 2003

102) 小山恒男. Endoscopic Surgery 切開・剥離 EMR — Hook ナイフを中心に. 日本メディカルセンター, 2003
103) 堀田欣一, 小山恒男, 平澤　大, 他. Hook ナイフを用いた大腸切開・剥離 EMR. 早期大腸癌 7：545-549, 2003
104) 矢作直久, 小俣政男. 細径スネア（フレックスナイフ）を用いた切開剥離による一括切除. 五十嵐正弘（編）：大腸の EMR. pp131-136, 中山書店, 2003
105) 矢作直久, 藤城光弘, 今川　敦, 他. Flex ナイフを用いた切開・剥離法による大腸腫瘍の一括切除. 早期大腸癌 7：550-556, 2003
106) Matts SFG. The value of rectal biopsy in the diagnosis of ulcerative colitis. Q J Med 30：393-407, 1961
107) 棟方昭博. 厚生省特定疾患難治性炎症性腸管障害調査研究班 平成 9 年度報告書. 1998
108) 野島啓子, 田中信治, 國弘真己, 他. 非連続性病変を呈する潰瘍性大腸炎の臨床病理学的特徴. 胃と腸 36：535-544, 2001
109) 藤谷幹浩, 斉藤裕輔, 前本篤男, 他. 潰瘍性大腸炎における拡大内視鏡診断. 消化器内視鏡 13：410-417, 2001
110) 齊藤裕輔. 潰瘍性大腸炎の粘膜微細所見の拡大内視鏡的・病理組織学的および粘液組織化学的研究. Gastroenterol Endosc 36：263-273, 1994
111) 齊藤裕輔. 潰瘍性大腸炎. 丹羽寛文, 井田和徳（編）：色素拡大内視鏡の最前線. pp279-285, 日本メディカルセンター, 1998
112) Morson BC, Pang LS. Rectal biopsy as an aid to cancer control in ulcerative colitis. Gut 8：423-434, 1967
113) Blackstone MO, Riddell RH, Rogers BH, et al. Dysplasia-associated lesion or mass（DALM）detected by colonoscopy in long-standing ulcerative colitis：an indication for colectomy. Gastroenterology 80：366-374, 1981
114) 小西文雄, 武藤徹一郎. 炎症性大腸疾患の前癌病変. 医学のあゆみ 122：436-442, 1982
115) 長廻　紘, 藤盛孝博, 戸田潤子. IBD における発癌—内視鏡診断とサーベイランス. Medicina 33：1474-1478, 1996
116) Fujii S, Fujimori T, Kashida H. Ulcerative colitis-associated neoplasia. Pathol Int 52：195-203, 2002
117) 鈴木公孝, 渡邉聡明, 畑　啓介, 他. 潰瘍性大腸炎の癌化とサーベイランスの検討—本邦報告例の解析. 日本大腸肛門病会誌 56：62-69, 2003
118) Kiesslich R, Fritsch J, Holtmann M, et al. Methylene blue-aided chromoendoscopy for the detection of intraepithelial neoplasia and colon cancer in ulcerative colitis. Gastroenterology 124：880-888, 2003
119) Fujii S, Fujimori T, Chiba T. Usefulness of analysis of p53 alteration and observation of surface microstructure for diagnosis of ulcerative colitis-associated colorectal neoplasia. J Exp Clin Cancer Res 22：107-115, 2003
120) Hata K, Watanabe T, Motoi T, et al. Pitfalls of pit pattern diagnosis in ulcerative colitis-associated dysplasia. Gastroenterology 126：374-376, 2004
121) Riddell RH, Goldman H, Ransohoff DF, et al. Dysplasia in inflammatory bowel disease：standardized classification with provisional clinical applications. Hum Pathol 14：931-968, 1983
122) 武藤徹一郎, 若狭治毅, 喜納　勇. 潰瘍性大腸炎に出現する異型上皮の病理組織学的判定基準—surveillance colonoscopy への応用を目的とした新判定基準の提案. 日本大腸肛門病会誌 47：547-551, 1994
123) Sano Y, Kobayashi M, Hamamoto Y, et al. New diagnostic method based on color imaging using narrow band imaging（NBI）system for gastrointestinal tract. Gastrointestinal Endoscopy 53：AB125, 2001

124) 佐野　寧, 小林正彦, 神津隆弘 他. 狭帯化RGBフィルター内蔵 narrow band imaging(NBI) systemの開発・臨床応用. 胃と腸 36, 1283-1287, 2001
125) Gono K, Yamazaki K, Sano Y, et al. Endoscopic observation of tissue by narrow band illumination. OPTICAL REVIEW 10 : 211-215, 2003
126) Gono K, Obi T, Sano Y, et al. Appearance of enhanced tissue features in narrow-band endoscopic imaging. J Biomed Opt 9 : 568-577, 2004
127) Machida H, Sano Y, Hamamoto Y, et al. Narrow band imaging for differential diagnosis of colorectal mucosal lesions : A pilot study. Endoscopy 36 : 1094-1098, 2004
128) Inoue H, Igari T, Nishikage T, et al. A novel method of virtual histopahology using laser-scanning confocal microscopy in-vitro with untreated fresh specimens from the gastrointestinal mucosa. Endoscopy 32 : 439-443, 2000
129) Inoue H, Cho JY, Satodate H, et al. Development of virtual histology and virtual biopsy using laser-scanning confocal microscopy. Scand J Gastroenterol Suppl 237 : 37-39, 2003
130) Sakashita M, Inoue H, Kashida H, et al. Virtual histology of colorectal lesions using laser-scanning confocal microscopy. Endoscopy 35 : 1033-1038, 2003
131) 坂下正典, 井上晴洋, 里舘　均, 他. 消化管のVirtual biopsyの現状と展望. 日内会誌 92 : 2266-2271, 2003
132) Ralf K, et al. Confocal laser endoscopy for diagnosing intraepithelial neoplasias and colorectal cancer in vivo. Gastroenterology 127 : 706-713, 2004
133) Hamou JE. Microhysteroscopy-A new technique in endoscopy and its applications. Acta Endoscopia 10 : 415-422, 1980
134) Andrea M, Dias O, Santos A. Contact endoscopy of the vocal cord : normal and pathological patterns. Acta Otolaryngol 115 : 314-316,1995
135) 大植雅之, 関本貢嗣, 冨田尚裕, 他. Contact endoscopyを用いた大腸癌の術中リアルタイム診断. 第37回日本癌治療学会総会, 1999
136) Kumagai Y, Monma K, Kawada K. Magnifying chromoendoscopy of the esophagus : In vivo pathological diagnosis using an Endocytoscopy system. Endoscopy 36 : 590-594, 2004
137) Inoue H, Kazawa T, Satodate H, et al. In vivo observation of living cancer cells in the esophagus, stomach, and colon using catheter-type contact endoscope, "Endo-Cytoscopy system". Gastrointest Endosc Clin N Am 14 : 589-594, 2004
138) Inoue H, Kudo S, Shiokawa A. Technology Insight : laser-scanning confocal microscopy and endocytoscopy for cellular observation of the gastrointestinal tract. Nature Clinic Pract 2 : 24-30, 2005
139) 井上晴洋, Cho JY, 里舘　均, 他. 超拡大内視鏡による生体内細胞診断. 胃と腸 39 : 1661-1673, 2004
140) Dutt MK. Basic dyes in the staining of DNA-phosphate groups and DNA-aldehyde molecules in cell nuclei. Microsc Acta 85 : 361-368, 1982

索　引

[数字・欧文索引]

数字

Ⅰ型 pit pattern　7, 8, 14, 97, 154, 160
　──, Ⅲs 型との鑑別　31
　──, LCM　166
Ⅰs　45
Ⅰs＋Ⅱc　45, 48, 49, 71, 76, 81, 85
　──, 典型例　46

Ⅱ型 pit pattern
　　　　　7, 8, 14, 25, 32, 38, 97, 102
　──, Ⅲʟ 型との鑑別　31
　──, LCM　167
Ⅱa　45, 73
　──, 長期観察例　77
Ⅱa＋Ⅱc　45, 48, 49, 71, 76, 81
Ⅱa＋dep　55, 73, 77
　──, 症例　56
　──, 長期観察例　77
Ⅱa 集簇型　54
Ⅱc　45, 55, 75, 77
Ⅱc＋Ⅱa　77
2 型進行癌　76, 81
2 層構造　54, 55

Ⅲ型 pit pattern　103
Ⅲʟ 型 pit pattern
　　　　　7, 8, 14, 32, 39, 51, 73, 74
　──, Ⅱ型との鑑別　31
　──, Ⅳ型・Ⅵ型との鑑別　32
　──, Ⅳ型との鑑別　31
　──, LCM　167
　──, 長期観察例　77
　──, の亜分類　55, 64
Ⅲʟ-1 型　52, 63, 64, 75
Ⅲʟ-2 型　52, 63, 64, 75
Ⅲs 型 pit pattern　7, 9, 15, 51, 78, 103
　──, Ⅰ型との鑑別　31
　──, LCM　168

Ⅳ型 pit pattern　7, 9, 15, 40, 51, 102
　──, Ⅲʟ 型・Ⅵ型との鑑別　32
　──, Ⅲʟ 型との鑑別　31
　──, の亜分類　64
Ⅳᴮ 型 pit pattern　7, 32, 40, 63, 64
Ⅳᵥ 型 pit pattern　7, 32, 40, 63, 64

Ⅴ型 pit pattern　2, 15, 85, 116, 118
　──, の亜分類　3, 115
　──　の診断　16
Ⅴᴬ 型　3
Ⅴɪ 型 pit pattern　3, 4, 7, 10, 15, 89,
　　　　　　　　102, 116, 126, 136, 118
　──, Ⅲʟ 型・Ⅳ型との鑑別　32
Ⅴɴ 型 pit pattern
　　　3, 4, 9, 10, 15, 36, 42, 43, 51, 78, 85,
　　　　　　　　102, 115, 118, 126, 146

欧文

adenoma　73
adenoma-carcinoma sequence
　　　　　　　　　49, 71, 72, 79, 84
amorphism　2, 22
amorphous sign　2

Borrmann 分類　44

colitic cancer　157, 158
　──, 組織分類　157, 159
contact endoscopy　170
Cronkhite-Canada 症候群(syndrome)
　　　　　　　　　　　　　　　102
　──, 症例　103
crypt　5

DALM　157
de novo　49
de novo cancer　15, 71, 72, 78
digital chromoendoscopy　162
direct route　72, 78
DR(desmoplastic reaction)
　　　9, 15, 42, 71, 76, 83, 116, 173, 174
dysplasia　157, 159
　──, 炎症性腸疾患　158
dysplasia-carcinoma sequence　157

EMR(endoscopic mucosal resection)
　　　　　　77, 112, 126, 135, 136, 139
　──, 偶発症　146
　──, 症例　140, 142
Endo-Cytoscopy　170, 174
EPMR(endoscopic piecemeal mucosal
　　resection)　126, 135, 136, 144
　──, 偶発症　146
　──, 症例　144
ESD(endoscopic submucosal dissec-
　　tion)　135, 136, 146, 147
　──, 症例　136, 147, 149

flat-elevated type　48
flex ナイフ　151
FOBT(便潜血反応)　78
front 形成　91

granular type　48, 62, 135

homogeneous type　48, 62
hook ナイフ　151
hyperplastic polyp　37, 97

inflammatory polyp　97
invasive pattern　3, 4, **90**, 91
　──, 症例　92

juvenile polyp　97

K-ras 変異　79

LAC(laparoscopy-assisted colectomy)
　　　　　　　　　　　　　112, 136
LCM(laser-scanning confocal
　　microscopy)　166
low grade dysplasia　158
LST(laterally spreading tumor)
　　　　48, 62, 67, 74, 106, 135, 146
　──, pit pattern　63, 64, 70, 73
　──, 担癌率　63
　──, の亜分類　48, 63, 136
LST-G　48, 75, 83, 146
LST-G-H　62, 68, 69
　──, 症例　65
LST-G-M　62, 68, 69
　──, 症例　65
LST-NG　48, 75, 83, 146
LST-NG-F　62, 68, 69
　──, 症例　66
LST-NG-PD　62, 68, 69
　──, 症例　67

m 癌　15, 73
malignant lymphoma, 症例　111
MATT 分類　153
metaplastic polyp　37
mountain route　72, 79

Narrow band imaging（NBI）system
　　　　　　　　　　　161, 165
NBI，腫瘍・非腫瘍の鑑別　165
nodular mixed type　48, 62
non-granular type　48, 62, 135
non-invasive pattern　3, 90
non-neoplastic pattern　90
normal mucosa　37

over polypectomy　20, 126

Peutz-Jeghers 症候群（syndrome）
　　　　　　　　　　　　102
pit　1, 5, 7, 22, 40, 94, 97, 116
　──，組織像　6
　──，配列の乱れ　7, 15
　──　形態　93
　──　の消失　9
pit pattern　2, 19, 37, 39, 40, 43, 112,
　　　　　　115, 116, 135, 159, 161
　──, colitic cancer　159

──，陥凹型癌　73
──，対応する腺管の三次元構造
　　　　　　　　　　　　11
──，通常内視鏡観察下の　14
──，非腫瘍性病変　98
──，歴史　1
pit pattern 診断　5, 7, 14, 16, 24, 43,
　　　　　　97, 112, 118, 125, 160
pit pattern 分類　2, 13, 49, 160
polypectomy　125
pseudo-depressed type
　　　　　　　48, 55, 62, 137
──, pit pattern　56

SA　94
SA pattern　94
──，実例　94
SA pattern 分類　94
scratch sign
　　　　4, 22, 34, 52, 86, 87, 89, 126
serrated adenoma
　　　　　　38, 97, 102, 106, 108

serration　31, 32
shaggy appearance　15
sm massive　86
sm massive 癌
　　　　4, 20, 45, 80, 85, 113, 115, 173
sm 癌　15
──，リンパ節転移率　114
──　の指標　20
sm 浸潤度分類　112, 114, 115, 125
sm 浸潤率　112, 113
sm 深部浸潤癌
　　　　4, 16, 52, 93, 96, 102, 116, 126
sm 微小浸潤癌　15, 96
straight 腺管　15, 71
stroma　94
stromal area　94

villotubular adenoma　39
villous adenoma　39
villous tumor　15, 39, 41

[和文索引]

あ行

アクチュエーター　18
悪性リンパ腫，症例　111

イクラ状　52
インジゴカルミン
　　　　　14, 21, 22, 25, 147
異型度　39, 40, 93
　——，診断基準　39
萎縮粘膜　156
陰窩　5

円形　14, 31
　——，pit　7
炎症状態の評価　154
炎症性腸疾患　153
　——，dysplasia　158
炎症性ポリープ　73, 97
塩酸消化法　11

凹凸不整　20

か行

カテーテル型 LCM　173
カラチヘマトキシリン　28, 29
カルチノイド腫瘍　108
　——，症例　109
ガスコン　22, 170
化生性ポリープ　37
過形成性ポリープ
　　　　　37, 73, 97, 102, 165, 170
　——，Endo-Cytoscopy　172
　——，NBI　163
　——，症例　99
顆粒型，LST　48, 54, 62, 75, 83, 135
顆粒均一型，LST　48, 135, 136, 146
　——，症例　57, 59
潰瘍性大腸炎（UC）　97, 153
　——，診断基準改定案　153
拡大観察　20, 153
拡大内視鏡　14, 18, 37, 102, 112,
　　　　　116, 118, 139, 170, 174
　——，歴史　1
拡大内視鏡観察　19, 125
　——，トレーニング　24
　——，ポイントとコツ　21
陥凹型　112, 126
　——，バリエーション（シェーマ）
　　　　　47
陥凹型病変　51, 73
陥凹局面　45, 46
陥凹内隆起　20

間質　94, 96
間質反応　9, 15, 42, 71, 76, 83, 116,
　　　　　173, 174
管状　14
　——，pit　7, 8, 31
管状腺腫　39, 51, 102
緩解期粘膜　154
偽陥凹型，LST　48, 135, 136, 146
逆噴射所見（逆浸潤像）　80, 81, 86
　——，症例　87
　——，組織像　80
鋸歯状　7, 38
鋸歯状腺腫　38, 102
棘状　52

クリスタルバイオレット
　　　　　14, 21, 22, 25, 26
グリセオール　139
空気変形　20
偶発症，EMR（EPMR）　146

形態変化　80, 85
軽度異型腺腫　173
結節混在型　48, 135, 136
結節集簇様病変　62

コントラスト法（インジゴカルミン）
　　　　　21, 24, 25
小型類円形，pit　7, 9, 15
光学ズーム　18
厚生労働省，班会議（工藤班）
　　　　　3, 157, 160
厚生労働省，班会議（日比班）
　　　　　157, 160
高異型度癌　41, 93
高度異型腺腫　41, 173
高分化腺癌　41
溝紋状　31
構造異型
　　　　　38, 39, 40, 41, 116, 173, 174

さ行

サンゴ状構造　15
細胞異型　38, 39, 41, 173, 174
珊瑚礁状粘膜　155, 156

シダ状　38, 105, 106
自然史　73
色素観察　20
質的診断　20
実体顕微鏡　1
実体顕微鏡観察　28
若年性ポリープ　97

——，症例　100
腫瘍性ポリープ，NBI　164
腫瘍・非腫瘍の鑑別
　　　　　18, 25, 97, 160, 163, 173
　——，NBI　165
樹枝状　9, 31
　——，pit　15
重症度分類　153
絨毛管状腺腫　39, 51, 102
絨毛状　39
絨毛状腫瘍　39, 41
絨毛状腺腫　39, 51, 103
小腸絨毛状粘膜　155
深達度診断，拡大内視鏡　117

スネア　139, 144

正常粘膜　37, 154
　——，Endo-Cytoscopy　171
　——，LCM　168
　——，構造　6
星芒状　14, 31, 38, 52, 97, 106
　——，pit　7, 8
切開・剥離法　145, 146, 147
　——，手技　147
接触型内視鏡　170
絶対陥凹　47
絶対値分類　115
先端細径透明フード　151
染色不良の鑑別　26
腺癌　41
腺管開口部　5, 7, 97, 155
腺管単離　11
腺腫　102

早期癌（sm癌），NBI　164
相対陥凹　47, 52
相対分類　113, 139
側方発育型腫瘍　48, 135

た行

ダルマ変形　20
大腸癌取扱い規約　44
　——，問題点　49
玉葱様　80, 81
担癌率　112, 113
単離腺管　11

中等度異型腺腫　173
超拡大内視鏡　170, 174

通常観察　19
通常内視鏡　14, 18
通常内視鏡観察　14

低異型度癌　41
電子ズーム　18

な行

内視鏡治療　115, 117, 125, 126, 139
内視鏡的粘膜切除術（EMR）
　　　　77, 112, 126, 135, 136, 139
内視鏡的分割粘膜切除術（EPMR）
　　　　126, 135, 136, 144

粘液　36
粘液付着　22
粘膜橋　97

脳回転状　9
　――, pit　7, 15

は行

パリ分類　49, 50
白斑　20
箱根 pit pattern シンポジウム　4
箱根合意　34, 86, 89
発育形態分類　45, 49
発育進展様式　72

ヒアルロン酸ナトリウム　147
ピオクタニン染色　94
ひだの集中　20
非顆粒型，LST
　　　　48, 55, 62, 66, 75, 83, 135
　――, 症例　60
非腫瘍性病変　97
　――, pit pattern　98
非上皮性腫瘍　108
被覆上皮野　31
微細毛細血管　163
表面隆起型　112, 126
病理組織像　37

フットスイッチ　18
フラクタル解析　93
フルオレセインナトリウム　169
プローブ型 LCM　168
プロナーゼ　22, 170
腹腔鏡補助下手術　126
腹腔鏡補助下大腸切除術　136
分割切除　146
分化度　41

平坦型病変　52
平坦隆起型，LST　48, 135, 136
便潜血反応（FOBT）　78

ま行

松毬状　104, 106

脈管侵襲　115

無構造
　　　　2, 3, 4, 16, 36, 43, 89, 115, 154

メチレンブルー　170

モミ殻現象　108
毛細血管構築　161, 165

や・ら行

山田分類　44

リンパ節郭清　126
リンパ節転移　113
隆起型　73, 112, 125
隆起型病変　51
臨床分類, 拡大内視鏡による　90

類円形　31

レーザー共焦点顕微鏡　166